ÉTUDES D'OTOLOGIE

**

DE L'OREILLE

ANATOMIE NORMALE ET COMPARÉE,

EMBRYOLOGIE, DÉVELOPPEMENT, PHYSIOLOGIE,

PATHOLOGIE, HYGIÈNE.

**

PATHOGÉNIE ET TRAITEMENT

DE LA SURDITÉ

1880-1888

Par le Dr GELLÉ

ANCIEN INTERNE DES HÔPITAUX,

LAURÉAT DE L'ACADÉMIE DE MÉDECINE DE PARIS,

PROFESSEUR LIBRE D'OTOLOGIE

MEMBRE DE LA SOCIÉTÉ DE BIOLOGIE.

***

TOME SECOND

***

PARIS

LECROSNIER ET BABÉ, ÉDITEURS

PLACE DE L'ÉCOLE DE MÉDECINE

1888

ÉTUDES D'OTOLOGIE

DE L'OREILLE

DE LA SURDITÉ

ÉTUDES D'OTOLOGIE

DE L'OREILLE

ANATOMIE NORMALE ET COMPARÉE,
EMBRYOLOGIE, DÉVELOPPEMENT, PHYSIOLOGIE,
PATHOLOGIE, HYGIÈNE.

PATHOGÉNIE ET TRAITEMENT

DE LA SURDITÉ

1880-1888

Par le Dr GELLÉ

ANCIEN INTERNE DES HÔPITAUX,
LAURÉAT DE L'ACADÉMIE DE MÉDECINE DE PARIS,
PROFESSEUR LIBRE D'OTOLOGIE
MEMBRE DE LA SOCIÉTÉ DE BIOLOGIE.

TOME SECOND

PARIS

LECROSNIER ET BABÉ, ÉDITEURS
PLACE DE L'ÉCOLE DE MÉDECINE
—
1888

ERRATA

Page 265, ligne 6, au lieu de epilectiques, mettre « *epileptoïdes.* »

Page 167, au titre, au lieu de considération, mettre « *considérations.* »

Page 259, titre, au lieu de pneumo-gastrique, mettre « *pneumogastrique.* »

PRÉFACE

Si j'ai accepté de faire à ce livre une préface, c'est qu'il est de ceux qui n'en ont pas besoin. Le nom dont il est signé le recommande suffisamment à l'attention du monde savant et médical, car ce nom signifie compétence magistrale, puisée à la double source de la méthode la plus sûre et la plus féconde dans les conquêtes progressives de la science : celle de la méthode expérimentale et de la clinique, associées et solidaires

S'adonner aux recherches de laboratoire, quand il faut, d'un autre côté, obéir et satisfaire aux exigences impérieuses pour les autres, et pour soi-même, de la pratique professionnelle ; mener hardiment de front les unes et les autres, avec la conviction que celle-ci tire des premières les vrais moyens du progrès, est un mérite inappréciable autant qu'il est exceptionnel et rare.

Tel est particulièrement le mérite de M. le docteur Gellé, celui auquel il doit, en France comme à l'étranger, son autorité incontestée de spécialiste, et qui est la marque personnelle de ses travaux, dont témoigne chaque page de ce nouveau volume, le deuxième des *Études otologiques,* si brillamment inaugurées en 1880.

C'est grâce à ce travail incessant, appuyé sur le *criterium* physiologique et expérimental, qu'il a, non seulement institué une séméiotique rationnelle basée sur l'analyse des troubles fonctionnels de l'appareil auditif, mais encore attaqué, souvent résolu, et toujours éclairé d'un jour nouveau, les plus délicats problèmes de physiologie de cet appareil.

De tels résultats, tout en honorant ceux qui les conquièrent, constituent un exemple précieux, surtout en un moment et à une époque où un courant irrésistible, quasi fatal, et, il faut le reconnaître, nécessaire, entraîne vers les spécialités de toutes sortes, et où il importe d'imprimer de plus en plus, au côté professionnel, le cachet scientifique, qui emporte avec lui et à la fois la compétence et la conscience, partant l'honnêteté.

Cet exemple, je suis heureux et fier, pour mon pays, de le présenter au public dans l'auteur de ce volume, auquel je ne doute pas qu'il ne soit fait, comme à son aîné, l'accueil dont il est digne.

LABORDE.

DE LA

VALEUR SÉMÉIOTIQUE DE L'ÉPREUVE

DU DIAPASON-VERTEX (1)

L'oreille ne perçoit pas seulement les sons que l'air ambiant lui apporte (sons par influence), elle peut percevoir les sons des corps vibrant au contact de la tête (sons solidiens).

On a utilisé cette faculté en otologie soit pour étudier la conductibilité de l'appareil auditif, soit pour reconnaître la sensibilité du nerf acoustique.

Les lésions de l'appareil conducteur font obstacle à l'entrée des ondes sonores aériennes, et l'on trouve alors ce phénomène curieux, la conservation ou l'accroissement de la perception du son crânien, alors que l'audition ordinaire a baissé.

On connaît aujourd'hui la théorie de ces phénomènes, et de cette opposition entre l'audition d'un son aérien et d'un son au contact. Cela permet d'ores et déjà d'induire que les ondes sonores ne suivent pas tout à fait la même voie pour entrer dans l'organe sensible, quand elles viennent du dehors ou bien au contact.

On se sert dans ces études de l'audition du son, transmis par le sommet du crâne du diapason la 3, ou de diapasons de tons variés, suivant le but qu'on se propose.

(1) Communication faite au 3ᵉ Congrès otologique international, à Bâle, en 1885.

GELLÉ.

C'est avec un diapason la 3 de 9 centimètres de long que j'opère. Si le corps sonore est placé en vibration au milieu de la tête, ou de la face, sur la ligne médiane antero-postérieure, c'est-à-dire à distance égale des deux oreilles, la sensation perçue est centrale médiane ; elle n'est ni droite, ni gauche.

Si le diapason est placé au vertex, le sujet rapporte la sensation au sommet de la tête, et souvent dans toute la tête, sans la dire ni droite, ni gauche.

En effet, le son arrive aux deux organes avec une intensité égale en suivant une voie de longueur égale.

Mais si le corps sonore est posé sur l'une ou l'autre des bosses frontales, sur l'un des temporaux, au-dessous de l'une des oreilles, sous le lobule, sur l'un des angles de la mâchoire, etc., la sensation est aussitôt rapportée au côté dont le corps vibrant est le plus rapproché ; la sensation est droite parce que le maximum de la sensation sonore est dans ce sens et *vice versa*.

Cependant, le son solidien se propage dans toute la tête, car il suffit d'oblitérer, du bout du doigt, le méat du côté opposé à celui sur lequel est posé le diapason, pour qu'aussitôt cette sensation *latérale gauche* par exemple, devienne *latérale droite* immédiatement, tant que durera l'application du doigt à l'orifice de l'organe.

Nous trouvons là l'explication de certains phénomènes pathologiques. (Je demande grâce pour ce rappel de connaissances courantes, mais c'est le point de départ du travail.)

Les ondes sonores, dans la transmission à l'oreille des sons au contact du vertex par exemple, ne prennent pas absolument le même chemin que celles que l'air apporte et qui pénètrent par le tympan.

Conduites par les parties rigides ou solides de la tête, et du crâne dans notre cas particulier, les vibrations sonores atteignent la caisse tympanique, agitent l'air intra-tympanique, et viennent frapper l'étrier, dont la platine délicate les conduit finalement aux liquides du labyrinthe. En définitive, dans l'audition par la voie osseuse, c'est par l'étrier que la transmission a lieu : c'est au moins cet osselet qui en est l'agent principal. Tout l'appareil d'accommodation et de conduction peut être détruit, avoir disparu, le son venu du vertex sera perçu, tant que cet osselet restera suffisamment mobile; au contraire sa chute, son immobilisation paralysent tout ; La clinique nous montre tous ces cas.

Lors de l'application d'un diapason sur le sommet de la tête, il se forme donc deux courants de vibrations : l'un qui se dirige sur le tympan, et va s'écouler par le méat, où l'otoscope le récolte (auscultation transauriculaire, ou objective de *Politzer*); et l'autre qui se porte vers la platine de l'étrier pour être ressenti dans le labyrinthe.

Il en résulte que les causes d'arrêt de ces deux courants peuvent occuper des parties différentes de l'oreille moyenne ; et que la pathogénie de la surdité sera différente aussi suivant que le son vient par l'air et le tympan, ou par les os du crâne.

Les lésions morbides ont pour effet de rendre manifeste l'isolement des deux voies de transmission, celle par l'air, celle par les os ; ce qui n'est qu'une vue de l'esprit d'analyse, quand il s'agit d'organes sains, se réalise dans la phase pathologique.

Ainsi s'explique cette discordance, la diminution de l'audition par le méat auditif et l'accroissement du son au contact du vertex ; c'est l'œuvre des lésions qui oblitèrent le méat auditif externe, ou qui s'opposent à l'écoulement facile des ondes au dehors ; comme les raideurs, les épaississements scléreux, etc. du tympan.

Si au lieu d'oblitérer doucement le méat auditif, comme l'a fait *Weber*, on agit plus énergiquement, en appuyant le doigt sur l'orifice comme l'a fait *Lucæ*, la pression est transmise, ainsi que l'expérience cadavérique de *Toynbee* l'enseigne, jusqu'au labyrinthe, par la platine de l'étrier qui s'enfonce dans la fossette ovale. Eh bien, en ce cas, ce n'est pas un accroissement du son du diapason-vertex que le sujet constate; c'est tout au contraire une diminution d'intensité très sensible.

Cela s'obtient à volonté et sans inconvénient sur l'oreille saine par le dispositif expérimental suivant, plus doux au patient et plus régulier :

Épreuve des pressions centripètes.

Le diapason la 3 de 9 centimètres en vibration est posé sur le vertex; un tube de caoutchouc, ajusté hermétiquement au méat, conduit à l'oreille du sujet les pressions effectuées sur la poire à air ordinaire.

On constate qu'à chaque légère pression, le sujet déclare sentir le son diminuer brusquement d'intensité. Le phénomène peut être reproduit *ad libitum* dans ces limites physiologiques.

L'atténuation que l'on observe dans cette délicate expérience est due à la propulsion au dedans de l'étrier et à la tension passagèrement exagérée de tout l'organe auditif, appareil de conduction et contenu labyrinthique jusqu'à la fenêtre ronde; on l'obtient en effet aussi complète, sinon plus, en l'absence du tympan et des principaux osselets de la chaîne, l'étrier restant en place, libre et isolé, et encore mobile.

Par l'auscultation transauriculaire, faite au moyen d'un dispositif spécial, l'observateur peut percevoir nettement cette modification du son, en même temps que le sujet annonce la ressentir.

Voici cette expérience :

De l'auscultation pendant les pressions centripètes.

Dispositif: — Un diapason sonne au vertex, un tube de caoutchouc est hermétiquement assujetti à l'oreille du sujet; ce tube se bifurque à quelques centimètres ; l'une des branches aboutit à la poire à air de *Politzer*; la seconde est coupée par un diaphragme épais de baudruche, tendu en travers, et s'ajuste à l'oreille de l'observateur, que ce diaphragme intercalé a pour but d'isoler des poussées d'air tout en laissant passer le son qui a traversé l'oreille du sujet et s'écoule au dehors dans l'otoscope. A l'état normal, il y a accord, concordance entre l'atténuation du son du diapason, annoncée par le patient, et celle que perçoit le médecin, mais il n'en est pas toujours de même

dans l'état pathologique ; tantôt rien ne varie, ni pour l'un ni
pour l'autre (sclérose, immobilité), tantôt tout s'éteint au moindre effort sur la poire, pour le malade seul, tandis qu' l'observateur constate les variations à chaque pression ; c'est-à-dire
qu'il y a désaccord, discordance entre ce que sent le sujet par
les pressions et ce que constate l'opérateur.

Il est telle condition qui permet l'écoulement du son crânien
au dehors, et son atténuation dans une poussée imprimée au
tympan, alors que dans le même temps, il y a pour le patient,
soit un résultat négatif, soit une action exagérée, c'est-à-dire
une véritable extinction intermittente du son du diapason-vertex. J'ai fourni un choix d'observations cliniques de cet ordre
dans mon travail sur « le rôle des lésions des fenêtres ovale et
ronde dans le vertige de *Ménière* (1883.) »

D'autre part, autant il est facile d'éteindre les sons aériens
en tendant la membrane conductrice, autant il est difficile de
faire le silence ou d'atténuer le son propagé au contact.

L'expérience suivante le prouve. L'observateur tient à l'oreille
un des cornets d'un *téléphone à ficelle* ; l'autre est tenu en face
du corps vibrant (diapason ordinaire). Tant que le fil flotte,
abandonné à son propre poids, l'observateur ne perçoit aucun
son ; mettez un poids d'un gramme sur le fil (un fil de 50 centimètres de long suffit à l'expérience), et aussitôt le son passe ;
— ajoutez 5 grammes, le son devient clair, métallique ; mais, si
vous placez sur le fil 15 à 20 grammes, aussitôt c'est le silence
subit ; rien ne passe plus : vous avez éteint les vibrations. — Eh
bien ? Qu'au lieu de placer le diapason en face du cornet du téléphone vous le placiez au contact du métal de ce cornet. Le son
passe énergique ; mais quel que soit le poids dont vous chargiez
le fil, le son passe toujours ; il est à peine atténué.

On éteint donc difficilement un son au contact par la seule
tension des membranes ; on peut facilement démontrer qu'il faut
une condition spéciale pour produire l'atténuation du son solidien ou crânien.

L'expérience suivante rend le fait évident :

EXPÉRIENCE : — Sur la poire à air ordinaire de *Politzer* P adaptez un tube de caoutchouc de 20 centimètres ; l'embout de buffle qui unit celui-ci à la poire offre, à son point d'union avec le tube, une membrane de baudruche fine interposée T, tendue, on fixe le bout libre du tube à l'oreille. Celle-ci ainsi adaptée représente assez bien l'organe sensible, percepteur ; le tube serait la caisse tympanique ; et la baudruche, la membrane du tympan.

Posez un diapason *la* 3 vibrant I sur le tube de caoutchouc ; à chaque légère pression sur la poire à air l'intensité du son croîtra ; la cloison membraneuse plus tendue arrête l'écoulement du courant sonore au dehors.

Il y a donc un renforcement du son par le fait de l'accroissement de tension du tympan artificiel. Et, c'est bien à cela seul que le phénomène est dû : car, si l'on pose le diapason T sur la poire à air elle-même, c'est-à-dire en dehors de cette caisse artificielle que j'ai créée, la même pression atténue aussitôt le son transmis à travers la membrane cette fois.

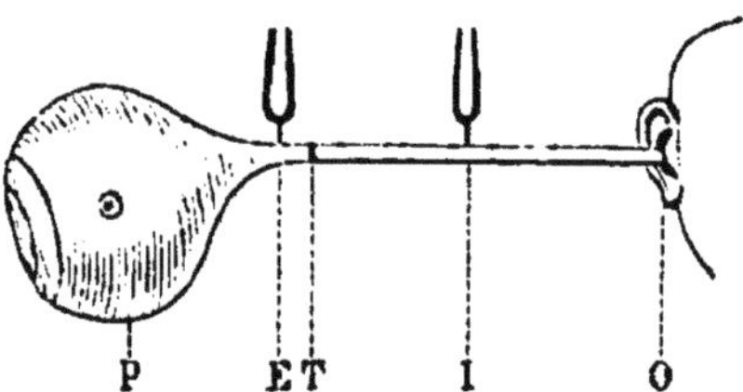

P. Poire à air.
E. Diapason posé en dehors de T.
T. Membrane de baudruche qui divise le tube de caoutchouc.
I. Diapason posé en dedans de T.
O. Oreille à laquelle la poire à air est adaptée par le tube.

Dans l'épreuve des pressions centripètes, la tension du tympan par la poussée d'air cause au contraire une sensible diminution du son crânien ; les conditions de la transmission sont donc tout à fait différentes et opposées ; et il est nécessaire d'admettre un autre mode d'action, car la tension de la membrane aurait pour effet plutôt d'augmenter le son.

Or, sur l'oreille humaine, dans de certaines proportions en

rapport avec la délicate fonction de l'ouïe, on peut éteindre ou atténuer le son crânien par des moyens fort simples, en faisant fonctionner, passivement il est vrai, l'organe de l'ouïe ; mais lui seul agit dans l'épreuve qui toujours réussit dans l'état normal ; de même que l'épreuve de *l'alsalva*, la déglutition, le nez pincé, la contraction forte des mâchoires, etc., ont pour effet d'éteindre nettement le son d'un diapason ajusté à l'extrémité d'un tube de caoutchouc adapté à l'oreille de l'observateur, et qui pend librement. — (Voir : Épreuves de l'audition au moyen du diapason-tube, société de Biologie 1881.)

Un autre facteur est donc nécessaire pour qu'il soit possible de produire l'abaissement de sonorité que l'on constate dans ces expériences. La tension tympanique ne suffit pas : il faut bien admettre que c'est l'effet du déplacement en dedans, de l'enfoncure concomitante de la platine de l'étrier.

Les mouvements imprimés à la platine de l'étrier aboutissent à l'atténuation passagère du son crânien. Comment ? en anesthésiant le nerf, ou en immobilisant l'étrier ? Les lésions auriculaires de la paroi labyrinthique au niveau des fenêtres ovale et ronde ont, par suite, une action fatale sur l'audition du diapason-vertex : les résultats de l'épreuve du diapason-vertex ont donc une étroite connexion avec l'état des fenêtres labyrinthiques : celui-ci commande la réaction labyrinthique.

Il est vrai que les auteurs répètent tous à l'envi que le son du diapason-vertex pénètre directement dans le labyrinthe à travers la masse du rocher. Physiquement cela n'est pas discutable ; mais il s'agit ici d'un phénomène physiologique, d'une fonction des plus délicates ; et, à mon sens, le son ne frappe *utilement* l'organe de l'ouïe, ne donne la notion d'orientation, et une sensation distincte que quand il pénètre par l'appareil d'accommodation et par la platine de l'étrier. Toute autre voie d'entrée des vibrations est plutôt faite pour troubler la fonction auditive. N'oublions pas que les sensations sonores nettes, musicales, naissent des rapports perçus entre plusieurs tons, plus que des sons eux-mêmes, et non surtout d'une commotion brutale, inévitable, sans mesure ; en effet, un organe des sens est un instrument d'analyse. Les pressions centripètes ne modifient-elles que la sensibilité du nerf ? Le diagnostic repose sur cette modification provoquée.

Autres preuves cliniques :

Une malade anémique offre un magnifique souffle modulé, perceptible avec l'otoscope à droite, et elle ne l'entend pas : son oreille est saine. Une autre malade est tourmentée d'un bruit continu, c'est le bruit de l'anémie modulé, chantant, que je constate nettement sur la carotide droite, et que je ne perçois pas à l'otoscope. Le sujet ne l'entend que depuis peu, grâce à un état catarrhal de la trompe droite, lié à un coryza subaigu, qui cause une tension exagérée du tympan. Il est impossible de ne pas conclure que l'état de tension passagère de l'organe dans le 2e cas explique la perception alors qu'elle manque dans le 1er cas en présence d'un bruit beaucoup plus intense.

De ce qui précède on est conduit à penser que le son solidien n'entre pas à travers le rocher, mais qu'il prend la voie normale, qu'il passe par la platine de l'étrier.

Enfin j'ai démontré, il y a déjà longtemps, que les modifications imprimées au tympan et à l'oreille moyenne par les épreuves de *l'alsalva*, par la déglutition, le nez pincé etc., atténuaient le son crânien de la même façon que le son aérien. (Etude de la sensibilité acoustique au moyen du tube interauriculaire, 1877.)

Par cet exposé on voit que l'audition du diapason-vertex est expérimentalement modifiable en agissant sur l'appareil conducteur, et finalement sur l'étrier ; de même qu'il l'est pathologiquement par les lésions de cet appareil dont la seule présence suffit à rendre le son du diapason-vertex latéral. Ces modifications peuvent être portées assez loin pour qu'il y ait extinction de son transmis ; souvent alors il apparaît des troubles d'équilibration et des sensations subjectives, indices sûrs d'un déplacement anormal de l'étrier vers la cavité labyrinthique (réaction labyrinthique (1).

____

(1) L'action ne porte sur la fenêtre ronde que si l'étrier est fixe.

Voyons les faits cliniques.

En pratiquant l'épreuve d'auscultation transauriculaire, ou objective de *Politzer*, on observe que le son du diapason-vertex qui passait très faiblement auparavant sort clair et sonore après l'insufflation d'air. La conductibilité de l'appareil a donc augmenté ; le patient en a aussi la sensation plus distincte ; l'étrier s'est donc dégagé en même temps. Mais on rencontre les conditions et les résultats opposés. Si à l'otoscope le son est plus fort, il se peut que le patient ne l'entende pas davantage. L'aération alors a modifié la conduction, mais l'étrier est resté immobile ou enclavé : or, c'est par là que le sujet perçoit.

Ne sait-on pas que certains sourds se trouvent assourdis davantage par la douche d'air, et quelquefois pris de vertiges ; on s'aperçoit que souvent en même temps, l'audition du son crânien est bonne à l'otoscope (auscultation objective). Ces résultats disparates sont très importants à noter, et montrent dans quelles conditions spéciales se trouvent les fenêtres ovale et ronde. Associée à l'épreuve des pressions centripètes, cette auscultation transauriculaire est des plus utiles au diagnostic des états anatomo-pathologiques des fenêtres labyrinthiques et de la mobilité de l'étrier.

Dans l'état morbide, l'épreuve du diapason-vertex donne fréquemment des résultats différents avant et après la pénétration de la douche d'air. Cette mobilisation des résultats de cette épreuve n'est pas un des côtés les moins intéressants de la question.

En effet, on observe en clinique tantôt la conservation de la sensation centrale, médiane, normale ; tantôt le son est perçu sur un côté seulement ; tantôt par la douche d'air, le son latéralisé redevient médian ; enfin je l'ai vu alternativement passer à droite ou à gauche ; et sauter de droite à gauche, et *vice-versâ*.

Etudions quelques-uns de ces faits et les conditions anatomo-pathologiques qui les expliquent ; la valeur de l'épreuve du diapason-vertex s'en dégage nettement.

1° Le diapason-vertex a fourni une sensation centrale, médiane, et rapportée par le sujet, au sommet de la tête.

A. — Cette sensation d'apparence normale n'indique nullement que les oreilles sont sans lésion ; on constate souvent ce signe en présence de lésions de toutes sortes.

B. — Les lésions les plus diverses peuvent coïncider avec ce signe trompeur, et elles peuvent être différentes d'un côté à l'autre ; on trouve, par exemple, une perforation à droite, et une raideur avec sclérose à gauche, etc., aussi les effets de la douche d'air sont-ils variables.

C. — La douche d'air pénètre souvent sans rien modifier à cet équilibre.

D. — Mais cependant il advient que la sensation se latéralise à droite ou à gauche, l'une des oreilles se trouvant améliorée au point de vue de la conduction du son au dehors. En aérant la seconde oreille, on voit renaître la sensation centrale, médiane, du sommet.

On peut conclure de cette donnée que l'appareil est mobile, que l'étrier est libre, et la lésion légère.

2° L'épreuve du diapason-vertex a donné la sensation sonore à droite ou à gauche : c'est-à-dire latéralisée.

Deux cas peuvent se présenter à l'observation : ou bien la latéralisation du son a lieu du côté sourd, ou bien elle a lieu du côté sain.

A. — Si c'est sur l'oreille saine, la gauche, par exemple, que le son se latéralise ; au moyen de la douche d'air ce résultat peut être modifié.

a.) Alors le son peut redevenir central, par suite de l'amélioration subite de la deuxième oreille ; elle peut même se déplacer absolument, et le son se latéralise du côté sourd, parce qu'il y a eu, par le fait de l'aération de la caisse, redressement de l'appareil et désenclavement de l'étrier, la conduction au dehors restant mauvaise (lésion tympanique ou bouchon).

b.) Si la douche a pénétré, mais n'a rien changé ; si d'autre part l'auscultation transauriculaire montre que la conductibilité a reparu ou s'est améliorée, si l'audition par l'air a à peine quelque peu gagné du côté sourd : il y a lieu de croire qu'une lésion profonde et un enclavement solide de l'étrier interceptent la voie de pénétration du son au labyrinthe de ce côté.

B. — Si la latéralisation a lieu du côté sourd, deux conditions se présentent : ou bien la perception par l'air est conservée, bien qu'affaiblie, ou au contraire l'audition est nulle, la surdité accusée.

La surdité peut être totale du côté sourd par la voie de l'air : la parole, le diapason volumineux peuvent n'être pas entendus de ce côté.

Si l'inspection ne montre aucun obstacle dans le méat, s'opposant à l'écoulement au dehors du son crânien (bouchon, corps étranger, pus, etc.), on aura à rechercher s'il n'existe pas une induration tympanique, avec épaississement surtout, soit l'immobilisation complète de la chaîne et de la cloison, quelle qu'en soit la cause (œdème, hyperplasie de la muqueuse, ou bride fibreuse).

La doctrine indique qu'en pareil cas c'est à la présence d'un obstacle situé dans l'appareil conducteur, sur le trajet de l'onde sonore au dehors, que le renforcement est dû.

Cependant cette latéralisation, comme sa cause, peut être fixe ou mobile sous l'influence de la douche d'air. (Les trompes reconnues perméables par l'auscultation.)

a.) Si le son reste latéral du côté sourd, malgré la pénétration de l'air par la douche de *Politzer*, ou autrement, on peut sans hésiter conclure que l'obstacle est fixe, qu'il consiste en une lésion anatomique, et si le méat est trouvé libre, c'est dans l'existence d'une raideur avec épaississement et sclérose du tympan, qu'on aura l'explication du phénomène le plus souvent.

b.) La douche d'air aère la cavité, tend la cloison ; et le son du diapason-vertex d'abord latéralisé peut devenir médian, central, la sensation étant d'intensité égale à droite et à gauche, dès que la conductibilité de l'organe est rétablie, et qu'il ne se forme plus de résonnance latérale.

c.) Il peut se faire que sous cette influence de l'aération, l'oreille d'abord sourde, et par laquelle le diapason-vertex était perçu exclusivement, gagne assez en audition pour dépasser en énergie l'oreille dite bonne, et qui n'est que meilleure (mieux relatif) et on trouve après la douche pénétrée que c'est de son côté que le son du diapason-vertex est rapporté; c'est-à-dire que le maximum de résonnance a sauté de droite à gauche ou *vice-versà*.

Cela prouve que les conditions que la conduction sont absolument très mobilisables, et que sous l'influence de ces modifications de l'appareil transmetteur le résultat de l'épreuve du diapason-vertex est changé.

Mieux vaut cette mobilisation facile au point de vue du pronostic de la lésion.

En définitive, rien ne montre mieux la relation évidente de la sensation donnée par le diapason sonnant au vertex avec l'état physique de l'oreille moyenne, tant de son appareil transmetteur, dont les lésions latéralisent cette sensation, que de ses fenêtres et de l'étrier, dont les affections nuisent à l'audition des sons solidiens plus particulièrement.

3° L'épreuve du diapason-vertex est négative; le son crânien n'est pas perçu.

La douche d'air modifie ou non ces résultats. Cette disparition de la sensation du son solidien peut tenir à l'inaudition toute particulière du diapason d'un certain ton ; on s'en aperçoit en les variant ; et l'on peut ainsi trouver les lacunes auditives des auteurs. La montre est aussi quelquefois nettement entendue, alors que le diapason ne l'est pas : et *vice-versà*. Souvent c'est aussi affaire d'intensité ; mais ici il faut un criterium ; un son simple, d'intensité à peu près égale doit être employé dans ces délicates expériences. La dûreté de l'ouïe se manifeste par la nécessité d'accroître anormalement l'intensité des tons pour les rendre perceptibles.

a.) L'épreuve négative, D - V = 0, sans que la douche d'air modifie en rien le résultat, et l'audition étant presque nulle par la voie de l'air, indique à coup sûr une soudure, une immobilisation, un enclavement rigide de l'étrier, surtout si l'épreuve de l'auscultation transauriculaire est positive, et si celle des pressions centripètes ne donne ni vertige, ni sensation subjective, ni aucun signe de mobilité des fenêtres.

b.) Mais la douche d'air peut aussi changer cette inaudition crânienne ; et le son peut passer après l'aération de la caisse. Alors tantôt elle a pour effet de rendre l'audition centrale (diapason perçu à la fois des deux côtés); la perception médiane au sommet se rétablit; ou bien un seul côté s'améliore; et c'est de ce côté que l'audition latérale a lieu, trahissant l'action des lésions de l'appareil conducteur (tympan et chaîne des osselets).

Conclusions.

1° La valeur de l'épreuve du diapason-vertex isolée est absolue si elle est positive, c'est-à-dire dans le cas où le son est perçu central, médian ou latéralisé du côté sourd ; elle n'a cependant encore qu'une seule interprétation : « les deux nerfs acoustiques sont sensibles ».

2° Quand l'épreuve du diapason-vertex est négative, on ne peut en conclure, avec les auteurs jusqu'à ce jour, que le nerf auditif est ou atrophié ou paralysé ; notre étude démontre l'inanité d'une semblable proposition, acceptée trop longtemps comme loi par tous les traités d'otologie.

3° Dans le cas de résultat positif, on sait bien que les deux nerf sont sensibles; mais on n'a dans l'épreuve du diapason-vertex aucun élément d'appréciation qui permette de préjuger de la mesure de cette sensibilité du nerf spécial.

4° L'hyperesthésie sensorielle, à elle seule, peut amener la latéralisation du son du diapason-vertex ; et les pressions centripètes causent alors des phénomènes subjectifs (vertige ou bourdonnements) par leur action sur le labyrinthe.

5° La latéralisation classique du côté sourd est en rapport avec les lésions et obstacles placés sur le trajet de l'onde sonore au dehors. Elle en est le meilleur signe, et permet d'exclure la participation de l'étrier et du labyrinthe à la lésion auriculaire.

6° Les résultats négatifs de l'épreuve du diapason-vertex sont absolument liés à l'état des fenêtres ovale et ronde, bien plutôt qu'à l'état du labyrinthe (immobilisation, soudure, compression).

7° L'épreuve du diapason-vertex prend une plus grande valeur si elle est associée à la douche d'air, à l'aération des caisses.

8° Les modifications que cette aération méthodique imprime à l'audition du diapason-vertex sont la démonstration palpable de la subordination de celle-ci aux conditions anatomo-pathologiques de l'appareil transmetteur ; et, comme la conductibilité de celui-ci peut être rétablie sans que la voie osseuse soit réouverte, il s'ensuit que les conditions des deux transmissions sont, sinon indépendantes, au moins séparées (l'ankylose de l'étrier ou l'enfonçure générale de l'appareil de conduction, comprimant et immobilisant l'étrier non soudé, produisent le même effet secondaire).

9° L'épreuve d'audition du diapason-vertex combinée avec les pressions centripètes, soit avec l'auscultation transauriculaire, permet d'étudier la mobilité de la platine de l'étrier et l'état des fenêtres, le tympan conservé masquant le fond.

10° L'absence de résultats ou l'épreuve négative n'a de gravité que si malgré la pénétration de la douche d'air la latéralisation reste fixe soit du côté entendant, soit du côté sourd.

11° L'immobilisation et l'enclavement de la platine de l'étrier, par enfonçure générale de l'appareil vers la paroi labyrinthique (lésions communes) ou par l'ankylose de cet osselet dans la fenêtre ovale sont les seules lésions qui arrêtent d'une façon sûre la transmission des sons solidiens au labyrinthe.

12° Les épreuves positives et latéralisées, à résultats mobiles ou non, indiquent nettement la mobilité conservée de la platine de l'étrier et de la fenêtre ronde.

13° L'épreuve du diapason-vertex donne toujours à l'état normal une sensation inférieure en intensité à l'audition du diapason placé à 3 et à 4 centimètres du conduit auditif.

14° A l'état normal on déplace *ad libitum* le maximum. C'est-à-dire qu'on latéralise à volonté le son. — Cela cesse souvent d'être possible dans l'état morbide.

15° Au point de vue du pronostic, c'est toujours meilleur signe si le son est latéralisé du côté sourd.

16° La mobilité des résultats sous l'influence de la douche d'air est aussi d'un bon pronostic.

17° En thèse générale, chacune des méthodes d'observation doit prêter son appui à l'épreuve du diapason-vertex ; cet appui est indispensable pour asseoir un jugement sérieux sur l'état de l'organe et de la fonction de l'ouïe.

DES PRESSIONS CENTRIPÈTES

EN SÉMÉIOTIQUE AURICULAIRE

I

Valeur de l'épreuve des pressions centripètes.

Réponse aux critiques du professeur Politzer (1).

Au moyen d'un ballon de caoutchouc adapté par un tube à l'oreille du sujet, on presse doucement et par intervalles la membrane du tympan, tandis que le diapason sonne sur le vertex : tel est le dispositif de l'épreuve dite des pressions centripètes.

Le sujet constate à chaque pression sur la poire une atténuation brusque du son crânien, laquelle cesse avec la poussée, et se reproduit à volonté sur une oreille saine. Quelle est la théorie du phénomène ? J'ai admis que, par le fait des pressions transmises au moment où le son du diapason diminue, la platine de l'étrier subit un léger déplacement vers le labyrinthe ; et je pense que l'affaiblissement de la sensation reconnaît pour cause cette pression de l'étrier sur le contenu labyrinthique.

De cette expérience ainsi interprétée, j'ai voulu tirer quelques notions applicables à la séméiotique auriculaire et surtout au diagnostic de l'état des fenêtres ovale et ronde et du nerf labyrinthique.

(1) Lu à la Société d'Otologie et de Laryngologie à la séance du 3 avril 1885.

Ces idées ont été d'abord exposées au Congrès médical international de Londres (1881), puis développées dans une étude clinique sur « les lésions des fenêtres ovale et ronde dans le vertige de Ménière ». (*Revue de médecine*, 1882.)

Depuis j'ai continué cette étude expérimentalement et cliniquement avec l'ambition d'aider au diagnostic des lésions dans les formes dites nerveuses de la surdité.

Je publierai prochainement le résultat de ces recherches. Aujourd'hui je désire seulement répondre aux critiques contenues dans le livre de Politzer, que la récente traduction de M. Jolly me permet de réfuter actuellement.

L'autorité qui s'attache aux travaux du maître otologiste Viennois explique les développements que je donne à ma réplique.

Voici la critique de Politzer (page 640) :

«...... Mais comme Gellé ne tient pas compte de ce que, à chaque bombement en dedans de la membrane du tympan, il y a également une pression exercée sur la membrane de la fenêtre ronde par suite de la compression de l'air de la caisse, que par conséquent même quand l'étrier est immobilisé, la pression labyrinthique peut être augmentée par cette expérience, qu'en outre, l'affaiblissement des sons dans cette expérience est dû aussi à l'accroissement de tension de la membrane tympanique ; on ne peut non plus accorder à cette méthode la valeur diagnostique que son auteur lui attribue... »

Disons tout d'abord que les douces pressions que j'exécute ne vont point jusqu'à produire le bombement en dedans du tympan ; il y a tout juste un léger déplacement en dedans compatible avec l'état de santé de l'organe et que les conditions pathologiques exagèrent ou arrêtent souvent.

Quant à l'action de ces pressions centripètes sur la tension tympanique, et à l'idée que celle-ci soit pour quelque chose dans le phénomène de l'atténuation du son, je réponds par la simple expérience suivante qui rend l'erreur de cet a priori évidente.

Expérience : — Adaptez à votre oreille droite un tube de caoutchoue communiquant avec un ballon de caoutchouc plein d'air ; le tube offre à son union avec l'embout de la poire à air une baudruche mince, tendue, interposée, et séparant l'air de la poire de celui du tube qui aboutit à l'oreille. (Voir Fig. p. 6).

Les choses ainsi disposées, le plein du tube de caoutchouc représente assez bien une cavité tympanique dont la baudruche serait le tympan ; et l'oreille de l'observateur constitue l'organe de perception.

Or, si l'on applique sur le tube un diapason vibrant, on remarque à chaque pression douce exercée sur le ballon une augmentation manifeste du son transmis.

La tension intermittente de la baudruche intercalée est bien la cause de ce renforcement de la sensation, car cette tension de la cloison accrue par les pressions, amène l'arrêt de l'écoulement des ondes sonores vers le dehors. Et la preuve en est simple ; si l'on fait sonner le diapason sur le ballon même et non plus sur le tube, c'est-à-dire si l'on fait arriver le son en dehors de la baudruche, tympan artificiel de notre simulacre d'oreille, le son diminue à chaque pression au contraire. Cela est dû à la même tension que tout à l'heure qui s'oppose au passage des ondes sonores.

Concluons de ces expériences que par une poire à air on obtient, par le fait de la tension accrue de la membrane une augmentation d'intensité du son, quand celui-ci arrive à l'organe de perception directement et non à travers la cloison de baudruche.

Or, n'est-ce pas l'ensemble des conditions qui se trouvent réalisées dans l'épreuve des pressions centripètes où le son du diapason posé sur le crâne parvient droit au labyrinthe par les os et la caisse sans traverser la membrane du tympan.

Mais on voit combien le résultat diffère ; c'est ici une atténuation du son que les mêmes pressions tympaniques produisent. Des résultats si opposés forcent à admettre des conditions expérimentales différentes.

La tension simple du tympan ne suffit pas à éteindre le son crânien : il y a un autre élément du problème assurément. On sait que l'étrier subit tous les déplacements en dedans de la cloison tympanique et ce que l'on ne peut obtenir en modifiant la lumière de celle-ci s'obtient sûrement par le mouvement concomitant de la platine de l'étrier vers le labyrinthe. Le rôle de la fenêtre ronde est connu ; elle sert de soupape à ces oscillations délicates du contenu de l'oreille interne.

La sensation du son crânien est donc modifiée par l'action de ce déplacement de la base stapédienne sur le nerf labyrinthique.

Cette épreuve des pressions provoque ainsi une réaction labyrinthique et prouve tout à la fois la mobilité des fenêtres ovale et ronde.

Si l'on se sert de ces notions en clinique, on trouve que la réaction est tantôt nulle, tantôt normale, tantôt exagérée. La raideur du tympan s'oppose à toute manifestation des pressions ; son relâchement au contraire cause une exagération intense des phénomènes subjectifs et la commotion nerveuse peut amener le vertige et la chute à terre subite.

Dans les cas où le tympan est profondément excavé, enfoncé, l'étrier est refoulé et immobilisé, ankylosé ou non ; les pressions agissent alors sur la fenêtre ronde, surtout s'il existe des productions ou des exsudats interposés entre les deux membranes : au moindre choc le labyrinthe est soumis à une inévitable et violente commotion, et les phénomènes les plus graves de déséquilibration se produisent. (Vertige de Ménière.)

On voit combien la constatation des modes réactionnels du labyrinthe éclaire le diagnostic des lésions cachées de l'oreille et l'utilité de l'épreuve des pressions à ces deux points de vue.

Comment agissent les pressions ?

Comment le déplacement en dedans de l'étrier agit-il pour produire l'atténuation de la sensation auditive, atténuation qui peut aller, dans l'état morbide, jusqu'à l'extinction passagère, intermittente à volonté, du son crânien ?

Est-ce en immobilisant l'étrier momentanément ? ou bien n'est-ce pas en anesthésiant le nerf labyrinthique par compression ? Politzer admet la possibilité d'anesthésier ainsi le nerf sensible.

J'avais jusqu'ici admis que c'était le résultat de l'immobilisation de la platine de l'étrier, et je pensais qu'il se passait dans l'acte de la pression exercée ce que produit l'application du bout du doigt sur une membrane ou sur un corps vibrant, soit qu'elle éteigne les vibrations, soit qu'elle diminue seulement leur amplitude.

A mon sens, la pression centripète cause, en l'exagérant, même sur l'oreille saine, un phénomène de même ordre que ce qui résulte de la contraction du muscle tenseur dans la période fonctionnelle de l'accommodation.

Les réactions extrêmes de l'appareil nerveux auriculaire que les pressions amènent dans l'état pathologique n'indiquent nullement un état pathologique du nerf labyrinthique. L'intermittence de la réaction et la possibilité de la provoquer à volonté, avec retour à la normale paraissent le démontrer aussi. Dans mon opinion, les lésions de l'oreille moyenne permettent dans ces cas des déplacements relativement énormes, des ébranlements anormaux de l'appareil de transmission, du tympan à la platine de l'étrier vers le labyrinthe, cette enceinte osseuse ; et de là naissent les réactions brutales observées sous l'influence de la commotion inévitable de cet appareil sensitif si délicat.

Ce n'est point le lieu de répéter ce que j'ai expliqué ailleurs, et d'énumérer les faits cliniques ou expérimentaux dont l'observation et l'analyse m'avaient fait attribuer jusqu'alors la plus grande part d'action aux lésions des fenêtres ovale et ronde, et de l'oreille moyenne en général.

En effet, dans l'état de santé le plus complet de l'appareil nerveux acoustique, un choc qui brise et refoule le tympan brusquement avec tout l'appareil de transmission à la suite, cause ainsi la commotion violente du labyrinthe, produit avec une surdité guérissable des accidents immédiats de déséquilibration des plus graves.

La réaction du nerf labyrinthique, dans le traumatisme, est identique à celle dont les lésions graves de l'oreille moyenne nous fournissent l'observation clinique (vertige de Ménière) et il n'est point besoin d'admettre une lésion du nerf labyrinthique pour comprendre la genèse des accidents nerveux. Au reste, la clinique montre qu'on peut provoquer le vertige expérimental en effectuant les pressions sur une oreille dont l'audition est encore très suffisante, et par conséquent dont le nerf est sain.

J'avais été ainsi amené à conclure que sans doute les phénomènes observés cliniquement à la suite des pressions centripètes annonçaient plutôt des lésions situées au niveau des fenêtres ovale et ronde, qu'une affection du contenu de l'oreille interne.

Des nécropsies récentes me permettent de penser que je suis dans la voie de la vérité ; deux autopsies de vertige de Ménière n'ont en effet montré aucune altération nerveuse nulle part ; et tout au contraire elles ont permis de constater les plus graves lésions scléreuses de la muqueuse de l'oreille moyenne : l'ankylose et la soudure de l'étrier dans la fenêtre ovale. Il semble donc que c'est bien surtout de lésions de cet ordre dont les pressions centripètes facilitent le diagnostic et la constatation, et que mes conclusions sont aussi logiques que possible, malgré le dire de Politzer.

Mais, de ce que les pressions centripètes provoquent un ou plusieurs modes de réaction labyrinthique, suivant la mesure du déplacement consécutif et de la pression brusque subie par le nerf, on doit conclure qu'il y a là tout à la fois un procédé d'investigation de l'état de sensibilité de ce nerf : action et réaction se confondent expérimentalement.

La clinique nous montre bien le rôle de l'élément nerveux dans ces expériences. Voici un sujet atteint d'otorrhée de l'oreille droite avec perforation large du tympan ; — la montre est perçue sur la voûte crânienne, sur le front et sur l'apophyse mastoïde ; à cinq centimètres seulement par l'air ; l'oreille gauche est bonne.

Le diapason-vertex est perçu à droite exclusivement. Dans l'épreuve des pressions centripètes, chaque pression de la poire de caoutchouc adaptée à l'oreille gauche saine, produit l'atténuation du son du diapason-vertex à droite. Le sujet sent donc à droite l'effet d'une pression faite sur l'oreille gauche saine, et c'est à droite qu'il perçoit l'abaissement intermittent du son.

Disons en terminant que la pression faite à droite ne donne lieu à aucune variation de la sensation perçue : l'oreille droite n'obéit pas aux poussées.

Il se produit là une action à distance sur laquelle j'ai déjà attiré l'attention.

J'ai publié déjà une étude sur ce sujet (Soc. Biologie, 1884, Epreuve de sympathie binauriculaire ou de synergie fonctionnelle binauriculaire). Je n'avais eu en vue que l'audition des ondes sonores aériennes ; et j'ai conclu alors à l'existence simultanée de contractions synergiques de l'appareil d'accommodation de l'oreille opposée à celle sur laquelle on agit par la pression.

Ici, c'est de sons crâniens qu'il s'agit ; en ce cas l'audition est nécessairement binauriculaire ; les pressions centripètes la modifient énergiquement aussi comme nous venons de le voir. Cela a lieu un peu différemment cependant à l'état sain. Si l'on a pris la précaution de latéraliser le son du diapason-vertex en oblitérant bien un des conduits auditifs, l'épreuve donne un résultat bien curieux ; à chaque pression de la poire agissant à droite, par exemple, le son se fixe nettement à gauche et y domine (c'est l'oreille gauche que l'on a bouchée). Mais en somme la sensation diminue d'intensité manifestement. La source sonore restant la même, l'une des deux portes d'entrée du son étant close (effet de la pression), l'intensité de celui-ci ne peut décroître que sous l'influence d'une incapacité fonctionnelle créée passagèrement dans l'oreille libre par l'action expérimentale.

Malgré la latéralisation du son du diapason-vertex causée par le bouchon de cire, l'action a quand même produit l'atténuation du son sur l'oreille saine.

Il ne faut pas oublier que l'influence des lésions auriculaires sur l'effet des pressions tient à leur siège.

Certes la mise en activité des synergies fonctionnelles de l'accommodation binauriculaire par une pression unilatérale explique sans doute une atténuation des sons crâniens ; mais suffit-elle à rendre compte de la production du silence complet, de la suspension de la sensation sonore, opérée *ad libitum* à chaque pression du ballon de caoutchouc ?

Or, la clinique en fournit des exemples. Tout récemment encore, j'observais un sourd chez lequel le son du diapason-vertex, latéralisé à droite, fut éteint totalement par la pression centripète appliquée à gauche : soudain et à chaque fois le silence complet succédait à la sensation continue du diapason. Y a-t-il alors suppression du courant sonore, extinction des vibrations ? serait-ce seulement une suspension passagère de la sensibilité ?

Une disparition si rapide, un retour si facile de la sensation ne sont pas compatibles, ce me semble, avec de sérieuses altérations nerveuses, et l'on est conduit plutôt à penser à une laxité, à une mobilité extrêmes des tissus auriculaires permettant un déplacement trop étendu en dedans, au moment de la poussée, d'où l'immobilisation de l'étrier et l'arrêt du courant sonore.

Peut-on voir là un phénomène d'inhibition ? mais si l'on admet que le nerf labyrinthique se trouve anesthésié par compression, comment expliquer que l'autre oreille subisse la même influence ?

De plus, si, avec l'école actuelle, on pense que la transmission du son diapason-vertex se fait par les os crâniens directement à travers le rocher en droite ligne, comment comprendre que la pression exécutée à droite interrompe le courant sonore à gauche ? N'est-ce pas une raison de plus d'admettre mon opinion, et de voir là une action fonctionnelle binauriculaire, synergique, exagérée par les conditions anatomo-pathologiques ?

Que les partisans de la théorie classique en Allemagne répondent.

Ce ne sont pas les seules conséquences logiques à déduire de l'analyse des résultats obtenus par les pressions centripètes. Elles démontrent entre autres qu'une action morbide ou mécanique unilatérale peut accroître l'effet nuisible d'une affection existant déjà dans l'autre oreille.

Elles aident également à comprendre qu'une lésion unilatérale récente puisse causer une surdité *totale* par son action sympathique sur la seconde oreille anciennement atteinte.

L'observation clinique a mentionné des cas de cet ordre.

Par l'exposé qui précède, on voit que de questions intéressantes soulèvent ces résultats curieux des pressions ; j'espère avoir montré le parti que le clinicien auriste peut en tirer pour le diagnostic des lésions profondes de l'oreille moyenne : c'est ma réponse aux critiques de Politzer.

II

Comment agissent les pressions centripètes ?
Est-ce par inhibition ?

Dans mon travail sur la valeur qu'il est permis d'attribuer à l'épreuve des pressions centripètes, je me demande en terminant si la pression sur l'un des labyrinthes n'agit pas par inhibition sur l'autre côté. Aujourd'hui je suis en mesure de répondre et d'expliquer le mode d'action de ces pressions dans la production de l'affaiblissement que l'on constate dans l'audition du diapason.

L'analyse des résultats curieux fournis par ce que j'ai nommé *l'épreuve de la synergie fonctionnelle d'accommodation binauriculaire* dans laquelle, au moyen d'une pression douce exercée par le méat, on atténue à volonté la sensation du diapason-vertex et du diapason perçu par l'air, cette analyse m'a conduit à admettre que c'est bien au moyen des contractions synergiques sollicitées dans l'appareil de transmission de l'oreille libre que les pressions agissent.

Cependant, quelques esprits semblaient plus disposés à voir là un fait d'inhibition. Je me suis mis à l'étude, et je crois tenir la solution.

Je pensai que s'il était possible d'obtenir cette action à distance par des pressions faites sur une oreille anesthésiée ou paralysée, la question était résolue. Or, il résulte d'expériences nombreuses, répétées, que j'ai faites sur des sujets atteints d'hémianesthésie, du service de M. le professeur Charcot, que l'on produit constamment l'atténuation de la sensation sonore en agissant sur le côté anesthésié au moyen de pressions centripètes. Une seule condition est, il est vrai, indispensable au succès de l'expérience : c'est que l'oreille moyenne du côté anesthésié soit saine. En effet, sur un hémianesthésique du service de M. le Dr Dujardin-Beaumetz à l'hôpital Cochin, une otorrhée avec fongosités de la caisse et large perforation du tympan existant de ce côté, l'effet à distance des pressions resta nul, bien que la pression centripète exercée du côté qui entendait, causât les atténuations normalement observées dans l'audition du diapason-vertex par l'oreille saine. La destruction de l'appareil de transmission et d'accommodation entraine donc la suppression du phénomène.

Chez une autre hémianesthésique de la Salpétrière, la lésion otique (léger relâchement du tympan, suite d'otite moyenne ancienne) existait du côté qui entendait ; l'oreille anesthésiée au contraire était restée saine. Aussi, avec ces conditions la pression exercée sur l'oreille sourde par hémianesthésie avait-elle pour effet de produire aussitôt une extinction brusque de toute sensation sonore ; le tympan relâché, ramolli, détendu, se prêtant à une enfonçure trop étendue, et permettant l'enclavement de l'étrier. Au reste, la pression faite de ce côté causait à peu près le même phénomène, dû à la même cause.

Il résulte donc de ces expériences et observations cliniques que l'on ne doit point attribuer l'affaiblissement de la sensation sonore ou son extinction à un fait d'inhibition ; aucune action réflexe ne pouvant avoir lieu dans le cas d'hémianesthésie dont il s'agit.

Il n'y a donc pas inhibition. Il reste cependant encore à juger cette opinion : est-ce en anesthésiant par compression le nerf labyrinthique que la progression de l'étrier agit ? Ne serait-ce pas plutôt en amenant l'immobilité totale de l'appareil de transmission et l'arrêt du courant sonore ?

Il est possible de démontrer expérimentalement qu'il suffit d'une très légère pression sur la paroi d'une vessie pleine d'eau, à laquelle on peut comparer le labyrinthe, pour diminuer ou éteindre à volonté le courant des vibrations sonores, et même des sons au contact.

Voici le dispositif de l'expérience qui a été faite au cours complémentaire de physiologie, en présence du professeur agrégé, Dr Remy :

Une vessie de porc, pleine d'eau, posée sur un récipient ; un diapason sonne dans l'air, à quelques centimètres d'un tympan artificiel en baudruche, monté sur un cylindre de bois mince, de dix centimètres de diamètre et autant de hauteur ; le cylindre est placé son orifice libre au contact de la vessie ; une planchette mince de sapin touche par un bout au rayon de la membrane, en dedans du cylindre, et de l'autre pose sur la paroi de la vessie, pleine d'eau ; celle-ci est distendue, de sorte que le son du diapason au contact passe d'un bout à l'autre facilement et que le son du diapason vibrant dans l'air à 2 centimètres de la vessie s'entend au contraire avec peine. L'observateur récolte le son au moyen d'un tube-otoscope dont l'extrémité est maintenue appliquée sur la paroi de la vessie à l'opposé du point où pose le tympan et son cadre cylindrique.

On remarque qu'avec une pression à peine sensible le son est perçu clair et rapide. Une légère pression en plus rend la sensation plus vive et le son plus métallique ; une pression un peu plus forte éteint aussitôt toute perception à volonté.

On peut tendre le tympan artificiel par une traction sur un fil fixé au milieu d'une tigelle de bois posée comme un rayon de la baudruche, absolument comme le manche du marteau l'est sur le tympan, et l'épreuve est remarquable par la facilité avec laquelle on peut graduer les intensités et par conséquent les tensions de ce tympan artificiel en baudruche.

Il n'est donc pas besoin que le nerf soit anesthésié ou paralysé pour que l'extinction du son transmis soit possible ; il suffit que la tension et l'immobilisation de l'appareil de transmission du tympan au labyrinthe soient suffisantes pour arrêter le courant sonore.

La clinique montre chaque jour le retour de l'audition succédant à la douche d'air ou au cathétérisme quand l'étrier se trouve dégagé et que la chaîne et le tympan ont récupéré leur mobilité, la pénétration de l'air dans la caisse ayant rétabli l'équilibre général des parties, et rendu les oscillations possibles autour de l'axe de rotation.

Enfin, par l'anesthésie du nerf labyrinthique, il est impossible d'expliquer l'action à distance d'une pression centripète.

ROLE DE LA SENSIBILITÉ DU TYMPAN

DANS L'ORIENTATION AUDITIVE (1)

Quand un son frappe l'oreille, nous en rapportons la source au point de l'horizon vers lequel se trouve dirigé le conduit auditif externe, au moment de la sensation auditive la plus intense ; et nous extériorisons la sensation ; nous en plaçons aussitôt la cause en dehors du moi.

Ainsi nous acquérons à la fois la notion d'extériorité et de la direction du corps sonore.

Comment ce résultat est-il obtenu ? En ce qui touche à la connaissance du côté par lequel vient le son par rapport à nous, c'est la sensation auditive gauche ou droite qui nous avertit, et aussi la conscience des efforts musculaires de recherche, d'orientation effectués pour trouver le maximum de sensation auditive qui indique le plus court chemin entre la source du son et l'oreille qui écoute.

Mais il fallait que la recherche elle-même fût guidée, et la sensibilité de la peau du pavillon et des parties latérales du cou et de la face, mise en jeu par l'ébranlement sonore aérien, avertit aussi du sens de ce courant. C'est l'opinion de physiologistes distingués, de Weber, de Schneider, de Voltolini. Hermann et d'autres ont été plus loin, et pour eux c'est à la sensibilité du tympan qu'il faut rapporter la notion d'extériorité de la sensation sonore. La surface cutanée de cette cloison frappée par le

(1) 1880. V. 38, Compte-rendu hebdomadaire de la Société de Biologie.

courant sonore donnerait la sensation du choc des ondes sonores, et ainsi le moi serait averti de la direction de la source
du son.

Personne n'a nié ces allégations ; mais avec Béclard on pensait
que l'orientation s'explique mieux par la conscience des mouvements de la tête et du corps à la recherche de l'intensité sonore
maximum. Je laisse de côté à dessein le rôle d'écran joué par
le pavillon dans cette orientation si bien mise en lumière par
Küss et M. Duval.

J'ai pu étudier ce sujet et résoudre, je pense, le problème, sur
deux malades du service de M. le professeur Charcot. Le rôle de
la sensibilité du tympan apparaît ici très clairement.

Le premier sujet est un homme atteint d'anesthésie générale
de la peau, avec tremblements et troubles d'équilibration et de
la marche, et qui a conservé toute son intelligence, et la vue et
l'ouïe intactes.

L'anesthésie certaine est telle qu'un glaçon placé dans le conduit auditif ne donne lieu à aucune sensation ; les jets d'éther
non plus ; les piqûres avec transfixion ne sont pas senties. Je
touche avec la pointe d'une aiguille les deux tympans du sujet,
en m'éclairant du miroir et avec le spéculum auris ; et la membrane peut être touchée et piquée sans que le sujet perçoive
aucune sensation ni de douleur ni de contact. A droite et à
gauche, même anesthésie complète. L'audition est très bonne,
et le malade entend et répond parfaitement bien, qu'on lui adresse
la parole de face ou de derrière. En présence de ce cas bien net,
je pense aussitôt à étudier l'action de la sensibilité tympanique
sur l'orientation au bruit.

Je fais fermer les yeux du sujet ; et placé derrière lui, je porte
la montre, qu'il entend très nettement du reste, à quelques centimètres de l'oreille gauche, puis de la droite, à l'insu du patient.
Or, il répond qu'il perçoit le tic-tac ; mais si on lui demande de
quel côté elle bat, il lui est impossible de le dire, les yeux fermés.

L'expérience a été répétée à plusieurs reprises, et devant M. Charcot, et toujours avec le même résultat. Il est permis d'en conclure que la sensibilité du tympan joue un rôle sérieux dans la recherche de la direction du corps sonore. Dans le même service se trouvent plusieurs malades frappés d'anesthésie générale ; et je poursuivis sur eux mes recherches ; or, toutes les fois que le sujet a pu dire de quel côté la montre était placée, de quel sens venait le son perçu, j'ai constaté aussi la persistance de la sensibilité de la membrane du tympan.

Il paraît donc évident que la sensibilité du tympan est mise en jeu par le courant vibratoire, et que de là naissent la notion d'extériorité et celle de la direction du son.

DE LA DURÉE DE L'EXCITATION SONORE

NÉCESSAIRE A LA PERCEPTION.

ACOUMÈTRE BASÉ SUR CETTE NOTION (1).

Le médecin interroge la sensibilité de l'oreille chez le sourd en modifiant tantôt l'intensité, tantôt la tonalité ou le timbre, tantôt la composition du son ou des sons qu'il lui fait entendre. C'est ainsi qu'on écarte ou qu'on rapproche la montre ou le diapason, qu'on offre des sons simples ou multiples, aigus ou graves, associés ou successifs, dans le but de rendre manifeste la faculté de perception acoustique en la sollicitant de toutes façons. Les dictées-épreuves donnent aussi des éléments excellents pour apprécier l'ouïe ; mais certaines voyelles éclatent à grande distance, et certains sons nasaux s'éteignent à quelques pas. Les résultats sont loin d'être toujours harmoniques : Certains sujets ne perçoivent plus la montre ou fort mal, et entendent suffisamment la parole ; pour d'autres, c'est tout le contraire. Ces oppositions existent entre toutes les épreuves d'audition, par la montre, par la parole, par le diapason, et sont constatées journellement. C'est que les modalités de l'ouïe sont infinies, et qu'on emploie pour l'étudier des procédés nécessairement simples et de courte durée, qui fournissent évidemment des données au-dessous de la réalité.

Un son simple peut passer inaperçu ; en changeant son timbre, en l'associant, ou en le plaçant en série, on le rendra perceptible. Mais, de tous les éléments qui influencent l'audition,

(1) Lu à la Société de biologie.

l'intensité du son est certes le plus important; car l'orientation, l'appréciation des distances, les battements, le rythme, la cadence, l'accent, etc., sont uniquement basés sur les variations de l'intensité sonore. Aussi rien de plus logique que de mesurer l'acuité auditive d'après l'intensité du son nécessaire à la perception.

Mais où trouver un étalon? et comment éviter l'influence du milieu ambiant plus ou moins bruyant? On donne comme portée normale de l'audition de la montre 1 mètre à 1^m 25; eh bien! dans mes mensurations si nombreuses dans les écoles, j'ai trouvé que la portée de 1 mètre et surtout au-dessus était la plus rare : tout est relatif et de convention dans ces explorations du plus délicat des sens.

Au cours de ces explorations j'ai constaté depuis longtemps l'influence très accusée sur l'audition d'un facteur dont l'action a été négligée jusqu'ici, et que l'étude clinique met vivement en lumière ; je veux parler de la durée du son, c'est-à-dire de la longueur du temps pendant lequel l'ouïe doit être sollicitée par un bruit donné pour qu'il soit perçu.

Voici, chez les sourds, comment le phénomène se manifeste dans l'épreuve de la montre. Si on la place en face du méat auditif : le tic tac peut être supposé perçu; mais, si l'on fait passer, au contraire, vivement la montre à la même distance et d'arrière en avant, il n'y aura plus d'audition : ceci est d'observation journalière. On peut ainsi, en ralentissant ou en précipitant le mouvement de translation du corps sonore (montre, diapason ou téléphone), modifier l'audition, et même l'empêcher totalement, si la vitesse est suffisante.

Or, l'intensité du son, son timbre et la distance du méat au moment du passage restant les mêmes, on doit admettre que le résultat est dû à la plus ou moins longue durée du passage du corps sonore devant l'oreille, c'est-à-dire, en d'autres termes, que la durée de l'excitation est un élément des plus importants de la perception auditive : or, cette durée est calculable.

La montre au repos est bien entendue; dans un mouvement rapide de translation, elle cesse de l'être: telle est l'observation.

Cette extinction du son par la vitesse de son transport en face de l'oreille est facile à observer chez le sourd ; mais on la rend évidente également pour l'oreille saine.

Il était intéressant de mesurer cette vitesse de translation pour en déduire la durée de l'excitation du nerf acoustique nécessaire à la perception, de connaître la vitesse qui éteint le son et celle qui permet la sensation pour appliquer finalement ces notions à la connaissance de l'acuité auditive du sujet, but de ce travail.

Celle-ci peut, en effet, être exprimée par le chiffre qui indique la durée de l'excitation nécessaire à la perception.

Voici la méthode que j'ai suivie dans cette recherche et l'instrument qui m'a servi pour mesurer cette durée.

Après plusieurs tentatives infructueuses, je m'arrêtai au dispositif suivant, qui, en même temps qu'il me fournit la vitesse de translation voulue, me donne la durée cherchée, calculée sur le rapport du temps au chemin parcouru.

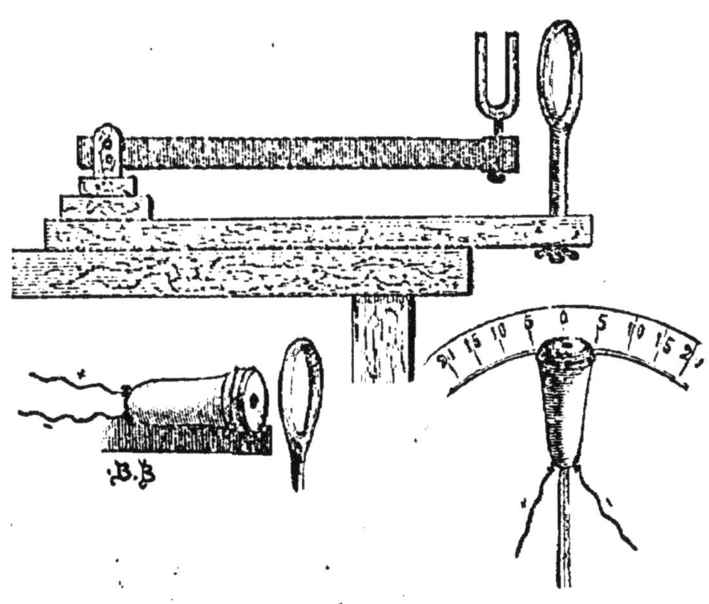

Une lame d'acier placée de champ, large de 5 centimètres et longue de 60 centimètres, dont un bout est solidement saisi entre les mors d'un étau fixé sur une planche de chêne, que des poids immobilisent, oscille dans le sens horizontal ; son bout libre est terminé par un ajutage où s'insèrent à volonté un diapason ou un téléphone.

Au niveau de cette extrémité, la planche de chêne présente de chaque côté une échelle graduée en centimètres, à partir de 0, point de repos pour mesurer les écarts imprimés à la lame élastique pendant l'expérience.

Le téléphone correspond à un trembleur mû par un courant de pile placé au loin, et le son donné est gradué au moyen de la bobine à chariot.

Ce son est choisi le plus faible perceptible, sur la limite de la perception auditive du sujet (seuil de l'excitation); il est constant, et l'oreille du sujet est toujours placée à la même distance du corps sonore, encadrée qu'elle est dans un anneau-support placé en face du téléphone et porté par la planche de chêne, sur lequel le sujet appuie la tête.

Les choses ainsi disposées, on sait que l'oscillation de la lame élastique a lieu en 1/4 de seconde, c'est-à-dire que le téléphone ou le diapason passent une fois au-devant du conduit auditif du sujet en 1/4 de seconde.

Si on écarte le téléphone, de 10 centimètres par exemple, l'oscillation aura 20 centimètres au début ; la vitesse de translation sera le rapport entre le chemin parcouru et le temps ; ici, en 1/4 de seconde, 20 centimètres sont parcourus ; c'est donc 1/80 de seconde qui représente le temps du passage du téléphone en face du méat auditif et l'excitation aura duré 1/80 de seconde.

Supposons que l'extrémité de la lame se déplace de 30 centimètres, la durée de l'excitation sera alors réduite à 1/120 de seconde, et ainsi des autres.

On peut ainsi, par une suite de recherches, trouver le point où la sensation cesse et celui où elle recommence ; on prend donc par cette méthode une mesure de la durée de l'excitation sonore nécessaire à la perception. Au départ, le téléphone doit toujours être écarté au delà de la zone où il y a audition, et arrêté après la première ou la deuxième oscillation au plus. Si on laisse tout aller, le son apparaît d'abord intermittent, puis continu avec des battements, puis enfin continu quand le mouvement n'a plus d'ampleur. Dans la pratique, on arrête le mouvement aussitôt l'oscillation première effectuée, surtout s'il n'y a pas eu de perception ; puis on répète l'épreuve, en se rapprochant chaque fois du zéro, de centimètre en centimètre, jusqu'à ce que, l'extinction n'ayant plus lieu, on ait atteint la limite de la perception du sujet, et trouvé ainsi la durée d'excitation indispensable à l'audition. Les oreilles saines et fines seules exigent des écarts étendus, de 10, 15 et 20 centimètres, pour que l'extinction du son du téléphone se produise ; chez les sourds, au contraire, l'opération est extrêmement simple et le résultat rapidement obtenu.

FATIGUE DE L'ACCOMMODATION

ARRÊT DE L'ACCOMMODATION

INTERMITTENCES DE LA SENSATION OBSERVÉES A LA LIMITE
DE LA PERCEPTION (1).

Un téléphone apporte à l'oreille un son de moyenne intensité facilement perceptible ; tout d'un coup on abaisse l'intensité de ce ton au moyen de la bobine à chariot, d'une quantité telle qu'il y a suppression brusque du courant sonore, silence ; peu à peu, un son fin, d'abord vague, puis de près plus net et distinct, apparaît, et est dès lors très facilement perçu. Ceci s'observe avec une oreille saine et bien douée. A l'oreille d'un sujet dont l'ouïe est affaiblie, le phénomène est tranché et des plus manifestes ; le silence a une durée de quelques secondes à une minute et plus ; la faiblesse maladive de l'organe exagère les modifications observées.

Que se passe-t-il dans ce moment d'hésitation, pendant ce silence ? Comment s'expliquent l'éclipse et le retour ? Une personne n'entend la montre qu'à 20 centimètres ; laissez la montre en ce point immobile, et interrogez l'audition ; le sujet répond d'abord qu'il entend bien ; quelques secondes après, il perçoit moins nettement ; puis, plus du tout. C'est le silence ; quelques secondes plus tard, le son renaît, la sensation reparaît, vague, lointaine, indistincte d'abord, puis donne une sensation précise et claire. Ces intermittences de la sensation peuvent s'observer longtemps, suivant la force du sujet, dont l'attention se lasse et

(1) Lu à la Société de biologie.

dont l'audition s'épuise à la fin. Chez les gens affaiblis, cet épuisement se manifeste ainsi très évidemment par l'affaiblissement graduel de la sensation malgré la persistance de l'excitation, à laquelle on a conservé une intensité moyenne sans action énervante.

On peut conclure de ces faits qu'à la limite de la perception, auprès de la zone silencieuse, la recherche de la sensation exige des efforts d'attention et d'adaptation de l'organe particuliers, et, en effet, rien ne lasse dans l'audition des zones graduellement croissantes dans leur intensité ; tout au contraire, la fatigue et l'impuissance arrivent facilement dans l'audition des sons émis avec des intensités rapidement rendues moins fortes, et cela est d'autant plus net et sensible que les sons successivement émis diffèrent davantage dans leur intensité.

Chez le sourd, on constate qu'il existe un temps très appréciable entre l'audition du son fort du début et la perception du son faible qui vient à sa suite ; puis celui-ci est entendu à son tour très nettement.

J'ai décrit ce phénomène et l'ai nommé arrêt de l'accommodation, dans une communication déjà ancienne ; mais il existe à l'état physiologique et la maladie l'exagère seulement. Pour l'expliquer, je pense, et c'est la conclusion des expériences, qu'il y a là une fatigue de l'appareil de transmission et d'accommodation de l'organe plus facile à porter jusqu'à l'épuisement chez le malade ; mais qui se trahit également chez l'individu sain, à la limite de la perception, à cette distance où commencent l'effort d'accommodation, la recherche du son, l'éveil de l'attention.

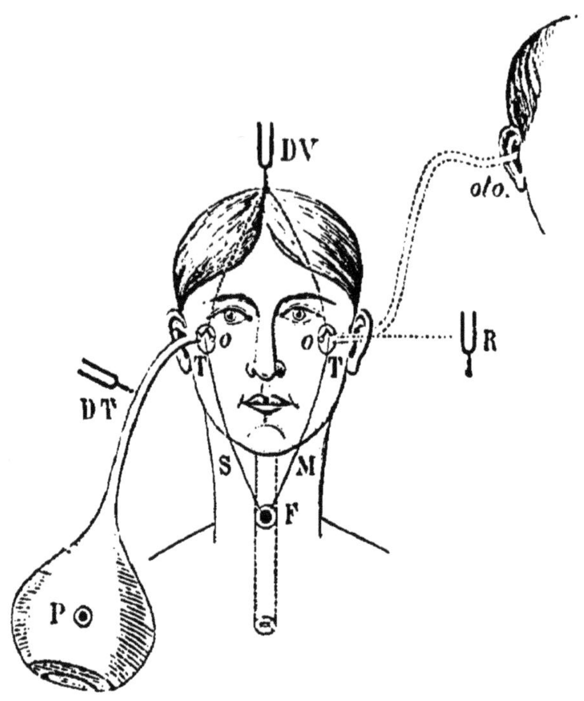

EXPLICATION DE LA FIGURE

O, O. Les deux caisses du tympan.

D. V. Diapason-Vertex ; les deux lignes ponctuées qui en partent, aboutissent aux étriers ; c'est le chemin suivi par les ondes sonores crâniennes.

D. T. Diapason posé sur le tube qui relie la poire à air à l'oreille ; le son suit la ligne ponctuée du tube et frappe le tympan, T.

P. La poire à air ; si l'on presse en ce cas la poire, on tend le tympan T, et aussitôt le son D. T. s'abaisse, est atténué ; en même temps le son du D. V. l'est aussi par action sur l'étrier de ce côté.

oto. Avec l'otoscope, si l'observateur ausculte par l'autre oreille le son du D. V. au moment des pressions, il perçoit cette atténuation du son également.

R. Si le Diapason vibre à l'air en face de l'oreille opposée à celle qui subit la pression, le sujet sent le son faiblir également.

S. Ligne fictive étendue de l'appareil conducteur des sons à la moëlle cervicale, et conduisant la sensation du mouvement passif, dû à la pression de ce côté au centre nerveux réflexe F.

M. Ligne fictive reliant la moëlle cervicale à l'appareil de transmission de l'oreille opposée et par où passe l'excitation motrice synergique de l'accommodation binauriculaire.

F. Foyer virtuel des réflexes binauriculaires, situé dans la moëlle cervicale ; trait d'union des mouvements binauriculaires intra-tympaniques.

SÉMÉIOTIQUE

DES RÉFLEXES AURICULAIRES

I

Des synergies fonctionnelles bi-auriculaires. Applications à la séméiotique.

La séméiotique auriculaire possède aujourd'hui des méthodes d'observation de premier ordre, au moyen desquelles le clinicien constate l'aération des caisses, la perméabilité des trompes, la mobilité, l'élasticité, la tonicité de la membrane du tympan, le jeu de la chaîne des osselets et de la platine de l'étrier dans la fenêtre ovale. Mais on est forcé de remarquer, que dans tous ces modes d'exploration, l'organe est étudié tantôt à l'état statique, tantôt mû par les divers procédés d'aération, d'insufflation de la cavité tympanique, tantôt enfin par la pression extérieure centripète.

Ainsi, l'appareil d'accommodation est exclusivement étudié et analysable à l'état de passivité par les méthodes connues ; mais le jeu fonctionnel, la phase dynamique de l'appareil auriculaire d'accommodation et de conduction nous échappent encore ; l'observation se limite à des constatations d'ordre physique.

C'est un grand point acquis quand on a pu apprécier sérieusement la mobilité du tympan, l'aération de la caisse, la perméabilité des trompes, le passage du son trans-auriculaire, les variations passives de la sensation sonore sous l'influence des pressions centripètes, etc., etc.: mais on comprend de quelle importance serait la méthode d'observation qui permettrait de juger des aptitudes fonctionnelles de l'accommodation, de la faculté d'adaptation possédée par l'oreille, en rendant saisissable la manifestation de son activité.

Cette méthode est celle que j'expose aujourd'hui : je crois qu'avec elle c'est l'accommodation en action que l'observateur a sous les yeux.

La méthode et son adaptation clinique sont choses neuves ; ce n'est pas que l'étude physiologique des muscles moteurs de la chaîne des osselets de l'ouïe, de la tension et de la détente de tout l'appareil conducteur du son soit encore à faire. Aurai-je besoin de rappeler ici les travaux devenus classiques de Valsalva, Savart, Wollaston, Longet, Politzer, Flick, Lucæ, Moos, Pilcher, etc., etc., qui ont établi sûrement la physiologie de l'appareil de conduction et de l'accommodation de l'organe de l'ouïe. Récemment, Wolf a institué l'expérience ingénieuse suivante : un appeau est entendu à une certaine distance, puis approché auprès de l'oreille ; et l'observateur constate que le son devenu proche a subi l'élévation d'un demi-ton. Ce résultat doit être rapporté, d'après l'auteur, à l'action réflexe du muscle tenseur du tympan. (Voir plus loin : innervation du muscle tenseur du tympan).

Déjà en étudiant expérimentalement l'audition bi-auriculaire, j'avais pu constater un phénomène curieux et dont l'explication n'était pas encore trouvée.

Si l'on isole bien l'oreille gauche en y adaptant un tube de caoutchouc de un mètre et plus, et si l'on fait vibrer auprès du bout libre de ce tube un diapason normal, l'audition a lieu uniquement par l'oreille qui reçoit le tube. Dans un premier temps de l'expérience, on se pénètre bien de l'intensité des sons du diapason. Dans un deuxième temps, on presse doucement le tragus pour oblitérer le méat auditif externe du côté opposé (oreille droite). Aussitôt le son s'accroît dans l'oreille gauche.

A quoi tient cette augmentation d'intensité du son perçu?

Le son a-t-il pénétré l'oreille gauche par le tube, envahi le crâne, puis atteint l'oreille droite, et l'application de la pulpe du doigt arrête-t-elle le son, d'où le renforcement?

Cela n'est pas admissible, vu que l'on ne peut entendre avec l'otoscope le son du côté droit, et que de plus le renforcement a lieu à gauche et non à droite où l'on comprime.

Cette pression sur le méat, pousse le tympan, tend l'appareil d'accommodation et agit ainsi sur le labyrinthe; elle agit aussi sur la sensibilité générale de l'organe.

Peut-être est-ce à cette sensibilité éveillée qu'est due l'action réflexe du côté opposé, par sympathie fonctionnelle?

Mais, si l'on admet cela, comment expliquer que, si à la pression douce on substitue une forte compression, on sente le son diminuer progressivement du côté opposé, et qu'on le voie renaître dès qu'on la cesse?

Il se produit là une action sympathique, et tout à fait proportionnée à la cause. L'on ne peut s'empêcher de remarquer que la marche du phénomène (accroissement d'abord, diminution ensuite) ne soit tout à fait comparable à ce qui se produit quand, par un procédé quelconque, on obtient la tension de l'appareil d'accommodation de l'organe auditif.

Le mécanisme de l'augmentation et de la décroissance est absolument le même; la mise en jeu naît de l'action réflexe, provoquée à distance par synergie fonctionnelle.

Je pense que c'est là l'explication la plus plausible de cette influence d'une oreille sur l'autre.

Dans ce travail, je prends pour base ce phénomène expérimental nouveau, dont l'interprétation discutée, puis solidement démontrée, ouvre tout un horizon et conduit à de sérieuses applications à la séméiotique auriculaire et à la clinique.

Au milieu d'expériences de physiologie de l'audition dont j'ai entretenu la Société de Biologie (Bull. 1883), je signalais l'expérience suivante : « Un diapason la* en vibration est emmanché au bout d'un tube de caoutchouc de 40 centimètres adapté à une oreille par l'autre bout; à l'orifice de l'autre oreille est fixée l'extrémité du tube de caoutchouc d'une poire à insufflation ordinaire. Or, chaque fois que l'on comprime cette poire à air, et qu'on agit ainsi sur l'oreille droite et sur l'appareil conducteur du son, le sujet annonce que l'intensité du son baisse à l'oreille gauche. »

La même expérience, avec un même résultat, peut être instituée, le diapason vibrant porté à la main auprès de l'oreille, tandis que la poire à air agit sur l'autre.

À l'état sain, l'atténuation du son sous l'influence de pressions exercées par la poire à air à l'opposé du point où le son pénètre, est constante. On conclut de là que *par une pression faite sur une oreille, on modifie l'audition de l'oreille opposée.*

Comment expliquer cette action à distance, d'une oreille à l'autre? Au premier abord on a pensé à une action sur le centre sensoriel, puis à un effet sympathique, à une excitation d'ordre réflexe.

Comment et avec quel appareil se produit cette action réflexe?

On peut donner du phénomène une explication théorique.

Dans l'audition bi-auriculaire, soit que les deux organes soient simultanément frappés par les ondes sonores, ou qu'ils le soient successivement et de façons inégales, les deux oreilles sont associées, et s'accommodent à la fois pour une sensation identique.

Les deux appareils transmetteurs possèdent donc au même instant une tension égale, ou se mettent en cet état l'un après l'autre dans la sensation bi-latérale successive.

Il se passe là ce qui existe pour la vision binoculaire, et l'analogie ne peut être discutée: association des mouvements d'accommodation, et synergie fonctionnelle de deux appareils d'accommodation soit oculaires, soit auriculaires ; c'est une nécessité physiologique.

Je pense que c'est la propriété que je mets en jeu dans l'expérience des pressions que j'ai décrites et qui ont donné pour résultat expérimental constant l'atténuation du son perçu, tant du côté pressé que du côté opposé, la synergie fonctionnelle de l'appareil conducteur du son à droite, par exemple, agissant doucement sur l'oreille gauche.

Le déplacement passif que la poussée d'air imprime à gauche, provoque sans doute un mouvement égal, identique, mais actif à droite.

L'organe droit, sollicité par la synergie fonctionnelle, exécute un mouvement d'accommodation identique à celui qu'on a provoqué à gauche.

Ce mouvement synergique est produit par la contraction de l'appareil musculaire de la chaîne des osselets. Le phénomène constaté, l'atténuation de la sensation auditive reconnaît donc une cause active ; c'est l'activité même de l'appareil d'accommodation de l'oreille libre.

Par ce dispositif expérimental, l'observateur a donc le moyen de mettre en jeu l'accommodation de l'oreille, d'en apprécier l'effort et d'en constater l'effet. Cette excitation indirecte de l'oreille permet d'en étudier l'aptitude et l'énergie d'accommodation.

Cette hypothèse trouve un appui sérieux dans les données de l'expérimentation clinique, qui montre que les lésions de l'oreille moyenne ont une influence extrême sur la production du phénomène observé.

Mais il y a mieux encore : en effet, si avec l'otoscope l'observateur ausculte le son par le méat gauche, la pression étant faite avec la poire à air du côté droit, et le diapason la ³ vibrant posé sur la corne frontale gauche, à chaque pression douce, l'atténuation du son qui s'écoule est annoncée à la fois par le sujet et par l'observateur. Or, ici, l'explication du fait devient précise, et il faut bien admettre une modification de l'appareil chargé de conduire le son, et de constater qu'elle a lieu synergiquement avec chaque déplacement mécaniquement imprimé à l'autre oreille. La démonstration est claire.

Ce n'est plus là une action des centres sensoriels, c'est bien l'appareil de conduction et d'accommodation auditives que l'épreuve indiquée met en activité, et le phénomène de l'atténuation du son perçu est le signe de cette activité provoquée à distance.

Aussi, on sera peu étonné de constater dans les faits cliniques la perte ou la disparition du phénomène, si la caisse est atteinte d'otite proliférante avec réplétion ou collection intra-tympanique; ou bien de constater la nullité de l'épreuve s'il y a sclérose ancienne ; soit à l'opposé, l'augmentation du phénomène, l'atténuation physiologique devenant une sorte d'extinction à chaque pression, s'il y a laxité extrême et mobilité exagérée des tissus, comme cela se rencontre dans les otites suppurées, dans les larges perforations, etc.

L'excitation fonctionnelle d'accommodation varie suivant l'espèce et la gravité des lésions de l'appareil transmetteur, et la réaction diffère sous l'influence de l'épreuve des pressions. Une oreille immobile, pleine ou scléreuse, ne subissant aucune modification des pressions, n'amène par suite aucun effet sur l'autre oreille, même saine, et *vice versa*.

Au point de vue du pronostic, la persistance des segmentations produites à volonté dans le son du diapason par le fait des pressions sur l'oreille opposée, autorise à conclure à la possibilité d'une amélioration que ne semble pas devoir permettre l'état anatomique constaté *de visu*.

II

Conservation du réflexe d'accommodation binauriculaire dans le cas d'hémianesthésie de la peau et des sens. Observations. (1).

A l'état normal, si l'on exerce, au moyen de la poire à air adaptée au méat auditif une douce et brusque pression, un choc léger, sur le tympan *droit* par exemple, le sujet annonce aussitôt qu'il perçoit moins fort le son d'un diapason vibrant à quelques centimètres en face de l'oreille *gauche*. C'est l'expérience que j'ai nommée « *épreuve de la synergie d'accommodation binauriculaire* », puisqu'elle montre l'audition simultanément modifiée des deux côtés en agissant sur un seul des organes. Dans un cas d'hémianesthésie de la peau et d'hémisurdité droite, observée sur une hystérique du service du professeur Charcot, j'ai pu constater, de la façon la plus claire, la persistance de l'action des pressions exercées sur l'oreille sourde dans l'audition par l'oreille saine ; malgré l'anesthésie et la surdité, les pressions centripètes agissent sur l'oreille opposée. Quelles sont les voies de cette curieuse transmission d'influence ? Le point de départ n'est évidemment, ni une sensation tactile, ni une excitation sensorielle. Qu'est-il ? On peut admettre que les pressions centripètes exercées par le moyen de la poire à air sur le tympan mettant en mouvement l'appareil de conduction et d'accommodation, il en résulte un choc labyrinthique, lequel, par action réflexe, provoque le même mouvement synergique dans l'appareil d'accommodation de l'autre oreille.

Mais ici, le point de départ du phénomène, n'étant ni sensitif ni sensoriel, serait un mouvement de l'organe. Quand la maladie a immobilisé ou détruit cet appareil de transmission du son, le phénomène n'a pas lieu ; la clinique le démontre. Il y aurait donc

(1) V. Gellé, Précis d'otologie, p. 338 et 312.

successivement à droite un mouvement, d'où une excitation réflexe et, finalement, un mouvement synergique actif à gauche. En exécutant l'expérience, on sollicite donc un réflexe fonctionnel.

Ce réflexe, on le voit par le fait actuel, est indépendant de l'état des sensibilités cutanée et auditive ; il a survécu à la perte de la fonction de l'organe.

En certains cas, ce réflexe manque ; en d'autres, il est exagéré ; les pressions causent des troubles vertigineux. Rien de semblable dans notre cas, bien que le sujet soit atteint de vertige très caractérisé.

Si le réflexe auriculaire n'apparaît que sous l'influence d'un mouvement transmis, l'épreuve dite de synergie d'accommodation binauriculaire permet d'explorer l'état et le jeu de l'appareil conducteur du son ; mais elle donne encore le moyen de constater l'absence du réflexe quand l'examen montre les cavités tympaniques intactes, et l'étrier libre.

La perte du sens de l'ouïe d'un côté avec conservation du réflexe binauriculaire était intéressante à signaler ; la valeur de l'épreuve des synergies binauriculaires s'en dégage nettement.

De ces diverses expériences, et de leurs résultats, on peut conclure :

1° *Il existe pour les oreilles comme pour les yeux une synergie fonctionnelle d'accommodation ;*

2° On provoque par la pression douce sur une oreille, la mise en activité de l'accommodation de l'oreille opposée, d'où l'atténuation du son aérien ou crânien perçu de ce côté ;

3° Cette épreuve, appliquée à l'étude clinique, prend un rang important dans la séméiologie de l'oreille moyenne et permet d'étudier l'accommodation en action.

La démonstration qui précède apparaît dans les observations suivantes :

Observations résumées.

1° G***. — Hystérie; Hémianesthésie gauche

Diapason-Vertex, son perçu à droite.

Diapason, audition par l'air : à gauche = 0; à droite, très bien.

Montre, perçue à 1/2 centimètre du méat gauche; à 40 et 50 centimètres à droite.

Diapason sur tube-otoscope : 0 à gauche, pas perçu; bien à droite, mais sans variations senties au pincé du tube.

Épreuve d'auscultation objective, avec le diapason posé au front ou au vertex : à droite et à gauche, belle transmission du son.

Épreuve des pressions centripètes : Diapason placé au vertex, ou sur le front à droite; à chaque pression de la poire à air, variations nettes, *ad libitum*. — Diapason posé à gauche et poire à gauche = 0.

Épreuve de synergie fonctionnelle d'accommodation : Poire à air agissant sur l'oreille gauche, et diapason posé au vertex ou à droite, et perçu par l'oreille droite seule (1re épreuve de l'observation), à chaque pression de la poire, on produit l'extinction du son à droite; par conséquent le silence : la sensation sonore disparaît.

Ce n'est pas là de l'inhibition, car on agit sur l'oreille dont le nerf est paralysé ; c'est au moyen de l'appareil d'accommodation qui est sain, l'oreille étant saine du reste, que l'on produit l'accommodation synergique du côté opposé, et finalement l'immobilisation transitoire de l'étrier enfoncé dans la fenêtre ovale, ce qui arrête le courant sonore.

De nouveau, ce courant passe, dès que la pression est levée.

L'extinction du son montre que la sensation perçue à droite est relativement faible ; elle montre aussi que la moindre compression peut isoler le nerf labyrinthique.

2° G***. — Hystérie; Hémianesthésie droite

Diapason-Vertex, perçu à gauche.

Diapason par air, peu, très peu à droite; bien, très net à gauche.

Montre, à peine 1/2 centimètre à droite; à gauche, 53 centimètres. Sur le front et l'apophyse mastoïde, montre peu perçue à droite; très nettement à gauche.

Diapason sur tube-otoscope : 0 à droite; belles variations au pincé du tube à gauche.

Épreuve des pressions centripètes, poire à droite et diapason-vertex, atténuations légères à chaque pression de la poire; à gauche = 0.

Épreuve de synergie fonctionnelle d'accommodation : Poire à droite, diapason à gauche; le son est modifié par les pressions.

A l'inverse, légère modification.

Épreuve d'auscultation de Politzer, nette à droite et à gauche.

Otoscopie. Beau claquement *à droite* par Valsalva et dans la déglutition = rien de tel à gauche (obstruction passagère de la trompe gauche), par la douche d'air; 0, à gauche.

Pharynx catarrhal; coryza habituel.

Examen de visu du tympan, tendu et opalescent à gauche; net à droite.

N.-B. — L'oreille gauche, bien que la meilleure, grâce à l'intégrité du nerf gauche est atteinte d'un léger état catarrhal qui nuit à la netteté des expériences délicates.

3° P***. — Paralysie hystérique gauche ; Anesthésie du bras

Diapason-Vertex, perçu à droite, quel que soit le point du crâne que le diapason touche.

Diapason par l'air : 0 à gauche; à droite, net et bien perçu.

Montre, à gauche, 0, ni os; ni air; à droite, à 5 centimètres net, et bien au front et sur l'apophyse mastoïde.

Diapason sur tube, pas perçu à gauche, pas de variations senties
au pincé du tube à droite.

Épreuve d'auscultation objective, dite de Politzer. Diapason-vertex
perçu à droite et à gauche, au moyen de l'otoscope par
l'observateur.

Épreuve des pressions centripètes. Diapason-vertex au frontal
droit; poire au méat droit : atténuation à volonté à
chaque pression sur la poire.

Épreuve de synergie binauriculaire de l'accommodation. Diapason posé sur le vertex et perçu à droite; la poire
placée à l'oreille gauche; chaque fois que l'on presse
cette poire, le son s'éteint brusquement; il disparaît :
extinction nette à distance, du son perçu à droite par
une action sur l'oreille gauche.

C'est la faiblesse de la sensation qui en rend l'extinction
facile.

Cette action binauriculaire ne peut ici être due à l'inhibition,
puisque l'oreille sur laquelle on presse est anesthésiée.

L'action synergique de l'accommodation binauriculaire produit seule cet effet, à la volonté de l'observateur.

4° C***. — HYSTÉRIE; HÉMIANESTHÉSIE GAUCHE.

Diapason-Vertex, perçu à droite.

Montre, à gauche $= 0$; à droite, 40 centimètres.

Auscultation objective, audition faible.

Diapason par air, nette à droite et à gauche.

Épreuve des pressions centripètes. Variations faibles, mais
sûres, à l'oreille droite, du son du diapason-vertex par
pression de la poire à droite.

Épreuve de synergie binauriculaire. Diapason-vertex perçu à
droite; poire à gauche : atténuation très manifeste du
son perçu par l'oreille droite.

Épreuve des réflexes binauriculaires. Mais si le diapason est
présenté vibrant en face de *l'oreille opposée*, le sujet n'annonce
plus les variations de tout à l'heure : l'épreuve est négative.

La poire à gauche ; le diapason posé sur le tube de caoutchouc unissant, l'épreuve est nulle, le son n'est pas coupé ; s'il est porté sur le crâne, l'action des pressions est également nulle ; enfin, le résultat = 0, aussi, si le diapason est placé à droite, du côté opposé libre.

L'inspection de l'organe va donner l'explication de ces épeuves négatives, en montrant à gauche l'étrier isolé, l'enclume disparu, et l'appareil conducteur désorganisé.

L'oreille gauche offre à l'examen un tympan facilement accessible mais méconnaissable, atrophié, vitrifié, déformé, enfoncé, déprimé et s'est modelé sur les creux et sur les saillies de l'organe Sympanique.

La minceur et sa transparence, en arrière surtout, permettent de voir, à un éclairage suffisant, un vestige du manche du marteau et dans le quart postéro-supérieur, l'étrier libre coiffé et maintenu par la membrane qui se moule dessus. — De même, le promontoire, son sourcil et la fossette de la fenêtre ronde apparaissent nettement. — Le quart antéro-inférieur de la cloison se redresse ballonné par le Politzer ; le reste ne se modifie pas. Au premier abord, il semblait que le tympan était absent ; par l'insufflation d'air par la trompe, on démontre sa persistance et sa présence manifeste par les bulles saillantes qui se soulèvent.

L'otoscope annonce également que l'air circule, mais sans donner lieu au sifflet de perforation ; en somme le tympan réduit à une mince pellicule, s'est enfoncé et sa surface s'est infléchie ou redressée suivant les creux et les saillies du fond Sympanique. Mais l'enclume manque, et la chaîne de transmission est coupée.

A droite ; le tympan existe manifestement ; plan, mat, sec, demi-opalescent ; sans triangle lumineux ; plaque calcaire opaque dans le segment antérieur ; perforation moyenne dans le quart supéro-postérieur ; pas de sécrétion actuelle, ici par Valsalva-épreuve l'air siffle en traversant la perforation.

Le pharynx est rouge, plissé finement, gaufré, sec et les trompes sont largement perméables par Valsalva. Les deux oreilles n'offrent actuellement aucun signe d'inflammation.

Cette observation montre bien le rôle du tympan, et de l'appareil de la chaîne des osselets dans l'épreuve des pressions et
dans celle des réflexes ; quand cet appareil est détruit, l'expé-
rience est forcément négative. C'est donc cet appareil de transmission qui entre en jeu dans l'épreuve des synergies binauriculaires toutes négatives ici, car l'action d'une pression sur
l'oreille droite ne peut causer un effet synergique, puisque la
sensation initiale n'est pas possible, aucun mouvement n'ayant
lieu à gauche où l'étrier est isolé et le tympan atrophié. Quand,
ensuite on presse sur l'oreille droite, aucun mouvement n'est
transmissible puisque la chaîne des osselets est désarticulée à
gauche.

La valeur séméiologique de l'épreuve de synergie binauriculaire est sous la dépendance des états anatomo-pathologiques
de l'appareil transmetteur auriculaire.

5° OBSERVATION (résumée). — *Ancienne otite suppurée.
Caisse béante. Étrier à nu. Vertige provoqué par la pression.*

Dame, 33 ans, bien portante ; surdité extrême, date de
l'enfance ; n'entend que de l'oreille gauche. Réflexes nuls.

Or. dr. — Large perforation du tympan droit ; manche vu horizontal, atrophié, planté en pointe du côté de la paroi labyrinthique ; 2 brides roussâtres sous-tendent son apophyse externe
seul presque visible. — Tout le fond de la paroi, sec, blanc mat,
plan, ni ourlet, ni promontoire, ni vaisseau ascendant.

Or. g. — Même vaste destruction du tympan. — Vestige du
manche du marteau, dont l'apophyse est saillante en bec d'oiseau.
Les 2 brides formées par les restes du tympan sont plus larges
que du côté droit ; ici, l'on observe l'étrier visible, à nu, saillant,
sans fongosités qui le cachent ; surface plané, sèche, grisâtre
partout ailleurs. — Diapason-Vertex perçu à gauche. Montre
entendue collée à gauche.

La trompe est perméable à gauche largement ; car, si je mets
l'endotoscope en place, adapté hermétiquement à l'oreille, au
moment où le sujet fait l'effort de déglutir, le nez pincé, toute la

colonne de liquide de l'instrument est aspirée, et disparaît dans les profondeurs de l'organe presque totalement. En faisant exécuter l'épreuve de Valsalva, au contraire le liquide est chassé en l'air énergiquement. Au moyen de la poire à air adaptée à cette oreille gauche, on peut constater le reflux de l'air injecté vers le pharynx, où on l'entend siffler, tant la trompe est perméable.

III

Valeur sémélotique de l'épreuve des réflexes auriculaires.

La valeur séméiologique de l'épreuve se tire des considérations suivantes :

1° — Quand l'appareil de transmission a disparu, l'étrier restant seul, libre, il est impossible de provoquer le réflexe binauriculaire, la mise en jeu des synergies fonctionnelles est devenu impossible, l'organe étant détruit.

Les observations montrent souvent en ce cas, que les pressions centripètes exercées sur cette oreille béante accroissent l'audition du diapason-vertex loin de l'atténuer ; et le phénomène s'explique par la condensation de l'air dans la caisse pourvu que l'étrier soit encore mobile. Ces faits démontrent que c'est le mouvement même transmis à l'appareil conducteur formé du tympan et de la chaîne des osselets et de ses muscles, qui est le point de départ du circuit réflexe. Ce n'est pas une excitation du centre sensoriel acoustique ou du labyrinthe, (Obs. 1109; obs. 7012), puisque le réflexe persiste chez l'hemianesthésique.

Voici un cas de cet ordre :

6° Observation. A. 5039. — *Otites suppurées. Chute de l'enclume à gauche. Perforation à droite, épreuve des réflexes binauriculaires négatives.* 30 mai 1887.

Ce jeune homme est réformé pour cause d'otorrhée.

Les deux oreilles ont coulé depuis le jeune âge. Montre entendue à droite à 50 centimètres ;

Montre perçue à gauche à 18 centimètres.

Diapason-vertex central (la 8 de 9 centimètres).

Diapason perçu par l'air davantage à droite et plus que sur le Vertex.

Diapason-vertex central, non déplacé par l'occlusion droite ou gauche des méats auditifs externes.

A l'otoscope, par Valsalva-épreuve, souffle sec et rude du côté droit, souffle de perforation ancienne sèche actuellement. Odeur nauséabonde au même moment, par l'issue de l'air qui a traversé l'oreille moyenne. A gauche, claquement, crépitation nette, avec Valsalva.

Épreuve des pressions centripètes ; la poire à droite, le diapason posé sur le tube de caoutchouc qui la relie à l'oreille, à chaque pression, on trouve le son atténué franchement.

Si le diapason est porté sur le vertex, l'atténuation est encore et également appréciable au moment où l'on presse la poire à air.

Otoscopie. Quand on ausculte l'oreille gauche avec l'otoscope, on entend, malgré l'absence de tympan et de mouvements visibles des lambeaux qui en restent, un bruit sec, très accusé, dû au décollement des parois tubaires pendant chaque déglutition.

A droite, rien ; rien à l'otoscope, rien d'aucune façon.

Épreuve des pressions centripètes ; à gauche, dans un premier temps, au moyen d'une douce pression de la poire à air adaptée à cette oreille, la malade constate que le son de la voix, et celui du diapason posé sur le crâne augmentent d'intensité, et bien sûrement, à chaque poussée d'air bien légère. On agit certainement ainsi sur l'étrier libre ; un léger accroissement de tension labyrinthique correspond à chaque pression, et explique, je le crois, le phénomène ; mais en même temps, sans doute, l'augmentation de densité de l'air inclus s'ajoute aux autres conditions pour accroître la sensibilité acoustique de l'appareil.

Mais, si l'on presse vivement, ou trop brusquement la poire

de caoutchouc, dans cette expérience des pressions, le sujet entend aussitôt un souffle, comme du vent et se sent tout étourdi, dans un état demi-syncopal.

L'apposition d'un tampon d'ouate au contact de la paroi labyrinthique n'avait provoqué aucun trouble quelques instants auparavant, mais n'avait modifié non plus aucunement l'audition.

On voit donc, dans cette observation, la pression centripète exercée doucement par la poire à air adaptée au conduit gauche, produire un accroissement de l'audition remarquable, sans qu'il y ait possibilité de supposer qu'on agit sur autre chose que sur l'étrier libre, mais en tenant compte de la condensation de l'air intra-tympanique, condition d'une meilleure conduction du son. En pressant davantage, le vertige auriculaire apparaît signalant l'action labyrinthique indiscutable de cette épreuve.

2° — Dans les cas où l'on trouve les tympans très largement perforés et réduits, on peut observer cependant la persistance de l'acte réflexe binauriculaire, même quand les 2 tympans sont altérés, tant que la chaîne des osselets et l'étrier existent et restent mobiles.

Ce point est rendu évident si l'on constate la conservation de l'action atténuante des pressions centripètes sur l'audition du son du diapason posé au vertex. (Obs. 1002.) Il y a là un contrôle nécessaire, car tout semble désorganisé, c'est un élément de jugement excellent de la capacité fonctionnelle des deux organes.

3° — Le tympan apparaissant entier, l'épreuve des synergies binauriculaires peut donner un résultat négatif, si le tympan est raidi, immobile, solide. On s'en aperçoit assez sûrement en procédant toujours méthodiquement dans ces délicates recherches.

Procédé d'exploration de l'auteur.

La tige du diapason vibrant est d'abord appuyée sur le tube de caoutchouc qui va de l'oreille à la poire à air, hermétiquement fixé, comme pour l'épreuve des pressions centripètes.

Le sujet annonce que le son passe ; par une pression légère, brusque, sur la poire à air on presse le tympan ; on le tend, et aussitôt diminue l'intensité du son crânien, si le tympan élastique et mobile obéit bien à la pression de l'air. Or, s'il y a de la raideur tympanique, ossification, etc., l'effet est nul, et le diagnostic se pose dès lors.

Ajoutons que c'est un cas relativement rare. Le plus souvent, même quand l'épreuve des pressions ne modifie nullement l'audition du Diapason-Vertex, ce qui prouve l'immobilité pathologique de l'étrier, on sent l'atténuation franche du son de ce même diapason porté sur le tube de caoutchouc qui relie la poire à l'oreille.

Il y a là une opposition très instructive et fort intéressante à trouver ; on devra donc toujours procéder d'abord à la constatation de l'effet des pressions sur le tympan, le diapason vibrant en dehors de lui ; les modifications de tension de la cloison devant changer et interrompre la transmission du son ; on continuera l'examen en plaçant le diapason sonnant sur le vertex ; et on enregistrera là aussi l'effet des pressions transmises. En troisième lieu, viendra l'épreuve dite des synergies d'accommodation ou des réflexes binauriculaires.

La poire restant en place, le diapason sera porté en face de l'oreille opposée. Ces épreuves successives s'éclairent l'une l'autre, et seront exécutées immédiatement pour chaque oreille. Je crois à ce propos devoir insister sur la nécessité d'explorer successivement les 2 oreilles quand même par les dires du malade l'attention ne serait portée que sur une seule, grâce aussi à la gravité de la lésion de ce côté. En voici une rapide démonstration par le fait.

7ᵉ OBSERVATION. — Une dame atteinte de vertiges des plus intenses, et de surdité totale à *droite*, a subi de ce côté tous les examens et tous les traitements, sans amélioration. Or, à la première pression centripète opérée à *gauche*, il se produit un vertige immédiat (vertige expérimental); et rien de tel ne se produit à la suite de la pression à droite.

C'était à gauche qu'il fallait agir malgré la malade.

4° — Quand la chaîne des osselets, ou l'étrier sont immobilisés, l'épreuve des pressions centripètes donne un résultat négatif; et la conclusion est claire ; en pareil cas, rien d'étonnant à ce que l'épreuve synergique ou par réflexe, soit négative aussi. Rien ne se meut à droite, aucun mouvement n'est donc provoqué à gauche, c'est d'observation quotidienne. Souvent on agit encore sur l'oreille malade en agissant par pression sur la bonne.

5° — Il peut se faire que le Diapason-Vertex donne un résultat nul, D-V = O. La perception crânienne étant nulle pour le diapason, on peut se croire désarmé dans la recherche de la mobilité de l'étrier. C'est alors que l'épreuve des synergies binauriculaires ou des réflexes auriculaires est d'une grande ressource en bien des circonstances (oblitérations du méat, traumatismes, surdités nerveuses) ; car, on peut toujours y procéder, si le diapason est entendu par l'air.

En effet, il suffira que l'on puisse d'un côté entendre l'atténuation du son aérien, par l'action des pressions exercées avec la poire sur le tympan opposé, pour qu'il soit logique de conclure à la conservation des synergies fonctionnelles, du réflexe tout d'abord, puis de la mobilité des deux appareils conducteurs, aussi bien à droite qu'à gauche. Avantage signalé, quand toute exploration est impossible.

L'épreuve des réflexes supplée ainsi à celle des pressions, mise en défaut par l'absence de perception crânienne (Obs. 1008).

On comprend de quelle importance est la possession de ces divers signes pour le diagnostic des états anatomo-pathologiques des parties profondes de l'organe auditif.

Il faut remarquer que c'est de la comparaison de ces successives épreuves cliniques, que naissent l'intérêt et la sûreté de l'observation.

6° — Nous avons vu l'épreuve des synergies annihilée par la destruction de l'organe conducteur et de l'appareil d'accommodation, ou par la raideur du tympan ; d'autres lésions auriculaires peuvent également s'opposer à la transmission du réflexe de l'oreille malade (où est la poire à air) à l'oreille opposée saine.

Mais, même en de pareilles conditions, l'épreuve peut encore être utile quand on fait la pression sur l'oreille saine, le diapason vibrant au-devant de l'oreille malade. On observe souvent alors une vive exagération de l'effet d'atténuation ordinaire ; c'est une véritable extinction du son qu'on cause à chaque pression. (Obs. 1121 ; Obs. 1002).

7° — Il est possible sur le sujet sain de percevoir avec l'otoscope les variations du son du diapason-vertex imprimées à l'oreille gauche, par exemple, tandis que la poire à air agit en pressant le tympan droit ; au même moment, le sujet annonce l'atténuation identique. (Obs. 0075.)

Quand l'action est restée nulle, aucune modification n'est constatée par l'observateur, ni annoncée par le sujet. (Obs. 1031.)

De là, il découle que la tension du tympan gauche a subi une augmentation brusque au moment où le tympan droit a été tendu par la poire de caoutchouc : impossible d'expliquer autrement ce phénomène, qu'on reproduit à volonté. Cette tension n'est pas constatable par la vue ; on sait combien peu il faut agir sur une membrane mince, tendue, pour éteindre sa conductibilité, et l'amplitude de ses vibrations : mais l'oreille me semble pour une telle recherche, un juge plus sérieux ; elle sent bien une diminution du son telle qu'elle est annoncée par le patient, au moment précis où l'on comprime la poire. Je le répète, si le tympan seulement subissait la tension du côté ausculté, ce n'est pas une atténuation du son transmis par le crâne qui serait constatée, mais bien un arrêt de l'écoulement sonore et un renforcement manifeste, ainsi que je l'ai montré précédemment.

8° — Tout l'appareil, du tympan à l'étrier, subit donc l'effet et l'excitation réflexe d'accommodation ainsi provoquée.

On explore absolument l'état de mobilité des membranes et

des fenêtres auriculaires, et l'activité motrice de cet invisible appareil d'accommodation.

C'est le jeu même de l'oreille que l'épreuve des réflexes met en évidence par une stimulation indirecte et réglée, toute entière dans la main de l'opérateur. Où trouve-t-on un procédé d'investigation aussi pénétrant et aussi sûr? Il n'en est point de plus délicat.

9° — L'inspection des conduits auditifs précède d'ordinaire ces études expérimentales de la mobilité, de l'activité musculaire et de l'élasticité de l'organe. On évite ainsi une grossière cause d'erreur, la présence d'un *bouchon de cérumier*, comblant le méat, et s'opposant à l'action directe de la poire à air sur le tympan. (Obs. 1051.)

Dans le cas d'*atrésie* du conduit, rendant tout examen impossible, on tirera un parti sérieux de l'épreuve des pressions centripètes et de celle des synergies binauriculaires; le moindre tunnel permettra le passage de l'air, et l'action sur l'appareil auriculaire de ces délicates épreuves.

10° — Ainsi qu'on l'a vu, dans la surdité nerveuse, dans le cas d'hémianesthésie générale et des sens, en l'absence de toute lésion objective, la parfaite provocation du réflexe auriculaire est possible. On peut atténuer le son perçu à droite (oreille saine et entendant) en agissant sur l'oreille gauche (oreille assourdie ou absolument sourde).

Cette persistance du réflexe annonce l'intégrité absolue de l'organe.

Ceci démontre nettement l'origine nerveuse de l'affection, prouvée surabondamment dans quelques cas, par l'hémianesthésie cutanée et des autres sens. C'est un signe excellent de surdité nerveuse.

Le diapason-vertex étant perçu d'un seul côté, si en agissant du côté anesthésié on modifie la perception auditive à volonté, on déduira de là que les oreilles sont saines (appareil de transmission et de réception), ou atteintes tout au plus d'une lésion trop légère, pour expliquer une surdité aussi tranchée, aussi forte; et, par exclusion, le clinicien sera autorisé à poser le diagnostic de surdité nerveuse. Cette même opposition est très utile au diagnostic des cas complexes. Ai-je besoin de dire que d'un seul signe, on ne doit pas prudemment tirer une conclusion formelle !

PHYSIOLOGIE

ORIGINES DES RÉFLEXES BINAURICULAIRES
DÉMONSTRATION CLINIQUE D'UN CENTRE RÉFLEXE
OTO-SPINAL

La constatation si simple des mouvements de l'appareil de transmission et d'accommodation, et celle tout aussi pratique des mouvements binauriculaires associés, ont nécessairement facilité l'exploration profonde de l'oreille et l'étude des facultés d'accommodation qu'elle possède ou des altérations que la maladie leur fait subir. On a vu tout le parti que le clinicien peut en tirer pour arriver à diagnostiquer sûrement la surdité nerveuse.

En cela on s'appuie sur le diagnostic sérieux des états anatomo-pathologiques des membranes et appareils de l'organe auditif.

Si l'organe est sain et fonctionne au point de vue de la tension et de la détente, c'est-à-dire de l'accommodation, comme une oreille normale, on pense aussitôt à l'origine nerveuse du trouble observé.

Jusqu'ici, on s'est exclusivement préoccupé de la fonction acoustique et des altérations auxquelles elle est exposée.

Mais grâce à la possibilité de mettre en activité les réflexes binauriculaires à volonté, et d'en contrôler l'existence par les épreuves précédemment décrites, j'ouvre au clinicien d'autres horizons.

En effet, puisqu'il y a maintenant des réflexes auriculaires constatables, il est clair que de leur présence ou de leur absence on peut induire l'existence de lésions du système nerveux, tout au moins des parties qui constituent le foyer ou centre réflexe spécial des mouvements d'accommodation des organes de l'ouïe.

Le réflexe auriculaire devient un signe sérieux de la pathologie nerveuse.

La physiologie de l'audition fournit ainsi un tribut important à la pathologie générale et à la séméiotique.

Tout à l'heure, nous trouvions dans cette expérience des mouvements synergiquement provoqués à droite et à gauche, un moyen de diagnostic des lésions intra-auriculaires. Maintenant, dès que le réflexe manque, l'activité de l'organe et de la fonction étant assurées, cette donnée expérimentale nouvelle va être utilisée à la découverte des lésions de l'appareil nerveux.

C'est un signe nouveau d'après lequel nous dirigeons nos investigations du côté du foyer réflexe même. La perte des mouvements synergiques coïncidant avec des lésions objectives, franches, nous indiquait une lésion otique ; il en était de même de l'exagération de ces mouvements ; d'autre part leur conservation en l'absence de lésion appréciable nous a éclairés sur l'origine centrale de la surdité et des troubles de l'ouïe quand ils sont uniquement cérébraux ; mais, dès que l'on ne trouve aucune lésion, aucun trouble fonctionnel auditifs, force est bien, si ces réflexes font défaut, de penser au centre réflexe nerveux lui-même, chargé de l'association de ces mouvements synergiques des deux organes du sens de l'ouïe, et de faire de leur perte un signe de sa maladie. Le réflexe otique, de même que le réflexe pupillaire devient un signe de la pathologie nerveuse ; nous ne visions d'abord que les points de départ et d'arrivée du réflexe auriculaire, cette analyse va nous permettre d'atteindre son foyer d'origine, l'aboutissant des arcs réflexes sensitifs et moteurs, et de découvrir le centre otique réflexe.

Quel est ce centre nerveux réflexe ; où siège-t-il ? là est l'intérêt.

Je ne donnerai ici que les conclusions d'un travail complet que je termine à peine sur ce sujet.

De ce que les hémianesthésiques hystériques ont conservé le réflexe binauriculaire entier, on peut conclure que son point de départ n'est ni cérébral, ni sensoriel absolument ; qu'il ne vient pas d'une excitation du trijumeau, ni de celle du nerf acoustique même.

Ce point de départ, rappelons-le, est un mouvement provoqué par mon expérience dans les rouages de l'oreille.

C'est donc une sensation motrice ou la sensibilité éveillée ainsi dans les parties mobiles de la caisse du tympan, qui ouvre la série réflexe.

Cette cavité est innervée par le plexus tympanique qui reçoit du pneumo-gastrique, du spinal, du glosso-pharyngien et du grand sympathique. Ce dernier peut servir de lien entre les diverses parties de la caisse et les muscles moteurs de la chaîne que d'autres nerfs animent. Dans la première phrase de l'épreuve je meus le tympan et les osselets jusqu'au labyrinthe. Le trijumeau et le cerveau devant être mis hors de cause, c'est la sensation de ce déplacement, qui ouvre l'arc réflexe : sensation complexe, en partie musculaire, en partie tendineuse et articulaire, en partie muqueuse. C'est là le début de cette excitation.

Où se porte-t-elle ? à quel centre nerveux réflexe s'adresse-t-elle ? où siège le foyer réflexe, d'où part la réaction motrice d'accommodation ?

Nous savons que le cerveau doit être éliminé ; sera-ce le cervelet ? Mais ces mouvements associés bilatéralement n'ont qu'un rapport très éloigné avec la fonction d'équilibration, avec la station, enfin avec la coordination générale des mouvements du corps. Serait-ce la bulbe ? Il ne s'agit d'aucun réflexe respiratoire, circulatoire ou trophique, et exclusivement d'actes moteurs, de sensations motrices. Reste la moelle.

Comment démontrer que c'est elle qui réagit dès lors et commande l'accommodation binauriculaire synergique ?

Je me suis laissé guider dans cette recherche par les notions de physiologie de la vision ; et je me suis rappelé que le centre ou l'un des centres des mouvements de la pupille a son siège dans la moelle cervicale.

C'est de ce côté que j'ai cherché ; et c'est encore la clinique qui m'a fourni les matériaux les plus sérieux pour élucider le problème posé. Après avoir étudié les réflexes bi-auriculaires dans la plupart des maladies de la région cervicale, soit des parties molles, soit de la portion cervicale de la colonne vertébrale, soit enfin de la moelle et de ses enveloppes, j'ai constaté que ces réflexes d'accommodation faisaient défaut dans certains de ces cas pathologiques.

Or, j'en avais distrait tous les faits douteux, et surtout ceux où il existait une lésion auriculaire quelconque pouvant donner lieu à erreur au point de vue spécial du procédé de recherche employé.

J'avais, au reste, un moyen de contrôle et un guide sûr dans l'épreuve des pressions centripètes, dont le résultat positif a, dans tous les faits cités, rendu indiscutable la persistance et l'intégrité des mouvements de l'appareil transmetteur et surtout de la platine de l'étrier, à droite et à gauche ; car j'ai pris soin de faire constamment précéder l'expérience des synergies binauriculaires de celle des pressions.

Voici les faits résumés, et je les crois démonstratifs.

Je citerai tout d'abord deux cas complexes, mais chez lesquels la lésion otique ne pouvait en rien nuire à l'évolution du réflexe.

1re OBSERVATION. — Un jeune homme de 18 ans, grand, fort, bien portant, n'a jamais eu qu'une atteinte de chorée à 12 ans. Il en a conservé de rares accès de léger tic de la face, que la famille seule reconnaît encore par moments. Il est employé à la vente sur le trottoir, à la porte, dans un grand magasin de Paris. Cet hiver, rigoureux, il a fortement souffert du froid et des intempéries. Il y a trois jours, il a été pris de mal de tête, au sommet et à la nuque surtout ; puis de vertige à tomber, d'éblouissements ; et de l'incapacité de se tenir debout. Dès qu'il redresse la tête, qu'il s'assied sur son lit, la tête lui tourne, sans que sa figure s'altère ; il est coloré ; les yeux vifs ; le teint animé ; la face vultueuse et comme gonflée. La paresse des membres inférieurs est manifeste ; c'est à grand peine qu'il sort du lit ; debout, ses jambes fléchissent ; il ne peut marcher qu'en se traînant et soutenu sous les bras. Au surplus, la faiblesse musculaire est générale. A part la légère sensibilité à la nuque, que la pression n'augmente pas, nulle douleur nulle part, pas de troubles sensoriels ni intellectuels ; pas de fièvre. Un peu d'inappétence les trois premiers jours.

Au grand étonnement de la famille, je constate une rougeur intense, carminée, générale, de la muqueuse pharyngée ; peu de sécrétions ; c'est la seule lésion que je trouve, sans dysphagie, sans douleur aucune.

On s'étonne que j'explore les oreilles, comme tout à l'heure la gorge, car le malade ne se plaint point de ce côté et entend clair.

Cependant, à l'otoscope, je ne perçois rien par l'épreuve de Valsalva, et très peu au moment de la déglutition.

Des deux côtés, la *montre* est entendue à 1 mètre et davantage dans le silence de la chambre. L'audition de la parole est d'ailleurs excellente.

Le diapason-vertex donne une sensation centrale. Le même diapason est entendu plus fortement par l'air que par la perception crânienne, à droite et à gauche.

Dans l'épreuve du *diapason-tube*, c'est-à-dire le diapason posé sur le tube de caoutchouc otoscopique adapté à l'oreille du sujet, à chaque pinçage du tube, le son est abaissé, aussi bien à droite qu'à gauche.

L'expérience des *pressions centripètes* est nettement positive dans les deux organes. Mais il n'en est pas de même, à mon grand étonnement, de la recherche des *réflexes bi-auriculaires* : cette épreuve, répétée plusieurs fois, a toujours donné des résultats négatifs ; elle ne provoque ni vertige ni bourdonnement ; qu'on agisse sur la droite ou sur la gauche, aucune atténuation perçue.

L'inspection des tympans montre un fond cotonneux opaque derrière la cloison lisse, mais sans triangle lumineux. Il existe aussi une rougeur vive dans la portion sus-apophysaire, du côté gauche surtout. Ces lésions profondes sont légères, sans déformation ni rougeur du manche.

L'air passe des deux côtés, avec le Politzer, sans effort.

Sous l'influence du sulfate de quinine et de l'aconitine, en quelques jours l'état vertigineux passe; mais la faiblesse parétique des membres inférieurs a duré encore dix jours au moins. Puis, retour rapide des forces musculaires, disparition des symptômes objectifs de la gorge et des oreilles; appétit excellent, et retour à la santé en quinze jours.

Dix jours plus tard, douleurs vives dans la hanche droite et botterie; puis dans le genou; sans fièvre, les douleurs errent de jointure en jointure sans se fixer, sans s'aggraver; et, en trois semaines, la crise rhumatismale est terminée.

Je pense que l'angine légère et les fluxions otiques comme les accidents parétiques du début, étaient les premières manifestations de l'attaque de rhumatisme; au reste, la mère du malade et sa grand'mère sont depuis longtemps atteintes de douleurs des jointures et de dureté de l'ouïe.

Le deuxième fait a été observé à Cochin, dans le service de M. Dujardin-Beaumetz.

2° Observation. — 22 janvier 1880. — N° 12, salle Chauffard.

H***, parlant et comprenant mal le français, est atteint depuis quatre mois, d'arthrites cervicales, céphalalgie continuelle; raideur du cou, douleurs vives dans la nuque et la région postérieure du col, s'irradiant dans les deux bras; faiblesse des membres supérieurs, fourmillements de doigts; vertiges fréquents; bourdonnements d'oreilles; surdité très ancienne, accrue depuis l'apparition des douleurs et de la raideur cervicales. Il fait répéter les questions et les mots les plus simples, et ceux qu'il comprend le mieux. Ni atrophie ni raideur des bras; douleurs spontanées; incapacité de se vêtir; il a dû être nourri pendant un certain temps.

La montre est entendue à 3 centimètres, à droite; et la perception crânienne est nulle de ce côté, soit sur le front, soit à l'apophyse mastoïde. A gauche, la montre s'entend à 12 centimètres et assez bien collée sur la région frontale ou sur la région mastoïdienne.

Le diapason-vertex est latéralisé à gauche (l'oreille la meilleure).

Le *diapason* faiblement vibrant est à peine perçu par l'air à droite, quand il l'est très bien à gauche.

Aucun déplacement du son du diapason-vertex quand on oblitère le méat auditif droit. (*Expérience de Weber négative*).

Le *diapason-tube*, c'est-à-dire le diapason vibrant posé sur le tube otoscopique, que l'on pince en dehors du point de contact, donne une augmentation franche du son à chaque pinçage, soit à droite, soit à gauche.

L'épreuve des pressions centripètes amène une diminution nette à gauche ; mais une brusque extinction du son, sa disparition brusque, passagère à la pression de la poire à air ; sans vertige immédiat. Mais à la fin de l'observation, il est évident que le sujet, rouge, la tête chaude, se plaint de malaise, et se laisse coucher sur son lit, pour éviter l'étourdissement tardif. Les pressions donc, bien que légères et passagères, ont une action sur le labyrinthe, et le vertige est provoqué.

Épreuve des synergies binauriculaires, ou *des réflexes* ; une fois la question bien comprise du sujet, il annonce que le résultat est négatif à droite et à gauche.

Otoscopie. Rien à l'otoscope par la déglutition, ni à droite, ni à gauche. — Rien par l'épreuve de Valsalva. — Au Politzer, léger et mince sifflement à gauche, avec quelques crépitations humides ; à droite, rien de tel tout d'abord, puis au troisième coup, sifflement suivi de claquement sec.

La montre est perçue à 6 centimètres de ce côté ; aussitôt après le Politzer réussi ; pas de vertige provoqué ainsi. Audition meilleure de la parole, après cette insufflation d'air.

Inspection. Rougeur brique de la paroi osseuse, à droite et à gauche. A droite, tympan opaque, épaissi, excavé au centre en godet. Manche peu net, à portion périphérique, plus claire et opalescente ; pas de triangle, pas de mobilité. A gauche : tension extrême ; triangle long ; demi-opalescence, enfonçure extrême, peu de mobilité.

Pharynx. Actuellement, par suite de refroidissement récent, plaques d'herpès aigu sur les amygdales et douleur (otalgie gauche actuelle).

Mais aspect d'inflammation, congestion chronique, sans sécrétion ni altération de la voix ; épaississement et plissement des parois latérales en faux-piliers types ; couleur rouge générale ; hypertrophie des amygdales.

Plusieurs examens à la suite ont permis de suivre cet état de la gorge, et de constater une certaine amélioration du malade ; il peut marcher, a de l'appétit et souffre moins.

Ce cas intéressant à d'autres points de vue, montre aussi l'opposition complète entre les résultats de l'épreuve des pressions centripètes qui prouvent la mobilité des appareils et ceux que fournissent les épreuves des réflexes qui sont restées négatives. De plus ici, il existait une affection complexe, mais dont le caractère d'arthropathie cervical était indéniable.

Mais voici des faits plus nets, plus probants, parce que l'observation a duré plus longtemps, que le diagnostic a été posé d'une façon absolue : Ce sont des cas de pachyméningite cervicale, reconnus par des cliniciens, tels que le professeur Charcot, le professeur Damaschino, etc. Ils permettent d'asseoir un jugement indiscutable, et autorisent une conclusion ferme. J'en donnerai les résumés rapides, car ils sont volontiers calqués les uns sur les autres, au moins quant aux phénomènes généraux.

Je m'appesantirai davantage sur l'exploration des oreilles et sur la recherche des réflexes binauriculaires, qui touchent plus au fond même de notre étude.

3ᵉ Observation. — Le nommé C***, âgé de 10 ans, service du professeur Charcot à la Salpêtrière, salle Bouvier, est atteint de *pachyméningite cervicale* évidente, depuis plusieurs mois au moins. Elle est caractérisée par une douleur vive à la région cervicale et à la nuque, augmentant dans les mouvements ; s'irradiant dans tout le cou ; et de là sur les deux bras, surtout à gauche. Engourdissement des bras et des mains ; perte rapide des forces musculaires, plus accusée dans la main gauche, et dans la jambe du même côté ; avec légères secousses des membres inférieurs ; avec lourdeur et fourmillements agaçants. Les mains sont maladroites et les doigts lâchent les petits objets (couteaux, assiettes). Le malade peut encore se tenir debout ; il souffre moins de la tête et du cou dans cette station verticale, que couché ; il faut lui caler la tête, et la tenir haute pour qu'il souffre moins au lit. Il préfère passer la nuit dans un fauteuil pour dormir.

Les réflexes pupillaires sont constants et normaux.

L'audition de la parole est excellente. Il n'a jamais eu rien aux oreilles.

Audition de la montre. A droite, trente centimètres ; et perception crânienne parfaite sur le front et sur l'apophyse mastoïde (or. dr. = 30°).

A gauche, la montre est entendue à plus de 1 mètre, et bien sur le front et sur l'apophyse mastoïde (or. g. = 1^m).

Le diapason-vertex est central et perçu moins fort que par l'air. (D. V. | , et — que D. air.)

Le diapason perçu en face des deux méats également bien et plus fort de beaucoup que sur le sommet de la tête. (Diap. air + que D. V.).

Le diapason-vertex éteint est encore perçu par l'air à droite et à gauche. (D. V., B. 2 or.).

Le son du *diapason-vertex* perçu central, *se latéralise à volonté*, à droite ou à gauche, suivant qu'on bouche du doigt l'oreille droite ou la gauche. (D. V. | mobile «—»).

L'épreuve des pressions centripètes donne à chaque oreille une atténuation nette du son du diapason appliqué sur le sommet du crâne ; et cela *ad libitum*. (D. V. — P. B.).

Si le *diapason* est posé entre l'oreille et la poire à air *sur le tube* unissant, on constate à chaque pression que le son passe affaibli ($\frac{P}{T}$ B.) (1).

____

(1) Ceci veut dire : pression sur tympan bien, atténuation du son du diapason posé sur tube.

Il y a donc concordance entre l'effet de la pression sur le tympan et sur la platine de l'étrier ; tout l'appareil de transmission obéit à la fois.

Épreuve des synergies binauriculaires ou *des réflexes auriculaires*. Absolument nulle, négative, à droite et à gauche, de quelque côté qu'on fasse la pression centripète. (R. = O.).

Il y a donc discordance manifeste entre la mobilité évidente des deux organes et l'impossibilité d'exciter ainsi le mouvement synergique dans l'oreille opposée.

L'expérience est répétée de façon à éviter toute cause d'erreur et les réponses sont toujours identiques.

Otoscopie. Circulation de l'air plus difficile par le Valsalva ; immédiate par le Politzer. *Pharynx* et fosses nasales normaux.

4ᵉ OBSERVATION. — 1ᵉʳ décembre 1887. (*Pachyméningite cervicale*).

Mᵐᵉ T***, religieuse, âgée de 40 ans, très affaiblie, a eu successivement plusieurs bronchites sérieuses qui n'ont laissé aucune trace à l'auscultation des sommets. L'an dernier, abcès sous-cutané froid, au niveau de l'espace intercostal nᵒ 6 du côté gauche, d'origine osseuse très discutable. Six mois après, deuxième abcès, sur le côté opposé symétriquement, (7ᵉ côte), guérison rapide par les injections d'éther iodoformé. Anémie tenace ; incapacité de travail par faiblesse générale sans fièvre. Épuisement datant de séjours prolongés dans les îles et au Sénégal ; aucune affection hépatique ; inappétence habituelle.

La malade était sortie de l'infirmerie depuis plusieurs mois, et convalescente ne présentait d'autre trouble morbide qu'une faiblesse extrême due à son alimentation insuffisante malgré les toniques et stomachiques.

Tout-à-coup, sans cause, apparition de douleurs violentes à crier, au moindre mouvement de la tête et du cou. Une fois en place sur l'oreiller, la malade ne veut ni ne peut bouger la tête, ni s'asseoir, tant elle appréhende la douleur que ces mouvements réveillent ; début brusque ; plus tard, foyer douloureux principal médian, à la naissance du cou. De là, s'irradiant entre les épaules la douleur envahit les deux bras, avec cris, pleurs, gémissements et tendance syncopale tant la souffrance épuise cet organisme débilité.

Au début, la tête est raidie par peur des mouvements et penchée du côté gauche ; — aucune douleur à la pression du cou ; moins dans les mouvements de rotation de la tête, plus dans la flexion. Aucune déformation de la colonne cervicale ; pas de contracture musculaire ; immobilité du cou volontaire, qui cède quand j'exige l'exploration complète.

La douleur est paroxystique sans fièvre, mais suivie d'abattement et de sueurs profuses.

Pendant une période la douleur causée par le moindre déplacement de la tête a été horrible et les symptômes suivants se sont montrés à la suite : engourdissement des mains ; obtusion du tact ; faiblesse des deux bras et du gauche surtout ; incapacité de se redresser dans le lit, de se mouvoir sans aide, et de prendre les aliments sans le concours des infirmières. L'extension des doigts lui est très douloureuse ; mais la force des doigts diminue rapidement, avec des alternatives de plus et de moins. Amaigrissement rapide des bras, du cou et des mains très accusé. Aucune lésion pulmonaire ; vomissements faciles ; inappétence surtout lors des crises de douleurs, irrégulières, spontanées, aux mêmes points avec irradiations dans les deux bras, plus dans le gauche.

L'antipyrine calme quelque temps les douleurs ; puis les vésicatoires morphinés appliqués à la partie postérieure et inférieure du cou donnent un résultat plus complet.

Le 3ᵉ mois, après une accalmie légère, retour brusque des crises douloureuses réveillées par les mouvements. La malade se décourage et s'alimente à peine. L'insomnie causée par les crises l'épuise davantage. Plus tard, on constate que le bras droit est devenu aussi inerte et incapable que le gauche. Depuis longtemps la malade ne se lève plus.

Peu à peu, engourdissements, fourmillements, crampes légères dans les jambes ; impatiences et inquiétudes agaçantes des deux membres inférieurs. Le 13 septembre 1887, je constate la lenteur très accusée des réflexes pupillaires surtout à gauche.

J'ai pendant toute cette période douloureuse constaté la conservation de *l'audition de la parole;* celle de la montre a varié sensiblement suivant l'affaissement des forces ; mais *la montre* a toujours été perçue à droite et à gauche à 30 centimètres au moins ($M = 30^c$).

Le diapason-vertex est central (D. V. | .) Le son du diapason est entendu par l'air à droite aussi bien qu'à gauche, plus fort que sur le vertex. (D. A. + que D. V.).

Épreuve des pressions centripètes nettement positive à droite et à gauche, que le diapason soit posé sur le tube de caoutchouc ($\frac{P}{T}$B.) soit qu'il pose sur le vertex (D. V. P. B.).

Épreuve des synergies binauriculaires d'accommodation ou *des réflexes* absolument nulle, de tous côtés (R. = O.). Cette épreuve répétée plusieurs fois pendant le cours de cette longue maladie a constamment donné des résultats négatifs.

Les réflexes pupillaires ont paru s'améliorer pendant la période courte de calme relatif de la maladie.

Je n'ai pu constater aucune relation entre les variations des réflexes pupillaires et des réflexes auriculaires.

La mobilité des appareils d'accommodation et de conduction auriculaires est donc certaine dans l'une et l'autre oreille ; mais l'excitabilité des activités motrices de l'une par l'autre, l'effet des réflexes auriculaires enfin, sont nuls et perdus.

L'observation a pu être suivie pendant cinq mois ; la malade a été enlevée par une complication cardiaque, ne pouvant plus se lever, ni s'asseoir, ni se servir de ses bras, épuisée par l'insomnie et les douleurs paroxystiques.

5ᵉ Observation. — (Résumée).

H***. — Service du professeur Charcot, n° 10, salle Bouvier, à la Salpétrière. — II., 25 à 26 ans.

Pachyméningite cervicale; troisième année; atrophie des épaules, des bras ; et raideur et incapacité motrice des doigts. Le malade se tient debout ; mais ne peut en rien se servir de ses mains ; on est forcé de l'alimenter, de l'habiller et de le coucher.

L'audition est splendide ; et le sujet est très étonné de me voir examiner ses oreilles.

Au début, il n'a eu ni bourdonnements d'oreilles, ni vertiges. Depuis peu, il a des vertiges, qu'il rapporte à certains troubles passagers de la vision. Quand le vertige le prend, il se cramponne comme il peut à son lit, car il se sent tourner, et tomber ; cela n'a pas de durée et est très rare. Ni surdité à la suite, ni sifflement auriculaire au moment de ces malaises.

Malade très intelligent. — Aucune déformation de la région cervicale ; pas de douleur éveillée par la pression ni les mouvements de la tête entièrement libre.

Montre perçue à 60 centimètres à gauche ; et perception crânienne excellente sur le front et l'apophyse mastoïde (M. g. $= 60^e$ M. F. $= $ B ; MM $= $ B.).

Montre perçue à un mètre à droite, et très bien par la voie osseuse également (M. dr. $= 1$ m. B. os.).

Diapason-vertex, central. (D. V. | .).

Diapason, perçu par l'air, son égal à droite et à gauche, et des deux côtés plus intense que sur le vertex. (D. A. $= $ dr. g. $= $ D. A. $+ $ D. V.).

Diapason-vertex central *latéralisé à volonté* à droite ou à gauche, suivant que l'occlusion est opérée du côté droit ou du côté gauche (D. V. «—».).

Diapason-tube. Le diapason posé sur l'otoscope en place est entendu des deux côtés plus intense si l'on serre le tube de caoutchouc en dehors de la tige de l'instrument.

Diapason-vertex éteint perçu encore nettement et longtemps en face de l'une et de l'autre oreille. (D. V. B. A. 2.),

Épreuve des pressions centripètes. — A. Le diapason posé sur le tube entre l'oreille et la poire ; à droite comme à gauche, atténuation nette à chaque pression. ($\frac{P}{T}$ B. or. 2).

B. Le diapason posé vibrant sur le vertex ou sur le front, atténuation franche à chaque pression de la poire des deux côtés. (D. V. — P ; B. or. 2.).

Il y a donc concordance entre la mobilité du tympan et celle de la platine de l'étrier, comme cela a lieu à l'état normal.

Épreuve des synergies binauriculaires d'accommodation ou épreuve des réflexes auriculaires ; négative.

Les épreuves sont négatives pour toutes deux. Ces examens répétés, et à diverses époques, ont constamment donné des résultats identiques. (R = 0).

Les réflexes pupillaires ont toujours été intacts.

Otoscopie. Circulation de l'air ample, facile, par la déglutition, par Valsalva à volonté ; la portée de l'ouïe égale et excellente.

Il faut remarquer ici la persistance évidente des mouvements d'accommodation dans chaque organe auditif coïncidant avec la disparition des réflexes auriculaires manifestée par la perte de la faculté d'agir d'une oreille sur l'autre par les pressions centripètes.

6ᵉ Observation. — *Pachyméningite cervicale.*

Mᵐᵉ D***, Salpêtrière, service de M. le professeur Charcot, âgée de 35 ans.

Début de la maladie il y a quatre ans et six mois. Raideur et griffes des deux mains ; incapacité de s'en servir ; raideur des deux bras ; elle se lève et marche. Jamais de vertige, ni de bourdonnements d'oreilles. Cependant l'oreille gauche est moins bonne que la droite. *L'audition de la montre* donne à gauche une portée de vingt centimètres (M. g. 20ᶜ).

La *perception crânienne* est bonne sur le front et sur l'apophyse mastoïde. A droite, la montre a une portée de cinquante centimètres ; perception crânienne bonne sur le front et l'apophysemastoïde. (M. dr. + 50ᶜ).

Le diapason-vertex est rapporté à l'oreille droite (D. V. + dr.).

Le diapason est davantage perçu par l'air que par le vertex à droite et à gauche. (D. A.+ D. V. or. 2).

Diapason-tube : épreuve négative des deux côtés ; le son n'est ni atténué, ni augmenté par le pinçage du tube.

Épreuve des pressions et des réflexes. Que le diapason soit posé sur le *tube,* soit sur le *vertex,* soit en face de *l'oreille opposée,* la pression exercée au moyen de la poire à air cause une franche atténuation de la sensation perçue.

Cette malade se prête mal à l'exploration tout d'abord, et

mieux une fois rassurée.($\frac{P}{T}$ B. or. 2; DV. P = B. 2 or; R =B. or. 2)

La concordance est entière ici entre les signes de la mobilité des appareils transmetteurs et le développement de leur excitabilité bilatérale, c'est-à-dire en agissant par une oreille sur l'autre.

Trompes peu perméables; silence complet à l'auscultation otoscopique, soit pendant la déglutition, soit par Valsalva-épreuve.

La malade a conservé pleinement ses réflexes pupillaires.

En somme, lésions otiques légères, mobilité de la chaîne et de l'étrier, et réflexes conservés.

On voit d'après ce cas typique que toutes les combinaisons symptomatiques sont possibles ; et il y a lieu d'en tirer cette conclusion, qu'il existe des lésions medullaires en dehors du foyer réflexe oto-spinal.

7ᵉ Observation. — Mˡˡᵉ G***, Salpétrière ; service de M. le Dʳ Charcot; examinée déjà chez M. le Pʳ Damaschino, à Laennec, âgée de 25 ans.

Atteinte depuis huit ans de *pachyméningite cervicale* ; atrophie et raideur des deux bras ; incapacité de se vêtir et difficulté pour manger, se coiffer, etc.

Incurvation énorme de la région dorsale supérieure ; gibbosité datant de l'enfance, et de nature rachitique. Santé générale et intelligence excellentes ; elle marche bien.

Audition très bonne ; elle n'a jamais rien eu aux oreilles, entend la parole basse à une grande distance (11 à 12 mètres).

La montre est perçue sur le crâne, au vertex, et sur le front et sur l'apophyse mastoïde ; à droite, portée égale à 35 centimètres ; à gauche, à 35 centimètres.

Diapason-vertex central.

Diapason-vertex éteint perçu à droite et à gauche (D. V. + A. B. or. 2).

Diapason par l'air, plus fortement perçu à droite qu'à gauche (D. A. = B. à dr.).

Épreuve des pressions centripètes également positive à droite et à gauche que le diapason posé sur le tube entre l'oreille et la poire à air, soit sur le vertex. ($\frac{P}{T}$ B. or. 2, et D. V. — P. B. 2 or.).

Épreuve des synergies ou des réflexes binauriculaires, excellent résultat des deux côtés. (R = B. or. 2).

Par conséquent, concordance complète, état normal, pas de lésions ; mobilité des appareils transmetteurs et intégrité des réflexes physiologiques.

Les pupilles ont aussi conservé leurs mouvements réflexes en entier.

En résumé, sur 7 cas d'affections de la moelle cervicale, dont 5 cas nettement reconnus pour des pachyméningites cervicales, 5 fois les réflexes auriculaires ont fait défaut.

Parmi ces cas quelques-uns sont surtout démonstratifs, car aucune lésion otique, aucun trouble de l'ouïe n'ont pu être observés, et la conclusion est ainsi précise.

Il existe donc une relation étroite entre la maladie de la moelle cervicale et la disparition constatée des réflexes de l'accommodation binauriculaire, (5 fois sur 7). On peut admettre, en l'absence de lésion des appareils organiques auriculaires, que la perte des réflexes est due à la lésion médullaire.

Ces faits suffisent à établir, je pense, que le centre ou foyer des réflexes de cette synergie binauriculaire physiologique est situé dans la moelle cervicale ; la conséquence est logique.

Nous voici donc arrivés par l'étude des faits cliniques observés dans le service du Pr Charcot à démontrer l'existence des réflexes auriculaires, à les classer dans les réflexes médullaires, enfin à limiter dans la moelle cervicale le siège du centre réflexe oto-spinal.

Explication des signes :

D. V. — Diapason-vertex (Épreuve du).

D. A. — Diapason entendu par l'air.

D̶.̶ V̶.̶ — D. V. barré, veut dire diapason-vertex éteint, c'est-à-dire ayant cessé d'être perçu.

M. — Audition de la montre.

R. — Réflexes binauriculaires.

M. F. — Montre sur le front.

M. M. — Montre sur l'apophyse mastoïde.

M. M. = B. — Veut dire que la montre sur l'apophyse mastoïde est bien entendue; ainsi de M. F. = B., etc.

D. V. I. — Diapason-vertex perçu central, c'est-à-dire ni droit, ni gauche.

D. A. = dr. et g. — Veut dire, que le diapason par l'air est également perçu à droite et à gauche.

D. A. + D. V. — Veut dire que le diapason est entendu plus fort par l'air que sur le crâne.

D. V. <> veut dire que le son du diapason transmis par le vertex se déplace à volonté à droite ▷ ou à gauche ◁ par un segment <>, en oblitérant soit l'oreille droite, soit l'oreille gauche.

Quand il se latéralise d'un seul côté on écrit D. V. ▷, si c'est à droite ou D. V. ◁ si c'est à gauche.

D. V. B. or. 2 veut dire que le diapason vertex éteint est perçu des deux oreilles. S'il ne l'est que d'une on met : D. V. B. or. dr. ou g.

Dans l'épreuve des pressions centripètes :

1" temps le diapason est posé sur le tube, entre l'oreille et la poire à air, on écrit ($\frac{P}{T}$ B. or. 2) ce qui veut dire: pression sur tympan, belle atténuation du son, des deux côtés.

2' D. V. — P. — Veut dire pression centripète, le diapason posé au vertex.

3' R. — B. or. 2. — Veut dire que les réflexes d'accommodation binauriculaire sont normaux, bons, des deux côtés.

Dans cette recherche on commence par étudier l'effet de la pression de la poire de Politzer.

1° Sur le tympan $\frac{P}{T}$;

2' Sur l'étrier D. V. — P.

3° Sur l'oreille opposée, c'est-à-dire par le réflexe. — R.

AUDITION MODIFIÉE PENDANT LA CONTRACTION
DES MASTICATEURS (1)

En continuant mes études de séméiotique auriculaire basées sur la physiologie et l'expérience, j'ai fait sur l'*inervation du muscle interne du marteau*, les recherches suivantes :

EXPÉRIENCE. — Un diapason normal de moyen volume (9 cent. de long) est mis en vibration par choc, et l'on en applique la tige sur les os propres du nez qui sont, comme on sait, excellents conducteurs du son aux oreilles. Si pendant que ce diapason vibre et que le son en est vivement perçu, on fait contracter fortement les muscles qui serrent les mâchoires, on s'aperçoit qu'aussitôt le son baisse et disparaît pendant quelques instants, pour renaître dès que l'effort a cessé.

L'expérience donne des résultats identiques si l'on applique le diapason sur la bosse frontale, ou bien si on se sert comme conducteur du tube de caoutchouc placé à l'oreille et armé du diapason à son bout libre.

Comment est produit le silence ? Comment a lieu l'extinction du son ? Par la tension du tympan. L'agent physiologique de la tension du tympan est le muscle du marteau ; ce muscle entre donc en contraction au moment où les muscles masticateurs se contractent.

A quoi tient cette contraction synergique ? Lucæ a bien observé que les contractions des muscles orbiculaires agissaient sur l'ouïe; et il expliquait cela par l'action réveillée du muscle de l'étrier innervé par le facial comme les premiers. J'ai démontré que les oscillations du manomètre, que cet auteur donnait

(1) Extrait du Bulletin de la Société de biologie (octobre 1882).

comme preuve de cette action du stapédius, étaient dues à la contraction des peauciers auriculaires ; les tracés qui naissent de leurs contractions cessent de se montrer dès que l'on immobilise le pavillon et qu'on paralyse l'action des muscles auriculaires ; le bourdonnement remarquable qui l'accompagne cesse tout à la fois. Si les contractions synergiques sont évidentes, l'action du stapédius doit être rejetée.

Fick, d'après M. Duval (*Article Ouïe, Dictionnaire de Médecine et Chirurgie*), aurait démontré que sous l'influence des contractions des muscles masticateurs, le muscle interne du marteau entre en action. J'ignore les expériences par lesquelles cet auteur appuie sa conclusion. Mais, si l'on s'en tient aux données de celles que je viens de décrire, on est conduit à admettre que cette contraction synergique du tenseur existe, et que c'est à elle qu'il faut rapporter l'interruption du courant sonore pendant la mastication énergique. On connaît, au reste, les rapports intimes qui unissent la branche motrice du trijumeau au ganglion otique d'où naît le rameau nerveux qui anime le tenseur tympanique, ainsi que Politzer l'a expérimentalement démontré.

On conçoit que l'excitation du nerf d'origine s'étende à tout l'ensemble des muscles qu'il commande, et qu'ainsi l'oreille et l'audition subissent l'effet des contractions énergiques des muscles masticateurs.

On trouverait là l'explication de certains faits communs en clinique auriculaire, tels que l'augmentation de la surdité et du bourdonnement et la production du vertige de Ménière, au moment des repas, sous l'influence des efforts de la mastication et de la déglutition associées.

Comme corollaire indispensable, j'ajoute à ma communication une partie de la discussion à laquelle elle a donné lieu de la part du Dr Mathias Duval :

« Quand bien même, dit l'excellent professeur de physiologie, des expériences d'une valeur incontestable viendraient prouver que le muscle du marteau est innervé par le nerf masticateur, le physiologiste serait toujours tenté de rester indécis..........,,, or, c'est ici qu'on peut, ce me semble, faire intervenir des considérations d'embryologie et de physiologie philosophique, lesquelles rendent évidente *à priori*, cette double source d'innervation différente des deux appareils tympano-moteurs.

« L'embryologie et l'anatomie comparée nous montrent que le marteau n'est autre chose que l'extrémité postérieure du cartilage de Meckel, c'est-à-dire de la mâchoire ; que, semblablement, le muscle interne du marteau n'est qu'un *fragment des masses musculaires* de l'arc maxillaire. Il est donc tout à fait vraisemblable que ce muscle doit tirer son innervation de la racine motrice du trijumeau, comme tous les autres muscles de cet arc, comme les ptérygoïdiens, et spécialement le ptérygoïdien externe, dont semble s'être détaché le muscle interne.

« Quant au muscle de l'étrier, il appartient, comme l'osselet correspondant, au premier arc hyoïdien ; il est détaché de la série des muscles styliens, et doit, comme eux être innervé par le facial. »

Comme le montre si bien le professeur M. Duval, l'étude des organes embryonnaires élucide l'anatomie et la physiologie des organes, et donne un *appui sérieux* à notre théorie de l'innervation du muscle interne du marteau.

CLINIQUE

I

Otites suppurées
à la suite du tamponnement postérieur des fosses nasales
dans l'épistaxis (1).

A l'état physiologique, la circulation de l'air par les trompes dans les caisses tympaniques a lieu au moment de chaque déglutition. Les contractions simultanées des quatre péristaphylins et des faisceaux salpingiens les constricteurs du pharynx, relèvent le pavillon tubaire, le redressent, ouvrent l'orifice, et écartent les deux parois du conduit ; l'air pénètre alors et rétablit l'équilibre des pressions sur les deux faces du tympan.

Mais ce courant expansif vers les oreilles moyennes a été précédé d'un appel inverse, d'une sorte de légère aspiration au moment même où les deux parois accolées de la trompe se sont écartées ; le manomètre placé au méat auditif externe indique une oscillation négative à cet instant.

Des liquides versés dans le conduit auditif externe, si le tympan est perforé et la trompe libre, tombent rapidement dans la gorge au moment de la déglutition.

Si le nez est bouché, à ce moment, l'aspiration de l'air des caisses sera plus énergique et plus brutale, et l'enfoncement de la cloison sera beaucoup plus prononcé. Mais l'état morbide modifie ces phénomènes sériaires. Aussi, il est commun de voir

(1) Société de biologie (18 mars 1882).

s'écouler goutte par goutte dans les arrière-narines et disparaître sans déglutition, le liquide que l'on verse dans un conduit de l'oreille qui a été longtemps le siège d'une otorrhée.

C'est ainsi que, dans l'épistaxis, le liquide sanguin a pu se faire jour par le méat, et simuler une hémorrhagie auriculaire, dans un cas de ma pratique infantile. L'oreille tuberculeuse, perforée, avait pu, par suite du décubitus, être traversée d'outre en outre par le sang qui avait coulé par cette voie plus abondamment que par le nez.

La perméabilité de la trompe, passagère comme l'acte de la déglutition sur l'oreille normale, peut, en effet, devenir permanente par des lésions.

Certains sujets ne peuvent prendre un coryza un peu intense sans que l'oreille souffre de douloureuses secousses pendant l'acte de se moucher ; une légère tension congestive des parois tubaires permet leur facile écartement, et le passage de l'air a lieu par surprise, pour ainsi dire.

J'ai vu plusieurs cas d'épistaxis où ni le décubitus, ni aucune altération antécédente des trompes n'autorisaient la pénétration du sang dans la caisse et où cependant celui-ci avait rempli l'oreille, et fut expulsé par une incision du tympan, ou aspiré par la trompe au moyen du cathéter.

Sans doute, le point de départ, le siège de l'hémorrhagie influe particulièrement sur cette irruption vers l'organe auditif de dedans en dehors. Quelques-uns des faits d'otorrhée que j'ai observés ont rapport à des femmes atteintes de troubles congestifs aigus de la tête et de la face, dans les périodes critiques de la ménopause.

Nous voici en présence d'une épistaxis continue, qui a résisté à tous les moyens connus de traitement ; le sujet pâlit, avale du sang, le vomit ; le danger est évident, et beaucoup plus pressant si l'état général du sujet est mauvais ; ou si cette épistaxis est due à une altération du sang sous l'influence de maladies diathésiques ou autres. On a, dès l'abord, placé le tampon antérieur, mais le sang coule par la gorge, et les mouvements incessants de déglutition indiquent combien l'hémorrhagie est abondante.

L'indication d'appliquer le tamponnement à l'orifice postérieur des fosses nasales devient nette et impérieuse; elle est classique.

Je ne rappellerai pas comment on y procède.

Voici le tampon en place : quels sont ses rapports ? Vous les avez tous appris sur le squelette ; mais sur le vivant cela diffère ; en effet, si la cloison et la base du crâne sont exclusivement osseuses et immobiles, il n'en est plus de même des deux autres côtés du cadre qui forme l'orifice postérieur des fosses nasales. En dehors, le pavillon tubaire fait saillie et c'est bien sur le bourrelet du pavillon lui-même que le tampon de charpie appuie énergiquement, effaçant la lumièr du conduit et s'opposant à sa dilatation facile ; en bas, n'est-ce as sur le voile du palais lui-même, que le tampon presse, plu i moins, suivant la traction opérée et suivant son volume.

Or, qu'est-ce que le voile en ce point ? c'est l'expansion et l'attache inférieure des deux muscles tubaires par excellence, les péristaphylins interne et externe.

Que va-t-il résulter forcément de cette irritation du tampon sur ces deux muscles ? des spasmes et des contractions douloureuses.

Ces actions musculaires réflexes s'ajoutent à l'effort inévitable des mouvements incessants de déglutition ; et la trompe finit par s'ouvrir ; elle subit des tiraillements constants, des froissements et des pressions à chaque mouvement.

Et tout cela se passe dans quelles conditions ? En présence du sang épanché, remplissant de ses caillots diffluents la cavité nasale *close*.

Tout va bien le premier jour et même au-delà : cependant, peu à peu le sang épanché fermente ; et une odeur de plus en plus désagréable gêne le malade et ceux qui l'assistent. Si l'on laisse, l'été, un tampon trois à quatre jours, c'est un liquide putride, atrocement infecte, qui s'écoule au moment où l'on enlève l'appareil. C'est dans cette boue putride que baigne l'orifice tubaire, et c'est à cela que les contractions spasmodiques des dilatateurs de la trompe ouvrent la porte de l'organe de l'ouïe.

Vous comprenez dores et déjà ce qui s'ensuit ; une otite moyenne formidable s'empare de l'organe ; et souvent des deux à la fois, car il y a souvent nécessité de placer un tampon à droite et à gauche.

J'ai montré la genèse de cette complication auriculaire ; maintenant, voici les faits :

Et d'abord je ne suis pas le premier à crier alarme. Le docteur Créquy, il y a déjà longtemps, a publié un fait démontrant que le tamponnement de l'orifice postérieur des fosses nasales peut être suivi d'accidents à l'oreille (voir l'article *Epistaxis. Dictionn. de médecine et chirurgie*).

Pour ma part, j'ai eu l'occasion de voir à l'hôpital, il y a plus de dix ans, une malade âgée qui tomba dans le coma et mourut le douzième jour d'une épistaxis extrêmement abondante arrêtée par un double tamponnement qui fut suivi d'otorrhée d'un côté seulement.

Voici un fait tout nouveau que je donne *in extenso*, et qui est tout à fait à l'appui du jugement sévère que l'on doit, à mon sens, porter contre l'emploi de cette méthode d'hémostase.

OBSERVATION. — 1er *février*. — X***, homme âgé de 58 ans, cordonnier, pâle, anémié, grand et bien bâti, a une santé habituelle excellente ; il a une vie sédentaire, fait quelques excès et fume beaucoup ; il y a deux ans, il a eu une première épistaxis.

Depuis quelques semaines il a été très affecté d'une maladie grave de son fils et a passé des nuits ; il a fatigué moralement et physiquement. Sous cette influence dépressive, il a été pris, il y a trois semaines environ, d'une épistaxis d'une abondance et d'une ténacité extrêmes.

Pendant huit jours, on lutta sans succès contre les retours de cette hémorrhagie, sans arrêt. Le malade pâlissait et avait déjà des lipothymies, le médecin fut conduit à pratiquer le tamponnement méthodique de l'orifice postérieur des deux fosses nasales. — Le malade fut perdu de vue ; il alla à l'hôpital où, le huitième jour, il se fit enlever l'appareil, et les détritus d'une putridité horrible, qui remplissaient les cavités nasales.

Pendant toute la période du tamponnement, le malade indique qu'il a eu des bourdonnements constants, semblables au roulement de grosses voitures, bruits qu'il qualifie d'extraordinaires dans les deux oreilles.

Le cinquième jour, douleur atroce dans l'oreille droite, dans la mâchoire et aux tempes ; douleur vive à chaque déglutition.

En même temps, le sujet ressent des sonneries, des coups de marteau, des battements dans cette oreille droite. Il n'éprouve depuis lors aucune douleur en se mouchant, et n'a pas de coryza.

Il est sourd totalement et n'entend les questions que criées sous le nez ; or, il n'avait jamais rien eu du côté de l'audition jusqu'alors. — L'oreille gauche, qui a été moins douloureuse que la droite, coule depuis la veille ; et un sifflement de perforation indique que toute l'oreille a été traversée par le processus inflammatoire de ce côté.

A droite, atrésie légère de la portion osseuse du méat ; tympan méconnaissable, gris sale, déformé, gondolé, sans triangle, ni manche visibles. — Une gouttelette miroitante est animée de pulsations (huile introduite dans l'oreille), mais il n'y a pas de pus, et la douleur persiste atroce de ce côté.

Je fais une ponction immédiate du tympan ; aussitôt le pus sort abondamment avec du sang, et le sujet annonce un soulagement immédiat ; et le sifflement de perforation est produit. La montre qu'on avait cessé de percevoir, soit collée au méat, soit sur les os du crâne, devient perceptible à quelques centimètres ; les réponses sont plus faciles aussi. En cinq jours, une grande amélioration se prononce ; le sommeil est revenu et l'appétit. Les oreilles sifflent toujours quand le malade exécute l'effort de se moucher fort, le nez pincé. Le pus reste fétide pendant quelque temps (lotions et bains d'eau phéniquée au 100').

Le 12ᵉ jour de l'opération, le bourdonnement est moindre et la santé est revenue, mais l'ouïe reste dure surtout à l'oreille gauche qui suppure davantage.

Le 16ᵉ jour, le diapason est bien senti par la voie crânienne et la montre entendue à 4 centimètres ; les douleurs ont disparu ; il y a toujours, par Valsalva-épreuve, issue du pus et sifflement de perforation, mais l'écoulement est bien diminué et devient plus séreux. Le sujet n'est pas reparu.

En présence de pareilles suites, le tamponnement est jugé et condamné, je crois. On connaît divers moyens pour le remplacer, qui sont plus doux et beaucoup mieux supportés par les malades et par les oreilles.

C'est ainsi que fut employé avec succès et sans complication auriculaire le tamponnement exécuté au moyen du ballon de caoutchouc, plus facile à introduire et bien mieux toléré, et c'est évidemment à cet instrument qu'il faudrait recourir de préférence dans une grande ville (à la campagne il pourrait faire défaut) au cas d'une indication bien impérieuse de tamponnement.

Cependant, je ne puis avoir montré le danger, critiqué le procédé et produit les preuves démonstratives, sans fournir le moyen de suppléer à ce dangereux tamponnement que l'urgence peut forcer le praticien de campagne à employer encore ; or, ce moyen curatif existe. Le voici :

C'est une seringue de Pravaz pleine de solution d'ergotine Yvon, dont 1 centimètre cube équivaut à 1 gramme d'ergot. J'ai eu dernièrement l'occasion d'en tirer parti ; et le succès a été aussi rapide que complet.

Il s'agit encore d'une épistaxis. — Un jeune garçon de 14 ans, pris de rhumatisme avec endocardite pour la deuxième fois, se met une nuit à vomir 2 à 3 cuvettes de sang rutilant mais non mousseux, ni spumeux. Quelques gouttes seulement de sang sortaient par le nez avec les efforts de vomissement.

Les mouvements incessants de déglutition indiquent que le sang coule malgré la glace, malgré le perchlorure injecté, et le tamponnement antérieur des fosses nasales. J'injecte à la cuisse droite, lentement et profondément, la seringue entière d'ergotine.

En quelques minutes, la face pâlit, la chaleur fébrile tombe, les mouvements de déglutition cessent, et l'hémorrhagie est arrêtée sûrement.

Quand le médecin possède un pareil moyen hémostatique, il n'a que faire du barbare tamponnement des orifices postérieurs des fosses nasales ; et c'est vraiment la méthode de choix pour le cas d'épistaxis surtout, si l'on a présentes à l'esprit les complications auriculaires observées à la suite du tamponnement postérieur.

II

Épistaxis grave. — Tamponnement postérieur.
Otites suppurées bilatérales (1).

Chomel a écrit que l'épistaxis est le plus souvent une manifestation de la diathèse rhumatismale. Cette notion de diathèse prédominante a une grande valeur pour juger de l'opportunité de l'intervention médicale dans un cas donné d'hémorrhagie, de fluxion locale. Et c'est ainsi que s'expliquent les divergences d'opinions quand il s'agit du traitement de l'épistaxis. Beaucoup conseillent de les ménager parce qu'il en est de salutaires, et parce qu'on a cru observer des résultats funestes après l'intervention thérapeutique. C'est tantôt l'apoplexie cérébrale suivie de mort (Sorre, Cazalis, J. Franck, Watson (2), etc.), tantôt la ménorrhagie, tantôt l'hémorrhagie d'un autre organe qui viennent remplacer l'épistaxis supprimée. Cependant, ces dernières terminaisons sont plus rares et assurément moins dignes d'attention que l'hémorrhagie cérébrale consécutive. En définitive, ce sont les complications cérébrales à la suite de l'arrêt de l'épistaxis qui ont surtout frappé les auteurs.

Il y a quelques années déjà, j'ai lu à la Société de Médecine pratique un travail sur les complications graves observées du côté des organes de l'ouïe et du cerveau, consécutivement au traitement de l'épistaxis par le tamponnement postérieur.

Ce travail était basé sur trois faits bien observés et suivis, qui me parurent démonstratifs.

J'y avais ajouté une note sur une malade âgée, atteinte d'épis-

(1) Extrait du Bulletin de la Société d'otologie et de laryngologie *(tome IV, 1887)*.

(2) *Dict. Méd. et Chirurgie*, art. *Épistaxis*, 1870, t. LXIII, p. 652.

taxis et soignée par le tamponnement postérieur, laquelle mourut le huitième jour dans le coma (1).

On avait mis cette terminaison, imprévue à coup sûr, sur le compte d'une apoplexie cérébrale qu'expliquaient l'âge de la malade et l'arrêt de l'hémorrhagie.

C'est en effet ainsi que la plupart des auteurs qui ont traité de ce sujet se rendent compte de la mort du malade.

Pour accuser *l'arrêt de l'épistaxis*, il faut ignorer dans quelles conditions le médecin est appelé à intervenir ; c'est le plus souvent dans le cas où, par sa durée, son abondance ou ses récidives, l'hémorrhagie nasale semble devenir un danger sérieux qu'on est amené à l'arrêter et à pratiquer le tamponnement postérieur surtout. Or, dans toute hémorrhagie, il est clair que la crainte d'une répercussion ou d'une suppléance diminue et s'éloigne progressivement en proportion de la quantité de sang perdue. Si donc, en pareille occurrence, une complication cérébrale survient, on sera plus près de la vérité en n'admettant pas comme explication une hémorrhagie du cerveau supplémentaire ou complémentaire de l'épistaxis supprimée.

La pathogénie semble être tout autre pour un certain nombre de faits. En effet, les observations de Créquy et les miennes montrent l'intervention d'un autre élément pathologique, *l'otite suppurée consécutive au tamponnement.*

Certes, les graves complications cérébrales sont peu fréquentes dans l'otite suraiguë suppurée ; mais on remarque que la mort par le cerveau à la suite du tamponnement de l'épistaxis est aussi peu commune.

Le fait capital est la production rapide des suppurations de l'oreille moyenne avec tout le cortège de douleur, de fièvre, de troubles auditifs, etc., d'une aussi grave lésion bilatérale.

La relation de cause à effet, le rôle nuisible du tamponnement, ont été déjà expliqués et apparaissent nettement à l'esprit : le sang retenu dans les fosses nasales se décompose ; il pénètre par la déglutition dans les cavités tympaniques où il produit une inflammation septique à suppuration inévitable et foudroyante.

(3) *Tribune médicale*, avril 1882, et *Journal de médecine*, Paris, 1882.

Il se fait là une sorte de traumatisme avec persistance du corps étranger dans la caisse. Le tampon lui-même, s'il est trop serré ou trop volumineux, irrite la muqueuse déjà fluxionnée et augmente les causes d'otites.

On a d'abord accusé le trop long séjour du tampon, et le professeur Tillaux, qui note les accidents du côté de l'oreille annoncés par les auteurs (1), les explique par les rapports du pavillon tubaire et de l'orifice postérieur des fosses nasales. Il décrit avec soin la manière dont le tampon doit être fait, le volume qu'il ne doit pas dépasser pour ne point devenir blessant. Tillaux veut qu'il ait deux centimètres et demi au plus de hauteur, et une largeur moitié moindre, et qu'on lui donne la forme rectangulaire de l'orifice nasal qu'il est destiné à combler. Avec de semblables dispositions cet auteur pense éviter toute irritation de la muqueuse nasale et de la trompe, et cependant assurer l'hémostase.

Quant à la conduite à tenir après le pansement, voici les propres paroles du maître : « Voici comment je conseille d'agir les jours suivants : après quarante-huit heures, retirez le tampon antérieur, nettoyez la narine, lavez au besoin les fosses nasales avec de l'eau phéniquée, et *laissez en place le tampon postérieur*. Le lendemain (c'est-à-dire le quatrième jour) s'il ne s'est pas écoulé de sang, enlevez le tampon postérieur. » (Tillaux, *Traité de chirurgie clinique*, p. 242 et s.)

D'après Tillaux donc on éviterait ainsi toute complication auriculaire. L'observation qu'on va lire prouve au contraire que les accidents bi-auriculaires les plus graves peuvent survenir, bien que le tampon postérieur ait été enlevé au bout de *quarante-huit heures ;* c'est pourquoi j'ai tenu à le présenter à la Société d'otologie ; c'est le point de thérapeutique qu'il importe d'éclairer en effet.—Doit-on garder l'usage du tampon postérieur? Est-ce le tampon, sa forme, son volume, qui doivent être incriminés ? N'est-ce *pas plutôt la putréfaction du sang au contact de*

(1) Tillaux, *Chirurgie clinique*, p. 242.

*l'air, et la pénétration dans les caisses tympaniques du liquide
septique qui causent tout le mal,* puisque un tamponnement enlevé après quarante-huit heures seulement a pu être suivi de
deux otites suppurées graves ?

Ces réflexions déduites de l'ensemble des faits déjà publiés,
trouvent encore leur confirmation dans le cas suivant que je dois
à notre distingué confrère, le Dr Buzot, et que j'ai récemment
observé.

Observation. — *Épistaxis grave. Tamponnement des fosses nasales, — deux otites suppurées ; le tampon postérieur laissé
quarante-huit heures.*

H‴, âgé de cinquante-cinq ans, est pris d'épistaxis, à la suite d'émotions (mort subite de sa dame). En trois jours, la quantité de sang
versé a pu être estimée par le Dr Buzot à plusieurs litres ; le malade
est pâle, en demi-syncope ; l'urgence du tamponnement complet est
évidente, et M. Buzot l'applique d'après les règles connues, au moyen
d'une sonde de Belloc (10 mai).

Le 13, l'hémorrhagie n'ayant pas continué, on enlève le tampon antérieur, puis le postérieur.

Le 16, 5 jours après l'application du tampon, 3 jours après son en-
lèvement, l'opéré sent ses deux oreilles bouillonner, comme il l'a senti
déjà au moment de l'application du tampon. Il s'aperçoit qu'il devient
sourd ; il n'entend plus ses oiseaux, ni la sonnette de sa loge. Un bruit
de machine à vapeur : *phu ! phu ! phu !* violent l'assourdit, le rend à
moitié fou et hébété ; ce bruit est bien dans ses oreilles et non dans la
tête. Céphalalgie violente, insomnie. Après une nuit de fièvre, de douleurs atroces et de bruits étourdissants, *les deux oreilles se mettent à
couler extrêmement abondamment ;* du pus jaunâtre, non mêlé de
sang, s'écoule, et le soulagement succède à la crise (18 mai).

Le 26, l'exploration montre les deux méats remplis de pus épais ;
le nettoyage fait, le fond du conduit est rétréci, la cloison indistincte ;
dans le sinus prétympanique, le pus gargouille sous l'influence
de l'épreuve de Valsalva et par le Politzer, qui chasse un flot de pus ;
les deux tympans sont également perforés, mais dans le 1/4 postéro-
supérieur. A ce niveau, la paroi supérieure du conduit est soulevée par
le gonflement de la peau et du périoste.

Le sujet répond à la voix, et bien mieux après le pansement à sec et
après la douche d'air détersive.

Le diapason-Vertex est perçu au sommet et s'entend mieux là que par la voie aérienne ; le diapason est mieux perçu à droite qu'à gauche.

Les injections d'eau tiède boriquée, et plus tard d'une solution d'azotate d'argent au 1000° et les bains prolongés des mêmes liqueurs, pendant lesquels le sujet exécute plusieurs fois le Politzer, ont peu à peu tari la secrétion et amené la guérison (10 juin).

On voit à la rapidité de la marche du processus vers la suppuration, et à la bilatéralité des lésions, qu'il s'agit d'une inflammation d'une gravité exceptionnelle, que rien n'explique mieux que l'irritation du liquide putride épanché dans les deux caisses tympaniques, sous l'influence d'un *tamponnement de quarante-huit heures* seulement.

Il paraît légitime de conclure de ce fait, que le tampon n'agit pas alors principalement par l'irritation de contact, mais qu'il agit en retenant et emmagasinant dans les cavités nasales des liquides putrides, dont la pénétration inévitable par les trompes cause ces suppurations auriculaires formidables.

C'est le procédé du tamponnement qui est dangereux pour les organes auditifs, quelle que soit l'habileté de l'opérateur, et quelque court que soit le temps pendant lequel le pansement a été maintenu.

TROIS CAS D'OTITE HÉMORRHAGIQUE

Ire OBSERVATION (1). — *Léger mal de gorge; épistaxis ; otorrhagie ; érysipèle du pavillon et de la face ; abcès pré-mastoïdien du côté de l'otorrhagie.*

Marie P***, âgée de treize ans et demi, bien développée et de bonne santé habituelle, a été réglée pour la première fois le 25 mars 1880 ; l'écoulement menstruel a duré trois jours.

Le 28 avril (un mois après) l'enfant se plaint de légères douleurs dans la gorge, pendant trois jours environ.

Le 2 mai, écoulement sanguin peu abondant par le conduit auditif gauche, sans grande douleur, et avec fièvre légère, peau halitueuse, peu de céphalalgie. A l'examen de l'oreille gauche on ne constate aucune plaie ou écorchure ; pas de pus; mais quelques gouttelettes de sang rouge, et la présence de quelques petits caillots sur la paroi du conduit. Le pavillon cependant est le siège d'un gonflement rouge, chaud, douloureux à la pression, avec déformation caractéristique. Il y a là un érysipèle.

Les jours suivants l'érysipèle envahit la joue, le nez, et toute la moitié de la face est prise le 4 mai.

A plusieurs reprises, épistaxis abondantes, et qui ont été d'une abondance inquiétante même. Un médecin consultant appelé reconnaît l'érysipèle facial succédant à un érysipèle de la gorge, après envahissement rapide de l'oreille gauche.

Il y a donc eu rhinite hémorrhagique, puis otite hémorrhagique et érysipèle facial successivement.

En effet, on constate plus tard que, malgré le dégonflement du pavillon gauche, la petite malade n'entend pas bien de ce côté. Elle s'en plaint dès qu'elle se sent un peu moins abattue. Le tic-tac de la montre n'est pas perçu, soit qu'on applique celle-ci sur le crâne, soit qu'on la pose à 1 centimètre en face du conduit auditif.

____

(1) Avec le docteur COLLIN, de Vaugirard.

L'érysipèle évolue sans complication ; le 7 mai, coliques et menstrues peu abondantes.

Le 7 mai, l'oreille droite est à son tour envahie ; mais, de ce côté, on constate que la perception crânienne est conservée ; et l'ouïe bien qu'obtuse est bien évidente. La montre est aussi perçue au voisinage du méat droit.

Le 14 mai, douleurs extrêmes derrière le pavillon gauche, disparition rapide du sillon auriculo-mastoïdien, gonflement de la région postérieure au pavillon, refoulement de celui-ci en dehors et en avant, rougeur, chaleur, douleur ; et alors sensation de fluctuation profonde. L'abcès sous-périostique pré-mastoïdien gauche est ouvert ; la guérison ne se fait pas attendre, mais l'audition reste très fortement affaiblie du côté gauche.

Ici, le seul signe initial de l'otite érysipélateuse a été l'otorrhagie ; aucune suppuration n'est notée au début ; et l'abcès périostique pré-mastoïdien rend indubitable l'oti tegénérale suraiguë qui a servi de trait d'union entre la rhino-pharyngite et l'érysipèle de la face.

2ᵉ Observation. — *Otite suraiguë à droite et épitaxis abondante par la narine gauche, suite de bains froids.*

26 juillet 1886. — H***, âgé de 15 ans, élève, est pris d'une épistaxis qui le réveille et qui dure jusqu'au jour. La narine gauche seule saigne, le pharynx est très coloré, mais non enflammé ; un vaisseau veineux énorme serpente sur la paroi pharyngée spinale du côté gauche ; le malade se plaint de douleurs violentes à l'oreille droite, de surdité et de bourdonnements exclusivement à droite. Toute la nuit il a éprouvé des battements dans cette oreille, dans la tempe et au vertex ; il a pleuré et crié de douleur.

La montre est perçue à vingt centimètres à droite et très bien à soixante centimètres à gauche.

Cet examen a été fait après l'aération de la caisse du tympan par l'épreuve de Valsalva ; le tympan, examiné avec le spéculum et le miroir, apparaît sombre et ballonné, bas et rouge vif dans toute la partie sus-apophysaire (portion flaccide) jusqu'à l'umbo, en arrière surtout ; il est facile de constater quelques mouvements provoqués par la déglutition, le nez pincé et par l'épreuve de Valsalva. Il n'y a pas trace d'hémorrhagie, ni de suppuration.

Le mal a cédé à quelques pédiluves et à l'administration de quelques doses de sulfate de quinine.

Dans ce cas on voit évoluer simultanément l'épistaxis et l'otite suraiguë nées de la même cause et chacune séparément sur l'un des côtés de la tête.

Si les deux lésions avaient été limitées au même côté, n'aurait-il pas été permis de penser qu'il y avait entre les deux phénomènes une relation de cause à effet et d'admettre l'otite comme suite de l'épistaxis ? Et que serait-ce si on avait fait le tamponnement postérieur pour arrêter cette épistaxis? N'allons pas trop loin dans cette voie, car les otites qui succèdent au tamponnement sont formidables, infectieuses et suppurées toujours.

3ᵉ Observation. — *Épistaxis et otorrhagie droite abondante; otite suppurée droite; broncho-pneumonie rhumatismale.*

26 novembre 1885. — Soudain, après une période de froid sévère, la température atteint 18 degrés de chaleur molle : cas d'hémorrhagie fréquents, par toute voie, observés à ce moment.

L'enfant R***, âgé de cinq ans, de parents bien portants, mais de souche arthritique par les grands parents, est mince, fluet et de bonne santé habituelle. Depuis une promenade au brouillard, il est mal à l'aise ; fièvre à redoublement le soir ; pâleur, hébétude, somnolence ; engourdissement remarquable chez un enfant très vif et bavard ; on s'aperçoit qu'il ne répond pas ou qu'il répond de travers ; il s'est plaint toute la nuit précédente de douleurs de tête ; il soupire et s'agite dans son lit.

Cet état inquiétant d'affaissement durait depuis trois jours et le petit malade avait dit souffrir par moment des oreilles, mais sans insister, sans crier, sans y porter les mains.

A ce moment une épistaxis subite se produit; le sang coule abondamment par les deux narines, mais surtout par la droite ; sang clair, chaud ; en même temps on trouve l'oreille droite baignée de sang et on voit le sang s'écouler du conduit auditif droit et mouiller l'oreille. C'est à ce moment que je suis appelé.

Je constate la violence de l'hémorrhagie nasale et la persistance de l'otorrhagie. L'enfant a la face vultueuse, chaude, les yeux brillants ; la tête est brûlante ainsi que le cou ; le pouls est très fréquent. Pas de cris, ni de plaintes ; pas de douleurs nulle part excepté à la tête, et encore est-ce plutôt un engourdissement général, une lourdeur. L'enfant est sourd. Les narines sont obstruées par des caillots, mais le pharynx est pâle, de même que la voûte palatine et la muqueuse buccale.

J'essuie le méat et j'examine l'oreille droite avec le spéculum et le miroir, l'enfant couché sur le côté gauche, la lampe en face de moi. Le tympan droit apparaît tout au fond, bombé, rouge comme une framboise, séché par le nettoyage avec la boulette d'ouate. On ne trouve ni triangle lumineux, ni manche du marteau, ni poli, ni apophyse, ni translucidité. Il est rouge, opaque, bombé, méconnaissable. Pas de perforation visible. Le conduit n'a subi qu'un peu de rétrécissement tout au fond.

La montre n'est entendue, ni à l'orifice du méat, ni sur le front, ni sur le vertex.

L'effort de Valsalva ne fait rien changer ; il n'y a ni gargouillement ni souffle indiquant une perforation de la cloison. La parole n'est pas entendue si l'enfant est couché sur l'oreille gauche. Cependant, même de ce côté, l'ouïe est obtuse. L'inspection montre que le tympan grisâtre ballonné en dehors, couvre un fond brunâtre, indice de l'épanchement de sang effectué aussi dans la caisse de ce côté, mais moins rapide et moins violent. En effet, la montre est perçue à quelques centimètres à gauche et l'enfant répond aux questions qu'on lui adresse de ce côté. (Vingt gouttes d'ergotine Yvon en injection hypodermique).

L'otorrhagie et l'épistaxis ne reparurent plus ; la fièvre tomba en quelques jours ; une légère suppuration se produisit consécutivement, les bains d'oreilles et quelques injections d'eau additionnée d'acide borique au millième la tarirent peu à peu.

L'ouïe revint en quinze jours, à gauche, où le tympan a repris son aspect à peu près normal.

A droite, l'ouïe était aussitôt améliorée après le nettoyage du conduit ; mais elle fut longtemps très faible (2 centimètres, puis davantage, mais lentement) ; le 15 décembre, la montre était perçue à 10 centimètres et la perception crânienne était revenue.

Une broncho-pneumonie succéda, le dix-neuvième jour, à l'otite suraiguë hémorrhagique, retarda encore la guérison de l'oreille qui redevint chaude, douloureuse, et fournit énormément de sang rutilant d'abord et du pus ensuite.

A la fin de décembre, la convalescence était franche ; la poire à air provoquait à droite et à gauche un claquement tympanique net, sec ; la caisse était sèche, et depuis quelque temps le conduit auditif l'était déjà.

La montre était bien entendue sur le crâne, et à 15 centimètres à

droite ; puis à 25 et 30 centimètres à gauche. L'enfant conversait facilement avec ses parents.

En avril 1886, après un refroidissement, l'enfant, bien portant et
grandi, a été repris de fièvre, de lourdeur de tête, de somnolence, après
quelques jours de malaise, d'inappétence et de céphalalgie, l'otorrhée
a reparu à droite ; mais l'accident fut rapidement conjuré, et aujour-
d'hui l'enfant est en bon état. L'ouïe est bonne à gauche, moindre à
droite ; on répète les insufflations d'air de temps en temps.

Réflexions.

Le premier et le troisième faits démontrent la panotite de
forme hémorrhagique ; mais le dernier surtout montre bien
l'intensité et la brutalité du raptus sanguin, au début de l'otite,
que des symptômes cérébraux masquaient, quand l'otorrhagie
vint marquer le siège de la lésion.

L'observation n° 2 montre l'évolution des deux processus inflammatoire et hémorrhagique sur le même individu : épistaxis
ici, otite aiguë là.

Dans les trois cas, l'épistaxis est largement associée à l'o-
torrhagie et à l'otite.

Or, je dirai tout de suite ceci : dans aucune de ces observations on n'a eu à pratiquer le tamponnement ; l'otite peut donc
succéder à l'épistaxis sans que celui-ci soit en cause. De là, à
ajouter que le tamponnement n'est peut-être pas toujours cause
des otites mentionnées par d'autres et par moi, à la suite de
l'épistaxis qu'il a servi à arrêter, on comprend qu'il n'y a qu'un
pas.

En effet, il est très possible que le sang se soit épanché dès
l'abord dans les caisses tympaniques, en même temps qu'il a
coulé par les narines, comme cela a eu lieu pour l'oreille gauche, dans l'observation n° 3. — Ces irruptions du sang dans
l'oreille ne sont même pas rares ; et il suffit pour s'en rendre
compte de se rappeler la position de l'orifice de la trompe et
des gros vaisseaux de la muqueuse nasale, dans le décubitus
latéral surtout ; j'en ai cité plusieurs cas dans mon livre. Enfin

le même raptus hémorrhagique peut se faire à la fois dans l'oreille moyenne et dans la narine voisine. D'autre part, l'inflammation d'une oreille peut être observée avec une épistaxis née de la narine opposée : il y a alors simultanéité seulement. L'action nocive du tampon postérieur n'est pas contestable ; mais il est des cas où les associations que nous venons d'indiquer doivent particulièrement aider à le rendre nuisible.

En présence de deux otites suppurées succédant rapidement, en deux jours, à un tamponnement postérieur d'ailleurs bien fait et bien surveillé, on pourrait supposer que ces conditions spéciales se sont réalisées.

Le tamponnement postérieur dans cette hypothèse dernière empêcherait le départ du sang épanché et ajouterait encore au danger de la pénétration des liquides sanguins putréfiés retenus dans les fosses nasales.

AUTRE OBSERVATION. — *Endocardite, asystolie, œdème des jambes, hémiplégie gauche par embolus, puis épistaxis et troubles de l'ouïe et lésion otique à gauche.*

M. X***, 45 ans, rhumatisant, fils de rhumatisant, atteint d'endocardites multiples dans l'enfance et d'arthrites répétées ; nerveux et impressionnable ; a été pris à la suite de refroidissement, à l'entrée de l'hiver, d'une poussée de rhumatismes, erratiques, faibles aux pieds et aux mains ; puis de signes de congestion des poumons et du cœur, droit surtout ; enfin d'engorgements du foie avec épistaxis ; les urines rares ne sont pas albumineuses ; les deux jambes sont enflées ; il y a de l'inappétence. Le régime lacté, le repos, la digitale et le bromure de sodium ont amené peu à peu une amélioration évidente, la disparition de l'œdème et le retour à l'état de santé en trois mois.

À cette époque, après un léger refroidissement, malaise général et attaque subite, avec demi-syncope, d'hémiplégie à gauche, très légère ; déviation des traits pendant quelques heures seulement, sans perte de connaissance complète ; mais le malade manqua de tomber par le choc hémiplégique ; la parole resta hésitante et embrouillée, dans les émotions surtout, pendant dix à douze jours.

En six jours, à part une faiblesse légère de la main et du bras gauche, rien ne subsista de cette attaque qu'un peu de faiblesse cérébrale.

On est en droit de la rapporter à une embolie cérébrale expliquée par l'endocardite antécédente.

Au quinzième jour de l'accident paralytique précédent, en pleine convalescence, sans cause connue, le malade ressent tout à coup des *bourdonnements intenses dans l'oreille gauche,* atroces, exaspérants, avec sentiment de gêne et de tension dans l'organe. Les bourdonnements semblaient au début exister à la fois dans toute la tête, et étaient tellement intenses qu'ils ont éveillé le sujet en sursaut. Il n'y a pas de vertige, pas de douleur, l'audition est un peu assourdie, mais cela paraît à peine, l'oreille droite restant indemne.

En même temps que ces *troubles auriculaires subits,* le sujet *aperçoit du sang noir fluide* en petite quantité il est vrai, qui coule par la narine; on voit des caillots sur la paroi spinale, dans l'arrière-gorge; le malade tousse et crache de petits caillots noirs. Le cœur est tranquille, le pouls excellent, la respiration partout claire; le foie à peine un peu débordant les côtes, sans augmentation de volume; les urines abondantes, vu le régime lacté suivi strictement.

L'épistaxis se répète deux ou trois fois, toujours peu abondante et n'exige aucune intervention. Les bourdonnements d'oreilles sont plus tenaces, mais supportables.

L'oreille gauche perçoit la montre à dix centimètres, et bien par les os du crâne. L'aspect du tympan est cotonneux, mat, opaque au fond, lisse à la surface; triangle douteux; le tympan est mobile et s'éclaire en se plissant en étoile par l'épreuve de Valsalva. Au moyen du Politzer on obtient un claquement sec et la montre est entendue à 30 centimètres, aussitôt.

Quinze jours après, le bourdonnement existe encore à gauche, plus sensible dans le silence, mais en pleine décroissance; l'épistaxis n'a pas reparu.

Quelques jours plus tard, tout est rentré dans l'ordre du côté de l'oreille, qui chante encore un peu, et n'a pas regagné l'acuité de l'autre. Mais le rhumatisme à ce moment signale son activité par l'éclosion d'un engorgement de l'un des sommets du poumon, qui cède quelques révulsifs, puis une jointure du pied droit est prise à son tour à la suite; mais tout cela est absolument léger, très supportable et sans fièvre. Le malade ne pense plus à son oreille; et son cœur paraît tonifié et calme.

En résumé, dans cette observation, on voit un rhumatisme cardiaque chronique être l'origine d'une foule de lésions passagères, de sièges variés, et observés sur des organes importants, tels que le cerveau et le poumon, et entre temps frappant brusquement une oreille, en même temps qu'il cause une épistaxis du même côté ; l'association est évidente au point de vue des troubles de la circulation sanguine entre la muqueuse nasale et l'oreille moyenne. Dans son évolution rapide et très atténuée, ce nouveau cas est également démonstratif.

Il est inutile de répéter que c'est à des embolies successives que l'on est conduit à rapporter les divers accidents observés.

L'épistaxis et les troubles fluxionnaires si subits de l'oreille gauche sont également symptomatiques, sans doute, d'un trouble circulatoire dû à une embolie ; à moins qu'on ne doive y voir l'effet de troubles vaso-moteurs et trophiques liés à la lésion des centres nerveux bulbaires primitivement touchés ; car elles ont eu lieu du côté gauche primitivement frappé d'hémiplégie.

CLINIQUE

DE LA PHARYNGITE RHUMATISMALE CHRONIQUE
DANS LES MALADIES DE L'OREILLE (1).

Les affections chroniques de l'oreille moyenne reconnaissent si fréquemment pour origine une maladie des muqueuses du nez et de la gorge, que l'examen de ces cavités est une partie indispensable de l'exploration et que le diagnostic étiologique ne peut sûrement être posé que d'après lui.

Parmi les lésions pharyngiennes que le clinicien auriste observe le plus souvent, ce ne sont ni les tumeurs adénoïdes du pharynx, ni les granulations, ni les affections simplement catarrhales qui causent et entretiennent, à l'état chronique, la plupart des affections auriculaires, dont je vais m'occuper ici, et faire le sujet de cette communication.

Je désire attirer plus particulièrement l'attention sur une forme de lésion pharyngée chronique tranchée, bien typique et qui, à mon sens, caractérise très nettement la nature arthritique et surtout l'allure fluxionnaire et congestive de la maladie auriculaire.

. J'ai pu constater la grande fréquence de ces états pharyngés chroniques coïncidant avec les otites chroniques, dans la surdité chez les goutteux et les rhumatisants, à titre de lésion secondaire

(1) Travail présenté à la *Société française d'otologie et de laryngologie,* et extrait d'une étude complète des affections du pharynx et des fosses nasales dans leurs rapports avec celles de l'oreille moyenne.

ou bien primaire, d'une évolution diathésique à marche chronique et à périodes espacées. Je les ai surtout observées dans les cas nombreux de vertige de Ménière que j'ai étudiés récemment dans les *Archives de neurologie* (1883), et depuis sur une série de malades du professeur Charcot.

Je donnerai d'abord la description de l'aspect du pharynx en ce cas, et je la ferai suivre de l'exposé très succinct des troubles fonctionnels qui paraissent lui être particuliers.

Voici cet aspect du pharynx buccal : muqueuse lisse, brillante, carminée, rutilante, pliée verticalement, à gros plis tuméfiés, cramoisis. (*Faux piliers*) latéraux ; cavité pharyngée rétrécie, annulée (pharynx virtuel) ; peu de sécrétion ; pas d'enduit.

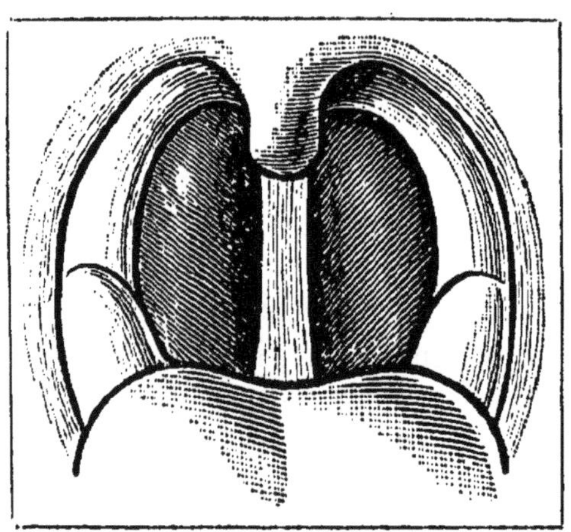

C'est un des tableaux que le médecin auriste rencontrera le plus fréquemment. Il a été confondu avec celui de l'angine catarrhale chronique ; mais ici la lésion est plus superficielle ; la sécrétion abondante, la muqueuse plus humide, moins turgide, et rarement colorée d'un ton de carmin aussi vif ; enfin le catarrhe chronique reconnaît pour cause des irritations locales (tabac, alcool, etc.), et se trouve lié souvent à la scrofule (glandes du cou, tumeurs adénoïdes).

Dans ce nouveau type morbide, pharyngé, la muqueuse et le

tissu sous-muqueux sont à la fois pris (œdème sub-inflamma-
toire). De là les déformations caractéristiques. C'est un énanthème
vif, doublé d'un œdème sous-muqueux très congestif, très vasculaire ; il coïncide souvent avec une face vultueuse, pleine, animée, colorée.

C'est, à l'état chronique et avec le type indolent presque toujours, l'aspect de l'angine aiguë rhumatismale de Lasègue sans
fièvre, sans réaction générale, mais avec récidive des poussées,
et avec une durée remarquablement longue (des années). Par
suite de l'épaississement du tissu muqueux et sous-muqueux,
de l'engorgement vasculaire de la muqueuse gonflée et tendue,
la cavité de la gorge disparaît ; trait caractéristique.

Le vide n'existe plus derrière l'isthme du gosier : tout est com-
blé ; le fond et les côtés, prodigieusement gonflés en bourrelets
verticaux, remplissent le pharynx. A la vue, il n'y a plus derrière la langue qu'un plan inégal, plissé, rouge vif, où tout est
confondu (pharynx virtuel). Dans les cas où l'engorgement est
moindre, sur le fond du pharynx, on distingue nettement deux
bourrelets ou replis muqueux, épais, colorés, verticaux, qui forment derrière chaque pilier postérieur à droite et à gauche, un
troisième pilier plus volumineux et dont les bords, comme deux
rideaux, couvrent le fond visible seulement dans le sillon étroit,
vertical, qui sépare ces deux replis pathologiques (faux piliers).

On peut trouver la lésion unilatérale : je l'ai vue limitée ainsi à
un côté dans plusieurs cas de vertige de Ménière dus à une lésion otique unilatérale. Cette déformation pharyngée et le vertige
sont souvent la manifestation première d'une attaque de goutte
irrégulière.

Dans cette forme de pharyngite hyperplasique par excellence,
on rencontre peu de véritables granulations, la muqueuse distendue offre une surface lisse.

La résolution de cet engorgement chronique du pharynx est
possible avec retour complet de la muqueuse et de la cavité à
leurs proportions normales ; mais les récidives sont faciles et
sournoises ; j'ai pu observer la coïncidence du retour du faux
pilier et de l'accès de vertige de Ménière. — A leur suite, la mu-

queuse reste érythémateuse et parsemée d'étoiles fines de vaisseaux capillaires devenus variqueux. J'insiste sur la fréquence extrême de ces aspects du pharynx chez les sujets arthritiques ayant ou ayant eu des attaques de rhumatismes ou de goutte ; cette *angine chronique rhumatismale* a quelquefois précédé de plusieurs mois l'attaque de rhumatisme articulaire.

Sous l'influence de ces volumineux engorgements, les troubles auriculaires sont souvent observés : la surdité bilatérale, le vertige de Ménière, les bourdonnements continus dus à l'oblitération des trompes ou à l'otite chronique rhumatismale concomitante.

Dans le vertige de Ménière surtout, on constate ces lésions du côté de la gorge. Dans quelques cas de vertige, la lésion auriculaire paraît tellement faible, la surdité est si légère à la fois, le vertige s'améliore si bien en même temps que l'état de la gorge se modifie, qu'il y a lieu de croire que le vertige est surtout alors d'origine pharyngienne. Quand il s'ajoute une sécrétion abondante (alcoolisme), la nausée permanente, de même que les vomituritions du matin, sont fréquemment symptomatiques de ces angines avec gonflement œdémateux de la muqueuse, avec rétrécissement apparent de la cavité du pharynx (pharyngite nauséeuse ; pharyngite à vertige).

Phénomène curieux, cette forme d'angine chronique fluxionnaire évolue, totalement ignorée du sujet ; elle est indolore, à peine gênante ; elle fournit peu d'expectoration ; et est compatible avec les apparences d'une santé absolument bonne ; aussi les patients de se récrier quand on leur trouve un mal de gorge, en disant qu'ils n'éprouvent aucun mal au gosier. Ils souffrent à la nuque, dans le cou, à la tête et peu de la gorge.

On pourrait confondre cet aspect du pharynx avec celui qui se rencontre chez les buveurs de bière ; ici cependant, l'état catarrhal est surtout dominant (sécrétions abondantes, pituite le matin ; gargouillement pharyngien à l'otoscope).

Le traitement par les drastiques, par le sulfate de quinine donné à doses continues, et plus tard par le sirop iodotannique donne les meilleurs résultats.

SURDITÉ, BOURDONNEMENTS, OTORRHÉES

D'ORIGINE RÉFLEXE

DUS A DES AFFECTIONS DENTAIRES.

L'otalgie est une manifestation fréquente des névralgies d'origine dentaire. Mais la douleur n'est pas le seul ni le plus important des phénomènes causés par l'irritation de la branche inférieure du trijumeau. Des lésions trophiques naissent de ces irritations périphériques, totalement analogues à celles que l'expérimentation a produites par la piqûre de fibres d'origine de la 5e paire dans le bulbe.

On observe comme complication de la douleur de dents, tantôt l'otorrhée, tantôt la suppuration entière de l'oreille ; quelquefois de simples fluxions ou des otites de la caisse, enfin des ulcérations du conduit ou du tympan, comme en signale M. Burnett.

Ces troubles trophiques sont certainement liés à l'action réflexe du nerf irrité ; car ce n'est pas seulement à l'oreille que l'on trouve les fluxions, la douleur et les spasmes. On sait que l'œil du même côté souvent s'injecte, devient larmoyant et fuit la lumière ; on voit la narine correspondante s'enchifrener au point d'amener l'oblitération totale des voies de l'air et la gêne de la respiration. En même temps l'oreille bourdonne sous l'influence des contractions spasmodiques réflexes des peauciers auriculaires ou des muscles moteurs de la chaîne des osselets ; enfin l'ouïe s'abaisse par l'engorgement et l'épaississement des tissus conducteurs.

La douleur de l'oreille n'est pas toujours observée alors ; c'est bien souvent un phénomène de la première heure, auquel les autres succèdent.

Chose curieuse, la dent cariée, point de départ de tout cet appareil symptomatique, peut n'être pas ou n'être plus douloureuse. Tripier rapporte plusieurs faits de cet ordre : les dents cariées, mais indolores, ayant été extirpées, les sujets guérissent de leur surdidé (Tripier, *Arch. de méd.*, Algies réflexes, p. 408 et suiv., avril 1869).

L'une des observations que je donne plus loin est un fait de même espèce ; la dent n'était pas douloureuse, le seul tourment de la malade était l'enchifrènement du nez ; les bourdonnements d'oreilles l'agaçaient fort aussi. Souvent les malades admettent difficilement cette pathogénie et refusent d'obéir à l'indication.

Piquet a publié une observation que je résume en deux lignes : une dent de sagesse donnait lieu à de l'otalgie et à de la paralysie de la face (sans doute non dues à l'otite ?) et l'extraction de la dent enleva douleur et paralysie (Triquet, *Leçons cliniques*, observation 139).

Dans son étude sur les *Névroses vaso-motrices*, Cahen dit dans son préambule : « Dans les affections des nerfs, tantôt on trouve la douleur comme élément unique (névralgie), tantôt on trouve à la fois des troubles de la sensibilité et du mouvement (tic douloureux, contracture); tantôt, enfin, on trouve réunis des troubles de la sensibilité, du mouvement et de la circulation. Mais, de même qu'on peut trouver séparément des altérations de la sensibilité et du mouvement, de même aussi on peut trouver aisément des modifications de la circulation sous l'influence d'affections nerveuses. » (Cahen, Névroses vaso-motrices, *Arch. de méd.*, p. 430 et suiv., octobre 1863.)

L'observation n° 6 de son travail montre la lésion de l'oreille coexistant avec de la congestion du globe oculaire et des paupières sous l'influence d'une névralgie des branches frontale et temporale du trijumeau. (Ce fait est extrait de la thèse de Verteuil, p. 182, 1835).

En 1872, Gillette a publié une belle observation d'affection auriculaire grave d'origine manifestement réflexe (*Union méd.*, novembre 1872).

A l'étranger, d'autres faits du même ordre ont été également publiés, par Moos, par Lucœ (*Arch. path. and phys.* 1876); Rau en a donné un autre (*Ohr. sect.* 138, Berlin, 1856).

Cl. H. Burnett a aussi noté la fréquence des écoulements d'oreilles aux périodes de la dentition chez les enfants (Traité de l'oreille, p. 375, 1877, et *American Journal of otology*, 1880).

Etudiant ces faits au point de vue pathogénique, il insiste sur les rapports étroits qui existent entre le ganglion otique et la branche maxillaire inférieure de la 5e paire.

En 1875, Orne Green a étudié également l'action des névralgies faciales sur l'organe de l'ouïe, et particulièrement des névralgies dentaires. Cet auteur signale l'identité complète des troubles inflammatoires que la clinique observe et des lésions trophiques que l'expérimentation a pu produire.

Ed. Woakes, de Londres, a de même apporté un contingent sérieux d'idées et de faits à l'appui (*Deafness and Giddiness in lead,* 1879 et 1880); à la même date, Samuel Sexton, en Amérique, donnait aussi le résultat de ses observations sur ce sujet (*American Journal of Sciences*, 1880).

En octobre 1880, Cl. H. Burnett vient de publier un fait remarquable de lésion trophique grave de l'oreille liée à une névralgie dentaire (*American Journal of otology*, p. 285, n° 1, octobre 1880).

Ce ne sont pas seulement les dents cariées, douloureuses ou non qui provoquent ces lointains retentissements par l'irritation du trijumeau ; en effet, j'ai observé assez fréquemment des lésions de l'oreille, et des troubles de l'ouïe chez des personnes qui portaient récemment des appareils prothétiques dentaires.

Bien que l'on puisse penser que la chute des dents a été accompagnée de névralgies qui ont pu avant tout agir sur l'organe auditif, il semble cependant résulter de l'analyse des faits que la surdité et les névralgies de la face sont souvent entretenues par les dentiers, et cela surtout dans les premiers six mois de leur application.

Je rappellerai à ce propos que j'ai publié, il y a quelques années, dans la *Tribune médicale,* l'observation d'un zona buccal et lingual chez une dame arthritique qui portait depuis peu un dentier complet, cause de douleurs vives.

Dans l'une de mes observations les plus récentes, l'irritation réflexe, ayant porté sur l'oreille, a produit le vertige de Ménière qui amena la malade à ma consultation. Cette dame fait remonter l'origine de son mal à six mois, époque à laquelle elle souffrit d'atroces douleurs névralgiques, qui cessèrent après l'extraction trop tardive de deux grosses molaires de la mâchoire inférieure.

Ici, fait à signaler, la lésion, le trouble auriculaire n'ont pas cessé avec la disparition de la cause, bien qu'il y ait eu soulagement évident. Peut-être avait-on trop tardé ? Sans doute aussi le labyrinthe a été mis en état de superexcitabilité par le processus trophique, la névralgie ayant duré assez longtemps pour agir sur tout l'organe : ainsi s'expliquerait peut-être la genèse du vertige de Ménière dont la lésion de la caisse offre les conditions prédisposantes. L'expérimentation a montré que les blessures des racines bulbaires du trijumeau causaient non seulement des lésions de la caisse, mais aussi du contenu de l'oreille interne. (Gellé, Soc. biologie, 1876).

L'observation suivante est analogue à celle de Tripier ; où la dent cariée n'était pas douloureuse.

Observation I. — *Surdité d'origine réflexe à droite, avec bourdonnements d'oreilles ; gonflement et rougeur vive de la pommette droite ; narine droite totalement bouchée, sans coryza ; guérison rapide par l'extraction d'une grosse molaire de la mâchoire inférieure à droite.*

13 octobre 1882. — Une dame âgée de 65 ans, de bonne santé habituelle, active, éprouve depuis 15 jours de très vives douleurs au niveau de la pommette droite, laquelle apparaît rouge vif, tendue, bombée et semée de quelques vésicules acuminées, disséminées. Cette partie est très douloureuse au toucher, surtout au niveau du trou sous-orbitaire.

L'œil est normal.

Il n'en est pas de même du nez ; en effet le sujet se plaint de ne pouvoir respirer de la narine droite, qu'elle trouve absolument pleine et bouchée, chaude, et enchifrenée d'une façon qui gêne sa respiration.

En effet, l'air de l'expiration ou de l'inspiration ne passe pas de ce côté. Pas d'écoulement ; plutôt sécheresse et ardeur. Bourdonnement de l'oreille droite continu, fort et agaçant. Pas de douleur à l'oreille. Pas d'écoulement, pas de bouchon de cérumen.

La montre était perçue à 70 cent. à gauche très vivement ; et seulement à 20 cent. à droite ; la malade n'a pas conscience de cette diminution de portée.

A l'examen *de visu*, on trouve le méat large sec, sain, dans sa portion externe ; légèrement rouge, et couvert de squames et gondolé auprès du tympan, surtout en haut.

Le tympan est opaque, laiteux, légèrement plat, le manche est peu distinct, et de même l'apophyse externe, couverte de plaques épidermiques, comme toute la portion sus-apophysaire de la cloison. Le triangle lumineux est superficiel et se meut sous l'influence de l'épreuve de Valsalva : la perception crânienne est bonne partout, au front et sur l'apophyse mastoïde (épreuve de la montre).

L'inspection de la bouche fait découvrir une grosse dent molaire cariée, du côté droit de la mâchoire inférieure.

Cette dent n'est pas actuellement douloureuse ; je la fais enlever, et deux jours après les troubles auditifs spasmodiques ont disparu (bourdonnements), la pommette est redevenue normale, et la narine droite largement perméable sans aucun écoulement.

Les choses ne se passent pas aussi facilement, quand au lieu d'une molaire cariée dont l'avulsion est possible, on se trouve en présence d'une dernière molaire soit déjà sortie, soit surtout en période d'éruption. Il y a quelque temps, un jeune élève pharmacien de mes amis fut sous cette influence, et du côté de la dent en évolution, on constata à la fois un abcès sublingual et de plus une otite suppurée qui l'a laissé presque sourd d'une oreille. La sortie de la dent de sagesse est lente ; et par sa durée, l'irritation réflexe peut causer des lésions trophiques de la plus haute gravité.

L'oreille est souvent le siège d'élection de ces manifestations réflexes d'origine dentaire.

Observation II. — *Myringite dermique et otite externe de la portion osseuse du conduit, sympathiques de fluxion dentaire.*

N° 140 bis, 16 novembre 1869. — B***, sociétaire.

Depuis huit jours, fluxion de la joue par carie dentaire ; névralgie atroce avec fièvre, insomnie.

Stomatite ulcéreuse autour de la grosse molaire inférieure gauche : côté de la névralgie. Bourdonnements et élancements douloureux dans l'oreille gauche, et surdité relative de ce côté. Méat très douloureux ; légèrement humide ; sensible à l'air, à la pression, au contact du spéculum.

Tympan plan, peu concave sans triangle lumineux net ; un léger reflet autour de l'umbo ; coloration grise, bleuâtre, légèrement opaque ; quelques squames à la surface.

Manche net, sans vaisseau ; au cadre et tout autour, dans l'étendue de la portion osseuse, couleur rose vif ; rien de tel dans le tiers externe du conduit.

La dent est enlevée, et la douleur et les accidents locaux et généraux sont immédiatement éteints.

L'année suivante, en février, douleur rhumatismale à la hanche.

PHYSIOLOGIE

DE L'ORIGINE DES BATTEMENTS
DE QUELQUES PHÉNOMÈNES SUBJECTIFS DE L'AUDITION

A l'usage ordinaire du diapason unique que l'on emploie à la constatation de l'état de l'audition, en otologie, j'ai voulu ajouter l'étude de la perception des *sons simultanés et des sons résultants*, des *battements* surtout, qu'ils produisent dans des conditions d'expérimentation données.

On sait qu'on doit s'attendre à la formation de sons résultants dans l'air lorsque deux centres d'ébranlement de deux systèmes d'ondes primaires sont assez voisins pour que la masse intermédiaire soit fortement ébranlée par les deux sons. C'est aussi le cas de la genèse des battements quand les deux diapasons sonnent simultanément en face de la même oreille, pourvu que les deux instruments soient de tonalités à peine différentes. Chacun sait comment on fait naître les battements en désaccordant au moyen d'une boulette de cire sur l'un des deux diapasons identiques.

Ces battements, que je choisis à dessein de fréquence moyenne, et très faciles à distinguer, se composent d'intermittences régulières de renforcement du son (il faut éviter le roulement ou grondement, peu distinct pour les sujets).

Ces battements produits par deux diapasons la ' identiques dont l'un est désaccordé, ont une tonalité intermédiaire à celles des deux générateurs ; on s'en rend compte facilement par le procédé suivant :

Iʳᵉ Expérience. — Un tube interauriculaire de caoutchouc, long de 60 centimètres, réunit les deux oreilles : sur le milieu de l'anse on pose les tiges des deux diapasons ; le battement est bien reconnu, puis on enlève l'un des diapasons, le désaccordé ; aussitôt on perçoit un son de tonalité élevée. Puis, le deuxième diapason est replacé tandis qu'on enlève le premier et le son est très bas relativement : sans grande recherche on trouve que le ton du battement est intermédiaire aux tonalités des deux diapasons qui lui donnent naissance.

Quand ces deux diapasons sonnent à une même oreille, l'intensité du phénomène sonore est au maximum. Nul ne peut le méconnaître ; ce renforcement, produit d'une façon intermittente, excite très vivement les nerfs de l'audition.

Il n'en est plus de même si les instruments sont placés l'un en face de l'oreille droite, l'autre en face de l'oreille gauche. Ici au premier moment le battement est indistinct et la sensation est forte et continue sans renflement : peu à peu le battement apparaît nettement, mais très faible. Chez les personnes dont l'oreille est musicale, c'est-à-dire qui sont musiciennes, le premier temps est fort court, et la sensation du battement est rapide et précise tout d'abord. Il y a là évidemment l'intervention de l'élément psychique, de l'éducation du sens. Cependant même en ce cas, le sujet est frappé de la diminution marquée de l'intensité du phénomène.

L'étude des conditions de la formation des battements dans cette audition bilatérale de deux dispasons peu différents de tonalité, explique à mon sens le résultat.

Dans ce dispositif, un diapason sonnant à chaque oreille, les deux centres d'ébranlement des ondes sonores sont isolées ; il n'y a plus là, comme intermédiaire la masse d'air qui reçoit communication de l'ondulation sonore ; et cela explique déjà pourquoi le son perçu est plus faible que dans le cas où les deux diapasons vibrent auprès de la même oreille dans la même masse d'air.

L'expérience suivante me paraît rendre la chose évidente,

parce que l'isolement des deux foyers sonores de l'air ambiant y est complet.

2ᵉ Expérience. — On adapte à l'oreille gauche de l'observateur un tube de caoutchouc long de plusieurs mètres et dont l'extrémité libre aboutit à une chambre éloignée ; au signal donné, le diapason normal est placé vibrant, par un aide, en face de l'orifice de ce tube, tandis que l'opérateur isolé porte à son oreille droite le diapason désaccordé.

Les deux sons frappent simultanément et également les deux oreilles, sans que rien soit communiqué à l'air ambiant ; or, la sensation du battement a lieu très distincte ; cependant elle est beaucoup plus faible que dans le cas où les deux diapasons vibrent en face d'une seule cavité auriculaire, à l'air libre.

Cette expérience répétée nombre de fois en multipliant les précautions d'isolement a donné toujours les mêmes résultats, pourvu qu'on ait soin que les instruments donnent des sons d'une intensité égale.

Ainsi, en l'absence de masse d'air commune, avec deux foyers sonores isolés, la sensation du battement existe : on est conduit à conclure que la formation de cette sensation secondaire est subjective.

Ici, ce ne sont pas les renforcements et les chocs de l'onde sonore qui causent la sensation ; ce sont deux sensations latérales qui se fondent dans la sensation commune et produisent finalement la sensation centrale du battement.

Ce battement subjectif est d'intensité nécessairement beaucoup plus faible, puisque la colonne d'air de renforcement fait défaut.

On a peut-être ainsi l'explication de la fréquence des cas où le sujet n'a que difficilement, tardivement, et après plusieurs essais, la sensation du battement dans ces conditions ; il lui manque l'éducation du sens ; les musiciens au contraire annoncent le percevoir immédiatement. Ne trouve-t-on pas là évidente l'action psychique ?

Dans la pratique, j'ai trouvé beaucoup de sourds qui perçoivent très bien les battements quand les diapasons sont présentés en face de la même oreille ; les intermittences de renforcement régulier sont un excitant énergique des nerfs sensibles et accroissent la perception du son.

D'un autre côté, j'ai constaté l'absence totale, l'incapacité complète de la perception des battements quand les deux diapasons sont placés isolés à chaque oreille, chez certains sujets atteints d'affections cérébrales, d'aphasie, de troubles ou de pertes de la mémoire, etc., alors même que le phénomène était très bien senti, si les deux diapasons sonnaient auprès de la même oreille.

Cette subjectivité des sons résultants était admise autrefois par la généralité des physiciens. Depuis qu'au moyen des flammes de Kœnig, des résonnateurs d'Helmoltz et des membranes vibrantes, on a pu enregistrer et rendre manifestes ces renforcements intermittents et réguliers, l'objectivité si vivante du phénomène a fait négliger son côté subjectif.

Cependant M. Helmoltz a été conduit à admettre la possibilité de la formation de ces phénomènes sonores subjectifs, précisément dans les cas où l'isolement des deux foyers sonores était tel qu'aucune masse d'air intermédiaire ne pouvait servir de lien entre les deux courants ondulatoires, d'origines différentes. Ailleurs, il conclut à la possibilité de ces formations subjectives, en constatant l'impossibilité d'agir par ses résonnateurs sur l'intensité du son résultant. Enfin, il a ébauché une explication, peu physiologique du reste, en admettant que si l'air ne vibre pas, tout au moins l'appareil transmetteur, tympan et chaîne des osselets, est mis en vibration en ce cas.

La formation de sensations subjectives (battements) dans l'audition simultanée bilatérale de sons très rapprochés et simples, me paraît ressortir des faits que j'ai exposés. La pénétration si vive de ces battements doit engager le clinicien à essayer en certains cas la capacité acoustique des sourds par cette épreuve.

A ce point de vue les battements lents sont surtout intéressants à étudier. Ils sont en effet perçus souvent par des sujets qui n'entendent plus le son du diapason simple.

THÉRAPEUTIQUE

I

Relâchement du tympan. Guérison de la surdité totale pour la parole au moyen de la boulette d'ouate.

Observation. — M. X***, âgé de 33 ans, de bonne apparence de santé, se dit absolument sourd de l'oreille gauche depuis l'âge de 7 ans, où une fièvre typhoïde grave a déterminé la suppuration des deux oreilles; celles-ci n'ont guère cessé de suppurer depuis lors. Cependant depuis longtemps l'oreille droite est sèche et ne donne plus de sécrétion ni liquide ni consistante, la gauche au contraire est en pleine suppuration aujourd'hui encore, et le pus gargouille au fond du méat pendant l'épreuve de Valsalva.

Au reste le malade sent parfaitement le goût atroce de toutes les drogues que l'on a introduites dans son conduit pour guérir l'otorrhée rebelle de ce côté gauche. Le sujet répond à la parole s'il voit parler, si l'on parle haut et tout près de l'oreille; de côté, il ne peut répondre à propos; et, le dos tourné, ne se doute pas qu'on lui parle.

La montre est perçue très nettement à gauche à travers les os crâniens, sur le front et sur l'apophyse mastoïde; mais elle n'est pas entendue si on l'applique sur le méat auditif externe gauche.

Examen de visu du tympan gauche. — Le méat est droit et large, croûteux et sale au fond; après nettoyage à sec, une couche de pus crémeux enlevée, le tympan apparaît. C'est une surface plane, verticale, d'un ton général rosâtre, un peu déprimé au centre sans godet; aucune trace de manche du marteau, ni d'apophyse externe; pas de triangle, pas de reflet; ton mat et opacité de brique partout. Au pôle supérieur une dépression brusque, un trou noir de trois millimètres, au niveau de la région dite membrane de Shrapnell, et du cadre tympanal, autant qu'on en peut juger. La douche d'air ne modifie pas cet infundibulum dont les bords sont coupés à l'emporte-pièce. En arrière (bord mastoïde du cadre) une petite fongosité dense, sèche, pâle, forme une saillie de quelques millimètres au bord du cadre : en bas et en avant, (région tubaire du tympan), dépression en entonnoir, pleine de pus et de bulles d'ai ; de là, sort un liquide muco-purulent ; et l'air dans l'épreuve de Valsalva y soulève des bulles en gargouillant.

La douche d'air, pas plus que l'épreuve de Valsalva et le nettoyage ainsi effectué, ne produisent aucune amélioration de l'audition de ce côté par la voie aérienne (sons par influence). La montre n'est pas perçue après ces manœuvres, même collée au méat. La parole n'est pas comprise quand on bouche l'oreille droite hermétiquement et que l'on parle à la gauche du sujet.

Examen de l'oreille droite. — Le méat auditif est large, sec, pâle, le fond net ; le tympan est posé de face presque, très large, plan, opaque partout, mat, rouge rosé, carnifié, un peu ondulé et déprimé au milieu, les bords légèrement en ourlet ; pas de trace de manche, de spatule, d'ombilic, de triangle lumineux, d'apophyse externe ni de région de Shrapnell.

Il n'y a pas de mouvement par Valsalva ni par la douche Lévy ou par le Politzer ; pas de trace de perforation, pas d'issue d'air ou de liquide ; à la vue aucune dépression de la région tubaire, et absence de liquide dans le sinus pré-tympanique.

La montre est bien perçue sur le front et sur l'apophyse mastoïde ; et à 3 centimètres à peine du méat. Dans le silence du cabinet, en se plaçant sur la droite du sujet, il entend la voix, mais très confusément et sans la comprendre. La voix bien articulée, lente et sur le ton de la conversation ordinaire, l'accent plus marqué peut-être, comme dans une interrogation n'est pas perçue ; la parole n'est pas comprise, et toute conversation est impossible, même dans ce milieu silencieux.

L'épreuve de Valsalva et le Politzer causent de légers craquements perceptibles à l'otoscope, mais sans rien changer à l'aspect de la membrane immobile, ni modifier l'audition. — J'insiste sur ces circonstances et je précise les phénomènes dans l'intérêt de ce qui va suivre.

Le pharynx est large, pâle, plutôt anémique, et offre par groupes latéraux, à gauche plus qu'à droite, de rares granulations rosées, molles, anciennes, et des plaques opalines d'atrophie ; derrière le voile et sur les piliers, on remarque, et surtout à gauche, l'existence de faux-piliers minces, mollasses, rouges, granuleux sur les parties latérales du pharynx buccal en bas ; vers le larynx rien d'anormal.

La voix du sujet est légèrement enrouée par moment ; et il est pris alors d'une toux sèche, nerveuse, quinteuse, spasmodique, à la suite de laquelle il reste un peu d'aphonie passagère, dit-il, ou plutôt d'affaiblissement marqué de la voix. Mais le malade remarque que ces accidents cessent, disparaissent par moments, et il lui semble que cela coïncide avec une amélioration franche de l'audition : s'il entend mieux, il tousse moins et sa voix est moins voilée; son timbre s'améliore; il souffre moins de son irritation de la gorge.

J'ai dit que j'avais fait le nettoyage à sec de l'oreille gauche, où sa perforation donnait encore du pus; et que rien n'avait modifié l'audition de ce côté.

Il n'en fut pas de même à droite. Voulant me rendre un compte exact de l'existence d'une perforation, tant légère soit-elle, je plaçai dans le sinus pré-tympanique, et au contact du tympan droit une petite boulette de coton, de façon à couvrir celui-ci sans cependant le refouler d'une façon sensible, sans effort, dans l'intention de lui faire éponger le fond du sinus peu accessible aux regards; au même moment, j'adressai doucement la parole au sujet et d'assez loin ; il répondit aussitôt, et s'écria qu'il entendait très bien.

Dès lors la parole lui arrive forte, distincte, claire et il répond sans efforts ; lancée à trois mètres derrière lui la voix ordinaire est perçue sur tous les tons. La montre qu'il ne percevait, il n'y a qu'un instant, qu'à deux centimètres, trois au plus, est maintenant entendue à trente-cinq centimètres ; et de plus le sujet annonce que son tic-tac n'a plus le même timbre ; c'est une sensation toute différente, dit-il.

J'essayai du même moyen sur le tympan gauche, mais sans arriver à rien. A droite le résultat restait excellent.

La contre-épreuve devait être faite à l'insu du malade qui l'eût peut-être refusée ; j'enlevai le tampon d'ouate ; d'ailleurs je craignais pour le tympan encore rouge et chroniquement enflammé, le contact irritant de l'ouate sèche ; aussitôt, la parole cessa d'être comprise même de près. L'ouate très légèrement mouillée de la salive du sujet, ou de glycérine fine neutre, étant remise après quelques tâtonnements, bien en place, rétablit la fonction dans toute son intégrité, au grand contentement du patient.

Un phénomène curieux accompagne cette amélioration instantanée de l'ouïe dans l'oreille droite, sous l'influence du contact de la boulette d'ouate ; c'est que le timbre chevrotant de la voix du sujet se modifie. Il le sent et l'annonce ; et les quintes, dit-il, sont rares, l'irritation de la gorge très notablement moindre. Sa voix qui semble sortir plus nette, plus assurée et les sensations désagréables perçues dans la gorge sont aussitôt atténuées dès que l'audition redevient bonne.

Je dis : dès que l'audition redevient bonne; car le sujet a appris à enlever et à replacer la boulette d'ouate, mais il n'arrive pas du premier coup à trouver la bonne place ; il tâtonne et ne réussit pas toujours à rétablir une portée de l'ouïe si belle que celle que j'ai constatée le premier jour ; puis, sans trop savoir comment l'amélioration franche se produit quelques fois du premier coup. D'autre fois, par l'action du tampon d'ouate, l'audition est rendue trop vive, et le son lui semble trop bruyant et l'étourdit. L'épreuve de Valsalva, effectuée pendant que l'ouate est en place, ne change rien à l'effet curatif ordinaire du tampon. J'ai observé le tympan avant et après l'apposition du tampon d'ouate et aussi au moment même où on enlevait celui-ci : je n'ai pu constater aucune modification appréciable dans la forme ni dans la disposition des parties absolument semblables après comme avant application.

Ces expériences ont été très souvent répétées et le sujet change sa boulette d'ouate de temps en temps, et le plus souvent la replace rapidement et avec succès ; l'air qui pénètre parfois, en causant quelques craquements dans l'oreille, lorsque le patient se mouche fortement, ne change pas non plus le résultat obtenu par l'application de la boulette d'ouate.

Et d'abord, quel est l'état anatomo-pathologique de l'oreille malade ? A quelle lésion avons-nous affaire ?

La perception crânienne est excellente, et l'audition de la montre a lieu par l'air très nette, bien que la portée auditive soit très courte.

C'est la transmission de la parole articulée seule qui manque totalement ; de plus, la rapide façon dont cette fonction se rétablit sous l'influence de l'ouate, indique qu'aucun organe n'est absolument détruit, et que le nerf auditif est sensible et libre.

Le tympan est manifestement épaissi, vascularisé, opaque, déformé et plan ; il a perdu sa voussure.

La circulation de l'air est à peu près nulle, au moins très incomplète, et la cloison immobile n'est pas aspirée, ni refoulée par les mouvements de l'air de la caisse. Les osselets ne sont pas visibles ; cependant l'étrier est en place et libre puisque la perception crânienne est bonne ; le marteau existe puisque le tympan est entier. Il reste l'enclume, que la suppuration antécédente de la caisse a pu faire désarticuler et même tomber sur la paroi jugulaire de la caisse ; cependant ici la suppuration tarie, le tympan conservé entier et non perforé, sont des conditions qui permettent de ne pas admettre l'existence d'une lésion aussi grave : la chute de l'enclume aurait entraîné sûrement une suppuration intarissable, et la perforation et la destruction plus ou moins grande du tissu du tympan à la suite.

Dans la caisse, qui a suppuré, il peut avoir persisté quelques-unes de ces productions fongueuses, muriformes, que l'on constate si bien quand la cloison est largement perforée : ces végétations peuvent exister à l'état indolent, gênant alors seulement par leur volume ; elles ont peut-être écarté le tympan et maintiennent l'état de disconnexion de l'enclume et de l'étrier.

Comment agira la boulette d'ouate dans ces diverses hypothèses ?

On ne voit pas trop ce que l'application d'un peu d'ouate si doucement faite à la surface du tympan, si épaissi qu'il nous apparaît par sa forme, sa couleur et son opacité, peut bien changer à sa conductibilité pour le son.

La disconnexion de l'enclume parait jusqu'à un certain point pouvoir être combattue et la contiguïté des surfaces articulaires incudo-stapédiennes rétablie par l'application de la boulette, et par les petites poussées vers le dedans qui l'accompagnent, et sans doute aussi par l'excitation réflexe des contractions du tenseur (réflexe du trijumeau). On a vu qu'en certains cas, le patient a senti l'ouïe devenir trop vive et même douloureuse sous l'influence du pansement. Le relâchement du tendon et surtout du ligament tenseur de Toynbee, s'ajouterait aussi à la lésion cause ; et la boulette agirait en s'opposant au relâchement des tissus et en réunissant les divers anneaux de la chaîne conductrice des sons.

La boulette agirait de la même manière dans le cas où les fongosités ou l'hypertrophie de la muqueuse auraient amené l'écartement des osselets.

On sait que la plus légère pression sur un tympan normal d'une oreille saine accroît dans une certaine mesure l'audition ; qu'une pression un peu plus forte la fait au contraire diminuer, et qu'une pression forte sur un tympan relâché, voussuré, cause l'extinction du son crânien et produit même des phénomènes réflexes : vertige, vomissement, nausées, état syncopal, etc. Je dois dire que le mieux si évident obtenu a suffi au malade, que j'ai vainement attendu pour l'étudier encore.

Il est probable que c'est là l'explication des tâtonnements nécessaires pour placer la boulette, et des insuccès que constate le malade; difficultés légères, que l'on ne saurait mieux comprendre dans une autre hypothèse.

On connaît, dans le cas de perforation, les effets de la boulette d'ouate; et je ne rappellerai pas les théories diverses émises pour en expliquer l'action.

D'autres observations de cette catégorie ont été faites, et entre autres, par Ménière père ; c'est la plus connue :

Il s'agit de ce magistrat qui se rendait pour un moment un peu d'audition en frappant son tympan du bout de son crayon.

J'ai moi-même, il y a quelques mois, observé une dame qui « se rouvrait l'oreille en accrochant quelque chose » au fond de son conduit auditif, au moyen d'une longue épingle à tête de porcelaine.

Le tympan largement perforé avait conservé le segment postéro-supérieur, sous lequel on voyait faire saillie l'étrier à nu; cette même malade avait trouvé que les instillations d'éther lui rendaient une certaine acuité auditive. Devant moi, elle opéra ; et il me parut que la boule de porcelaine bleue soulevait le bord du segment tympanial persistant. Cependant l'action de contact cause des réflexes sur l'appareil musculaire sans doute, car comment expliquer autrement l'effet des instillations d'éther en ce cas. Ne sait-on pas que la discussion à laquelle nos savants maîtres se sont livrés à propos de l'amélioration de l'ouïe par le tympan artificiel et par la boulette d'ouate d'Yersley, a abouti à admettre surtout leur action excitante et topique sur les portions conservées de l'organe de l'ouïe.

Au point de vue de la guérison radicale, dans les conditions anatomo-pathologiques, que l'analyse de cette observation tend à démontrer, peut-être y aurait-il beaucoup à espérer de l'emploi méthodique des courants induits par la méthode de Duchenne de Boulogne.

II

Audition défaillante améliorée par la boulette d'ouate placée au contact du tympan.

Observation. — 9 septembre 1887 — *Obs.* n° 9006.

H. F. M., d'Arras; 18 ans; est atteint d'enchirènement habituel et d'otorrhées rebelles des deux côtés. L'oreille droite devient plus sourde depuis quatre années'; il est obligé de tourner son oreille gauche pour causer. Celle-ci bouchée, l'homme est absolument sourd.

Voix pure, nette; pas de toux, ni de coryza; le matin, pas de toux, ni de crachats; rien à la gorge; léger accent nasonné de la parole; santé générale bonne.

Son du *Diapason-Vertex* rapporté à droite; son du Diapason, par *voie aérienne*, perçu plus intense à gauche; bien peu à droite.

Montre, à droite, entendue à 12 centimètres et très nettement par la perception crânienne, que la montre soit sur le front ou sur l'apophyse mastoïde; il en est de même à gauche.

Montre, à gauche, entendue au plus à 25 centimètres. — Epreuve du *Diapason sur tube*, au pincé, augmentation nette du son du Diapason posé entre l'oreille du sujet et les doigts qui écrasent le tube de caoutchouc otoscopique.

Epreuve des pressions, nulle; aucun résultat ni à droite, ni à gauche.

Atrésie du conduit à gauche, en bec de flûte; à droite, excroissance polypiforme qui masque le fond en partie.

Après quelques jours de pansements, de nettoyages avec la solution phéniquée, de cautérisations et destruction graduelle des végétations fines et multiples, à droite, l'audition de la montre atteint 24 centimètres.

Le tympan droit apparaît, grâce au dégagement des parois du conduit, après un nettoyage à sec, sous l'aspect d'une plaque plane, mate, rouge brique par endroits, et gris sale en général, sans triangle lumineux, sans courbure, sans poli, sans manche de marteau visible; un point blanc au pôle supérieur signale l'apophyse externe; en bas et en avant, proche du cadre, un point rouge et humide, par où le Politzer, qui ne remue pas la cloison méconnaissable, fait sortir des bulles d'air et des gouttelettes de pus en assez grande quantité.

La surface séchée au pinceau d'ouate hydrophile, montre. une perforation proche du cadre en bas et en avant, très étroite, à lèvres épaisses, légèrement saignantes, cachant l'orifice.

J'ai oublié de dire que le sujet est instituteur, et qu'il a dès longtemps observé, malgré la sensibilité, si bien conservée, à la montre signalée plus haut, un abaissement extrême de la perception de la parole et surtout des sons nasaux, tellement que, l'oreille gauche bouchée hermétiquement, il lui est impossible de suivre aucune conversation. Il entend un mot ; le deuxième passe inconnu, le troisième est quelquefois perçu comme bruit, éloigné, peu distinct ; puis, suivant la nature du mot, sa sonorité, la façon de le lancer de son interlocuteur et la connaissance du sujet dont on parle, il entend par intervalles des bribes du discours, sans lien et sans suite.

L'assèchement et le balayage du pus par les pansements et par la douche d'air ont légèrement accru la portée pour la montre, sans rien ajouter à l'audition de la parole cependant.

Du côté droit, la cicatrisation s'effectue graduellement, mais sans rien changer ; à gauche, la destruction des excroissances et des végétations a mis à nu une perforation large, ouverte, triangulaire, aérée facilement par le Politzer, et d'un pansement facile ; et l'audition est certainement bonne de ce côté ; la montre est entendue à 45 centimètres maintenant.

30 septembre 1887. — L'état du tympan à droite est excellent ; la sécrétion purulente est nulle ; la perforation n'existe plus ; et le Politzer ne fait plus sortir ni air ni liquide ; la surface est plane, mate, sèche, sale, sans triangle, sans manche visible encore. Le Politzer, qui chassait l'air et la sécrétion intra-tympanique, n'a jamais refoulé, ni redressé, ni ballonné la cloison épaissie et adhérente aux parties profondes.

Dans ces conditions, je constate que, l'oreille gauche bouchée par un cylindre de verre entouré de caoutchouc, à un mètre en arrière et à droite du sujet, la voix même un peu accentuée n'est pas entendue dans l'axe de l'oreille droite ; il en est de même à deux mètres, je peux débiter lentement un vers qu'il connaît fort bien sans voir aucun signe d'audition, et je parle nettement, à voix assez forte, dans un cabinet silencieux ; lui très attentif, on le pense bien.

C'est alors que je voulus essayer de l'application de la boulette d'ouate, plutôt pour calmer l'impatience du sujet ; et puis je pensai que la suppuration avait sans doute amené la disconnexion des osselets et ramolli tous les tissus de l'appareil de transmission ; j'espérais obtenir aussi un peu de pression de dehors en dedans ; accroître par suite la tension affaiblie de l'organe, et lui rendre sa tonicité nécessaire. Une petite boulette d'ouate à peine tassée, à peine mouillée d'eau glycérinée boriquée tiédie, est introduite jusqu'au contact de la membrane tympanique non douloureuse et tolérante (peu de rougeur immédiate et nulle irritation à la suite). Avec le stylet coudé, le réflecteur et une bonne lumière, le tampon d'ouate va matelasser la surface tympanique et la couvre. La pression opérée dans cette manœuvre est douce et prompte, mais elle est effective et c'est bien une pression et non un accolement que l'on exécute ainsi, sans provoquer ni douleur ni vertige, il est vrai.

Que devient l'audition de la parole après cette petite opération ? Le sujet est frappé de la subite et franche amélioration obtenue. A 4 mètres la voix de conversation ordinaire, plutôt basse que haute, lui parvient nette et claire, sans note manquante, avec rapidité et sans cacophonie.

J'ai pu répéter l'épreuve assez longtemps, car l'oreille droite est restée longtemps paresseuse ; et je lis dans l'observation que les améliorations constatées tout d'abord ont été constamment notées après chaque application de la boulette d'ouate.

Quand le malade m'a quitté, l'audition était revenue telle à gauche, après la destruction des fongosités et la cessation de l'otorrhée, que l'épreuve d'audition de la parole ne pouvait plus être faite, l'isolement de l'autre oreille était impossible.

Au reste, la montre était largement entendue à gauche à 55 à 60 centimètres, et à droite à 30 centimètres, mais la perception des sons nasaux laissait encore à désirer.

Je pense que dans ce cas comme dans les faits analogues, c'est en rétablissant certains contacts, ou bien la tension nécessaire des membranes et des fenêtres du labyrinthe, que la conduction se rétablit et que par suite l'audition de la parole s'améliore.

Ces observations montrent une fois de plus combien les conditions de la perception de la parole diffèrent de celle des sons simples de la montre et du diapason. Il semble que l'audition de la parole exige une tonicité plus accusée des tissus et des appareils de transmission extra et intra-labyrinthiques.

DE L'OREILLE

AU POINT DE VUE ANTHROPOLOGIQUE
ET MÉDICO-LÉGAL (1).

M. le Dʳ Lannois, agrégé à la Faculté de Lyon, publie sous ce titre, dans les *Archives de l'anthropologie criminelle et des sciences pénales*, un travail très instructif sur un sujet médical, peu connu des médecins sous tous les rapports. Il s'agit de l'oreille, et de son étude au point de vue spécial de la médecine légale.

On reconnaît à l'ordonnance du sujet et aux observations produites l'influence d'une haute direction, celle du savant professeur de médecine légale de l'école de Lyon. Dans une première partie, après un substantiel exposé de l'anatomie et de la physiologie de l'oreille, l'auteur étudie le pavillon auriculaire, et ses caractères anthropologiques ou d'affections locales ou générales ; les caractères qu'il offre chez les criminels, les idiots, les aliénés ; les aspects de l'oreille simienne, les déformations attribuées à des dégénérescences ou à des réversions ancestrales vers le type primitif, etc ; faits en main, il critique très sobrement mais très sûrement les affirmations des auteurs qui ont trop paru voir dans certaines dispositions un résultat de l'influence atavique et constaté une plus grande fréquence des anomalies du pavillon chez les sujets dont le casier judiciaire est chargé.

L'oreille paraît être, comme le moral, fréquemment déformé chez les aliénés ; c'est, d'après cet auteur, un des meilleurs signes de dégénérescence ; mais il n'y a rien d'absolu ni de constant dans

(1) A propos d'un travail de M. le docteur Lannois, de Lyon.

— 123 —

tout cela, et par suite rien de caractéristique. M. Lannois dit explicitement : « S'il existe une formule qui puisse rendre des services au point de vue de l'anthropologie criminelle et de l'aliénation, elle est encore à dégager. »

Un paragraphe nouveau et très curieux, est celui où le pavillon auriculaire est envisagé au point de vue de l'identification anthropométrique (identité, signalement). L'auteur donne un résumé des « instructions signalétiques » du D⸱ Bertillon, et les procédés de mensuration usités à la préfecture de police, et qui ont rendu déjà tant de services dans l'identification des criminels et des récidivistes ; la photographie fixe l'observation. J'ajouterai qu'une oreille schématique tracée sur la feuille d'observation d'identification rendrait rapide et facile la notation des particularités et de leur siège, des déformations morbides ou autres. Constantin Paul en a tiré un excellent parti dans son étude des lésions scrofuleuses du lobule.

On note vite les déchirures, les exagérations de saillie, de longueur, de volume ; les altérations anormales, les cicatrices, les tumeurs, les trous multiples et leurs aspects divers, etc., sur la figure.

Un autre paragraphe est consacré à l'étude médico-légale des lésions traumatiques de l'oreille (p. 15). Il s'agit tantôt d'une blessure occasionnant une incapacité de travail (au-dessus de vingt jours, il peut y avoir emprisonnement et amende de 16 francs à 2,000 francs) ; tantôt il s'ensuit une mutilation (perte du pavillon) ou « une infirmité permanente » (la perte de l'ouïe) ; or la loi n'est pas tendre ; si on l'appliquait à la lettre, il y a peine de réclusion. En cas de mort, sans qu'il y ait eu intention de la donner, c'est une condamnation aux travaux forcés à temps.

Il est à remarquer que la perte de l'ouïe n'est pas énoncée au nombre des lésions entraînant les peines édictées.

Le Code allemand, celui de l'Autriche, sont à ce sujet très précis ; la perte de l'ouïe est prévue (art. 224, Tribunaux régionaux) et elle entraîne pour le coupable la condamnation à cinq ans de maison de force et à un an de prison.

Mais la perte de la fonction n'est pas l'unique dommage causé par la blessure de l'oreille à la suite de lésions, il peut persister des bourdonnements qui, par leur intensité et leur consistance, finissent en certains cas par causer de l'insomnie, des troubles mentaux, et en tout cas sont un tourment perpétuel pour le blessé : c'est un accident consécutif à considérer sérieusement.

Il en est un autre plus grave encore, car il peut entraîner l'incapacité du travail pendant de longues années, j'entends parler « du vertige auriculaire ».

Le médecin légiste aura donc à examiner soigneusement les phénomènes vertigineux, à reconnaître leur origine auriculaire ; enfin et surtout à discuter la question étiologique, c'est-à-dire les rapports de causalité entre la lésion et les troubles de la motricité, pour en dégager la responsabilité de l'accusé ou de l'assurance.

L'auteur envisage la question sous tous ses aspects, dans une discussion riche en éléments bibliographiques et fort instructive. Il conclut, avec nos maîtres en otologie, à la nécessité d'une excessive réserve de la part du médecin-expert quand il lui est demandé de donner une appréciation médico-légale des blessures, déchirures, ruptures, inflammations, et de leurs suites possibles, etc.

Deux points sont bien mis en lumière : d'abord, il est le plus souvent absolument impossible de savoir dans quel état étaient l'organe auditif et la fonction de l'ouïe avant le traumatisme ; ensuite il est prudent de ne se prononcer sur l'étendue du dommage éprouvé que *trois mois* au moins après l'accident.

Page 24, l'auteur étudie la *tumeur sanguine du pavillon de l'oreille ou othémathome* au point de vue médico-légal. Il y a là un signe d'identité, d'aliénation mentale, et de plus une question intéressante de mécanisme et de production. Ce chapitre offre un historique très complet où l'on trouve exposées clairement les deux théories du traumatisme et de l'altération trophique ou de nutrition. L'auteur fait remarquer que cette tumeur est presque exceptionnellement observée chez les aliénées femmes, et qu'on l'a vu se produire plus rarement dans les asiles où les aliénés ont été le mieux protégés contre la brutalité des

— 125 —

gardiens ; elle est toujours la résultante d'un traumatisme ou de traumatismes répétés qui sont l'occasion, et d'un mauvais état de la nutrition et de la circulation qui constitue la cause prédisposante. Dans les traumatismes profonds, l'auteur recommande la plus grande sévérité dans l'exploration et une grande circonspection dans les conclusions ; il faut toujours gagner du temps.

Nous voici, page 32, au chapitre qui nous intéresse plus particulièrement ; il s'agit de la « docimasie auriculaire » ou plus explicitement du rôle attribué à l'examen de l'oreille quand il s'agit de reconnaître si un nouveau-né a respiré, c'est-à-dire s'il a vécu. A ce propos, M. Lannois me fait l'honneur de citer mon travail sur ce sujet (1) et d'en adopter quelques conclusions. Il a dû s'apercevoir que ce ne sont pas celles qui sont admises dans l'enseignement si élevé de notre école parisienne.

La lecture du chapitre du livre tout récent du Dr Vibert, où il traite de la docimasie, ne laisse aucun doute à ce sujet.

M. Vibert (*Médecine légale*, p. 416) pense, avec le professeur Brouardel, qu'on ne peut s'appuyer sûrement sur ce caractère.

En définitive, tous les auteurs admettent l'existence d'un bourrelet gélatiniforme (souvent altéré par l'épanchement sanguin ou par la suppuration) qui remplit la caisse tympanique ; et que celle-ci se vide à la naissance, pour donner accès à l'air extérieur.

Comment se fait cette transition du plein au vide ? A quoi tient la pénétration de l'air ? Dans mon travail, j'ai dit qu'il y avait à la fois absorption du magma tympanique et pénétration de l'air par les efforts de déglutition et de respiration au moment des cris de l'enfant. J'ai montré, pièces en main, que l'hémorrhagie et la suppuration de la caisse empêchent le départ du magma altéré et s'opposent ainsi à la pénétration de l'air. Il y a donc, à l'aération de l'oreille moyenne chez le nouveau-né, des obstacles situés dans l'oreille même ; ils sont constatables.

(1) Gellé. *Signe nouveau de la respiration du nouveau-né, tiré de l'inspection de l'oreille, 1876.*

Il en est d'autres que j'ai indiqués, après Wreden et de Wendt. Ce sont toutes les causes susceptibles d'empêcher l'ampliation pulmonaire et de s'opposer au jeu normal de la respiration.

Dans les deux cas le magma persiste.

D'autre part, on a avancé que le magma est déjà souvent résorbé depuis longtemps avant la naissance, ce qui ôterait certainement de l'importance à sa disparition. Cependant, ce n'est pas ce que j'ai vu, pour ma part. Il serait désirable que ce point fût éclairci, et surtout qu'on constatât bien les conditions dans lesquelles cette disparition a été observée ; j'ai montré en effet que les hémorrhagies dues aux traumatismes du crâne du fœtus pendant le part, amenaient l'affaissement du bourrelet gélatiniforme et vidaient la caisse.

En général, chez les animaux, chats, chiens, veaux, etc., j'ai vu ce bourrelet disparaître rapidement sous l'action des miaulements et des déglutitions du nouveau-né ; et j'ai montré chez un chat nouveau-né, mort une demi-heure après la naissance, et qui avait crié, la bulle largement aérée et vidée. Avec une respiration suffisamment énergique, l'aération de la caisse se fait donc assez vite. Mais on conçoit que dans les conditions opposées, il y ait retard dans l'évolution, c'est-à-dire absence de la transformation même. Ce sont celles de la submersion, de la strangulation, etc.

Chez le nouveau-né, quel temps cette transformation exige-t-elle ? C'est de la solution de cette question que semble dépendre l'importance du bourrelet, en médecine légale ; car les infanticides s'exécutent aussitôt après la parturition, le plus souvent ; c'est donc, au cas où quelques inspirations auraient eu lieu, une transformation incomplète de la caisse, qu'on devrait constater, et non pas une persistance du magma intact ; c'est une demi-liquéfaction de la masse qu'on observe.

Par malheur, à ce degré de diffluence, le coussinet est méconnaissable ; bien plus, on sait que la pénétration dans l'oreille des liquides où a baigné le cadavre du fœtus a été démontrée et expérimentalement prouvée (Wreden) ; la confusion est, dès lors, presque inévitable.

Est-ce le magma gélatiniforme qui s'est liquéfié? N'est-ce pas du liquide qui s'est introduit dans l'oreille moyenne ?

Le coussinet auriculaire, qu'il soit diffluent ou, au contraire, plus dense (suppuration, hémorrhagie tympanique), a donc perdu toute valeur comme signe dans les deux cas.

Mais il est une autre critique plus grave encore ; on a dit qu'il est à supposer que la putréfaction, quand elle a amené la décomposition des poumons et rendu la docimasie inutile ou impossible, doit également avoir atteint le contenu des caisses auriculaires : et M. Vibert (p. 416) dit à ce propos : « Il est probable aussi que la substance qui le compose se liquéfie rapidement sous l'influence de la putréfaction. Aussi ce signe ne peut-il guère être invoqué dans le cas où il serait précisément le plus utile, c'est-à-dire quand les poumons sont putréfiés. »

M. Vibert a dit : « Il est probable. » C'est là le point à élucider ; il faudrait pouvoir écrire : « Il est démontré, » etc.

C'est une question dont la solution expérimentale est possible.

J'ai fait, au laboratoire de physiologie de la Faculté, sous les yeux du regretté professeur Béclard et de son chef de laboratoire, le Dr Laborde, des expériences comparatives dans ce sens ; les sujets m'étaient fournis par l'hôpital de la clinique tout proche alors.

Or, j'ai pu conserver, pendant un temps relativement long, des caisses de fœtus humains à terme, avec leurs magmas gélatiniformes, pour les montrer aux élèves à mon cours, sans que l'aspect, le volume ni la couleur se soient sensiblement modifiés, surtout quand l'oreille moyenne n'avait pas été ouverte. Les fragments étaient conservés dans de grands bocaux remplis d'une eau à peine alcoolisée et non renouvelée.

Au reste, il n'y a aucune comparaison à établir entre l'aspect d'une caisse normalement aérée et celui d'une caisse dont le bourrelet, visible bien qu'à demi aplati, couvre et cache toujours toute la paroi labyrinthique et englobe évidemment la chaîne des osselets.

Cette différence est encore plus tranchée quand, par le fait de l'accouchement, il s'est produit des extravasations sanguines au sein du magma.

Ce magma desséché, et j'en ai une foule de pièces dans ma collection, modifie d'une manière absolue les saillies et les creux de l'oreille. J'ai gardé de ces dissections la nette impression de la grande résistance de ce coussinet gélatiniforme à la putréfaction, isolé qu'il est absolument de l'air quand la respiration n'a pas eu lieu.

Cependant c'est là un fait facile à élucider ; et il serait bon de comparer entre elles, à des périodes marquées, les effets de la putréfaction sur le tissu pulmonaire (au point de vue de la docimasie) et, d'autre part, sur les oreilles de nouveau-nés placées dans un milieu identique.

On voit combien une aussi petite question a de peine à être résolue ; les uns ne pensent pas que la présence ou l'absence du magma auriculaire puissent avoir une certaine valeur médico-légale ; d'autres, et je suis du nombre, espèrent que des recherches mieux conduites aboutiront à montrer exactement l'importance de ce signe, encore incomplètement étudié. M. Lannois paraît avoir été conduit à une conclusion analogue aux miennes à la suite de la discussion très approfondie à laquelle il s'est livré dans son excellent travail.

Si l'absence du bourrelet, dit-il (p. 36), ne prouve rien, en effet, il n'en est pas de même de la *présence de l'air* dans la cavité tympanique du nouveau-né.

D'où la question toujours renouvelée : Comment l'air franchit-il ce canal tubaire déjà long à la naissance ? Il n'y peut, à mon sens, s'introduire que si le magma est absorbé, et par l'action de la déglutition, de la succion et de la respiration. De l'avis de tous, Hoffmann tout récemment encore, ce point obscur doit être éclairci ; c'est aussi notre désir, tout à l'heure formulé.

C'est ici le lieu de renouveler le conseil pratique de n'opérer aucune recherche sur les caisses tympaniques que sous l'eau et de commencer la section par une ponction du tympan, mis à jour. L'issue des bulles d'air constatée on devra continuer l'examen en ouvrant la caisse par le soulèvement de l'écaille mince qui la couvre du côté du crâne, au niveau de la suture pétro-écailleuse (voûte de la caisse).

En résumé :

1° — Tantôt, le magma intra-auriculaire est trouvé ; mais il est altéré par la présence du pus, ou du sang épanché... et sa présence n'a plus aucune signification médico-légale au point de vue de la respiration du nouveau-né ;

2° — Tantôt le magma a disparu. On trouve de l'air à la place dans l'oreille moyenne.

Si les poumons sont aérés et ont respiré, le problème est résolu ; mais le rôle du signe auriculaire est petit.

Si les poumons sont restés à l'état fœtal ou putréfiés, ne donnant plus rien de sûr à la docimasie, la présence de l'air dans l'oreille peut être rapportée à un commencement de putréfaction ; mais, en ce cas, ce n'est pas de l'air que l'on trouve, c'est un liquide le plus souvent.

Nulle conclusion ne peut être tirée du fait de l'aération de la caisse. Cependant j'ajouterai qu'il y a loin de l'aspect de l'oreille vidée par la respiration normale, et celui de la caisse putréfiée, avec ou sans liquide inclus.

Il est impossible que ce caractère ne frappe pas les observateurs.

3° — Tantôt, le magma persiste et sans pus ni sang extravasé; il n'est pas liquide. En ce cas, on peut trouver les poumons encore restés à l'état fœtal ; alors la coïncidence des deux états fœtaux auriculaires et pulmonaires a une grande valeur positive : l'enfant n'a pas respiré du tout ; ou bien les poumons manquent, putréfiés ou non, et l'aspect de l'oreille à lui seul est de même très caractéristique de la non installation de la respiration ; au moins est-ce mon avis.

4° — Souvent le magma n'est plus net, il est diffluent, et du liquide remplit la cavité ; c'est une ébauche de transformation ; cela peut être histologiquement constaté tant qu'il n'y a pas putréfaction.

En effet, les globules sanguins, les cellules d'épithélium pavimenteux, les globules lymphoïdes en masse nagent dans le mucilage auriculaire ; des lambeaux de tissu cellulaire embryonnaire flottent appauvris aux parois et peuvent être distingués nettement sous le microscope ; l'épithélium pavimenteux de la face interne du tympan est intact. S'il n'y a que résorption du tissu gélatiniforme et régression de la muqueuse, la cavité est close par une couche épithéliale distincte, qui disparaît seulement dans la putréfaction.

Le travail physiologique de la disparition du bourrelet gélatiniforme ne ressemble pas à l'évolution d'une putréfaction. De plus, le liquide étranger qui s'est introduit dans la cavité diffère de la bouillie celluleuse que l'on rencontre dans le cas d'aération incomplète, interrompue, de la caisse tympanique chez le nouveau-né, et a des caractères propres.

Il est sans doute possible de se faire une opinion scientifique au sujet de la valeur du contenu de la cavité auriculaire ; mais on comprend qu'il y ait dans la pratique une grande réserve à observer dans les conclusions, surtout en l'absence de signes docimasiques pulmonaires.

L'avenir éclairera cette curieuse question de la docimasie auriculaire. Il faut savoir gré à M. Lannois d'avoir mis sous les yeux des indifférents ce rapport si intéressant de l'oreille avec la médecine légale.

Quant à moi, je le répète, je crois que l'association des résultats de la docimasie auriculaire aux données de la docimasie pulmonaire sera toujours avantageuse, jusqu'à ce qu'il soit bien établi si l'une peut être suppléée par l'autre.

Les dernières pages du travail de M. le Dʳ Lannois sont consacrées à l'étude de la surdité, soit au point de vue professionnel (surdité des employés de chemins de fer), soit au point de vue des dangers qu'il en résulte pour le service et pour le public.

L'auteur termine en rappelant que cette question a été portée à l'ordre du jour au dernier congrès des médecins et naturalistes allemands.

Nous avons dit ailleurs qu'on ne saurait, sans exagérer, mettre en parallèle les intérêts graves qui s'attachent à la connaissance des capacités visuelles de certaines catégories de travailleurs, et les dangers qui seraient dus à l'inaudition dans les usines, les chemins de fer, où les signaux se font autant par les yeux que par les oreilles, et sont d'une intensité extrême.

En terminant ce compte rendu d'un travail plein de faits et d'une exposition toujours facile, je félicite son auteur d'avoir osé toucher à un sujet aussi spécial, aussi délaissé, et de l'avoir fait avec autant d'intelligence que de savoir.

CLINIQUE

DU VERTIGE DE MÉNIÈRE ET DE SES RAPPORTS
AVEC LES LÉSIONS DES FENÊTRES OVALE ET RONDE (1)

Un individu bien portant s'affaisse subitement dans la rue, ou bien il se sent pris soudain de vertige, de tournoiement tels qu'il n'ose quitter le mur auquel il s'appuie, l'objet auquel il s'est cramponné. Ses jambes se dérobent; le sol s'enfonce sous ses pas; une sueur froide inonde son visage. Chaque fois qu'il tente d'avancer, ou bien il se sent entraîné sur le côté, ou lancé en avant, ou renversé en arrière. Il assiste effaré, terrifié, à cette lamentable anarchie des mouvements et des efforts d'équilibration. Cet état vertigineux cruel aboutit à la chute ou bien lui succède.

Si l'accès est subit et terrasse le malade, un état nauséeux, demi-syncopal, précède souvent de longue date l'accès de vertige. Le patient se rend parfaitement compte de ce qui se passe en lui et de son incapacité de se tenir en équilibre. Il ne perd pas connaissance; à peine a-t-il quelques secondes de surprise et d'émoi. Ses oreilles sifflent, bourdonnent violemment; enfin, la crise passée, il s'aperçoit qu'il est devenu sourd.

C'est le vertige de Ménière, ou la surdité apoplectiforme des auteurs allemands. C'est un appareil symptomatique d'allure positivement cérébrale, et qui a pu maintes fois causer des erreurs de diagnostic. Les auteurs, et de Trœltsch entre autres, en

(1) Extrait des *Archives de Neurologie*, nᵒˢ 12, 13 et 14, 1882-1883.

citent des plus curieuses. C'est un accident morbide plus fréquent qu'on ne pense, et à mesure qu'on sait mieux le reconnaître les exemples se multiplient.

Depuis le travail de Ménière, après les expériences de Flourens et de ses successeurs, les leçons de M. le professeur Charcot, les travaux des élèves de la Salpêtrière, ont beaucoup fait pour en vulgariser la connaissance dans le corps médical.

Les thèses de Voury, de Bonnenfant, de Lhuissier et de Léo, les cliniques de M. Charcot; les études récentes de MM. Féré et Demars, 1881; de MM. Marie et Vallon, 1882; la thèse d'agrégation de Weil, 1880. Après les leçons professées par Trousseau, Hardy, G. Sée, ont appelé l'attention des médecins sur cette symptomatologie curieuse, éclairé ce diagnostic délicat et pressant, et montré surtout les applications thérapeutiques recommandables dans le vertige.

Tout dernièrement encore M. le professeur Charcot a montré tout le parti qu'on peut tirer de l'emploi des agents médicamenteux qui possèdent une sorte d'action élective sur l'organe auditif, et il a institué un traitement précieux de cette cruelle affection. Au point de vue nosologique, il a également prouvé que l'accès apoplectiforme, la forme la plus connue aujourd'hui, n'est point la seule manifestation symptomatique du vertige auriculaire. En effet, l'état vertigineux durable, l'état nauséeux constant, bien que d'aspect beaucoup moins grave et surtout d'allure moins terrifiante que la forme par attaque, peuvent être des manifestations incontestables d'états anatomo-pathologiques auriculaires identiques ou analogues à ceux qui déterminent l'accès brusque avec ou sans chute sur le sol.

Ménière, Saissy, et après eux Moos, Politzer, puis Voltolini, ont trouvé à l'autopsie de sujets qui avaient été atteints de phénomènes prononcés de vertige avec surdité, des lésions du labyrinthe et surtout des canaux semi-circulaires. C'est le plus souvent à la suite de la méningite cérébro-spinale que ces lésions ont été observées. Ces cas mortels et si nets ne sont point de ceux que j'ai montrés dans ce travail.

En général les malades, dont l'observation sert de base à ce travail, à part les accidents d'équilibration et leurs troubles auditifs, jouissaient d'une santé parfaite. La surdité même ne les préoccupait que tardivement.

Ma thèse pourrait aussi bien s'intituler : « Des lésions de l'oreille moyenne que l'on constate cliniquement en même temps que le vertige de Ménière. » Mais un pareil titre semblerait annoncer des autopsies, des descriptions de pièces et j'ai dit que ce travail est absolument clinique. On sait au reste combien sont incomplètes et insuffisantes les rares autopsies connues de vertige de Ménière. Mais c'est bien pis si l'on veut savoir quelle lésion correspond au vertige qui guérit, celle qui caractérise le vertige apoplectiforme, ou au contraire ce qui cause le vertige durable aux formes multiples et méconnues.

Voici par avance une preuve de la multiplicité et de la différence des lésions étiologiques dans ces cas qui n'entraînent pas la mort.

Il s'agit d'un sujet mort par accident (apoplexie pulmonaire) dans le service de M. Charcot. Il était atteint de vertige de Ménière, dont les accès purent être étudiés pendant assez longtemps par M. Féré. Un énorme bouchon de cérumen solide remplissait le méat ; le tympan, enfoncé extrêmement, était méconnaissable ; les trompes étaient imperméables ; les mouvements de l'étrier étaient nuls, la caisse scléreuse ; le labyrinthe d'apparence normale ; la fenêtre ronde parut bombée en dehors. Ce court aperçu montre des lésions bien différentes de celles qu'a trouvées Ménière le premier.

Le fait qui doit frapper tout d'abord, c'est l'immobilisation de l'étrier, qu'il faut associer dans l'esprit à l'enfonçure extrême de la cloison du tympan et à l'oblitération de la trompe, ses deux causes indiscutables. Le vertige apparaît dès lors comme une manifestation labyrinthique, mais qui a été provoquée par une lésion siégeant hors du labyrinthe.

En face d'un malade atteint de vertige ou tombé étourdi à terre, mais qui se relève en pleine possession de ses facultés, le médecin est actuellement conduit à placer, sinon dans les centres nerveux, que la conservation de la connaissance permet jusqu'à un certain point d'éliminer, mais dans la partie nerveuse de l'organe de l'ouïe que la surdité et les bourdonnements signalent à l'attention, la source du mal et le siège de la lésion qui le produit. L'observateur appuie sa conclusion sur les données de la physiologie expérimentale.

Aujourd'hui, la trilogie symptomatique de Ménière indiquerait toujours un état pathologique des canaux semi-circulaires. On sait que le limaçon tout entier a pu être atteint de nécrose et éliminé, sans qu'on ait observé de troubles d'équilibration. De plus, j'ai montré à la Société de biologie que la destruction du limaçon chez le cobaye ne cause aucune altération des mouvements ni de l'équilibre. D'un autre côté, j'ai pu voir complètement guérir du vertige des pigeons sur lesquels, par des lésions des canaux semi-circulaires, on avait provoqué les accidents de déséquilibration caractéristiques, et qui plus tard entendaient parfaitement.

Par l'expérimentation on isole donc bien les fonctions spéciales à chacune des diverses portions de l'appareil labyrinthique. Or, il ne semble pas que le vertige de Ménière, dans sa constitution ternaire, nous offre une séparation semblable. Aux troubles de l'équilibre s'ajoutent le bourdonnement d'oreilles et la surdité ; la lésion des canaux semi-circulaires ne saurait à elle seule tout expliquer. Si le sujet devient sourd, à coup sûr c'est qu'il a autre chose qu'une altération des canaux semi-circulaires.

Mais la probabilité se change en certitude, si l'on voit le vertige guérir pendant que le sujet reste sourd. Or, c'est un fait d'observation que la surdité est souvent, très souvent la suite et la terminaison du vertige de Ménière, à tel point qu'un moment on a pu croire que le traitement si excellent de M. Charcot n'agissait qu'en hâtant la terminaison par surdité.

Dans l'hypothèse d'une lésion exclusive des canaux, il faudra donc admettre que cette affection a guéri juste au moment où le reste du labyrinthe s'est trouvé privé du fonctionnement. Il y a donc là autre chose qu'une lésion de ces canaux membraneux.

La surdité terminale a frappé quelques bons observateurs, et ils ont conclu qu'il fallait chercher ailleurs la solution de la question, à moins de faire de tout cela le symptôme d'une labyrinthite. Mais cette opinion est inadmissible, car si la surdité persiste, l'accident vertigieux a disparu : si les canaux sont guéris, comment expliquer que le reste du labyrinthe puisse être envahi par le processus et se trouve détruit ?

C'est donc en dehors de l'oreille interne qu'on est conduit à placer le siège de la lésion principale dans le vertige de Ménière, si l'on veut aussi avoir la pathogénie de la surdité et des bourdonnements d'oreilles si caractéristiques que M. Charcot en fait un signe de l'affection et que les malades le reconnaissent comme avant-coureur de leur accès apoplectiforme.

La marche de la maladie de Ménière est bien faite aussi pour donner des doutes. Souvent, l'accès de vertige passe comme un éclair ; souvent, il apparaît à de longs intervalles, pendant lesquels le médecin n'est point consulté. Dans les formes les plus graves, où le vertige se répète fréquemment, et se termine par la chute, il existe des périodes franches de calme dans lesquelles l'affection de l'oreille moyenne se trahit souvent et peut être suivie. Dans les otites subaiguës ou chroniques, d'origine pharyngée, l'envahissement de l'organe auditif s'est fait par la paroi labyrinthique d'abord, loin des regards ; il n'est pas étonnant que le vertige soit un signe précoce de ces maladies qui sont longtemps méconnues, parce que les signes objectifs font alors le plus souvent défaut.

Je ne rappelle que pour souvenir qu'on a pu provoquer le vertige avec chute par de simples injections auriculaires chez l'homme. On sait les expériences de P. Bert et de Vulpian sur les lapins.

La clinique montre les conditions anatomo-pathologiques dans lesquelles la production du vertige est à redouter ; de plus, elle permet de constater l'existence du vertige dans des affections auriculaires manifestes et de tout ordre, dans lesquelles l'oreille moyenne est seule envahie, et d'assister à la disparition du symptôme vertigineux, en même temps qu'à la guérison de l'otite ou de toute autre manifestation pathologique de la caisse du tympan. Il y a plus, le vertige a pu être provoqué chez certains individus, qui n'en avaient jamais eu spontanément, bien que l'examen fît découvrir une lésion de la caisse.

C'est là un trait de lumière ! Il est possible, en effet, de faire naître chez l'homme des troubles analogues au vertige, et jusqu'à des troubles de l'équilibre, comme on les a produits sur les pigeons.

Il n'est donc pas nécessaire d'admettre l'existence d'une affection préexistante du labyrinthe pour que la production du vertige ait lieu.

Comment expliquer cet accident subit, l'accès de vertige ? quelle excitation soudaine du contenu de l'oreille interne, et par quoi est-elle amenée brusquement ? Si l'on se guide sur les données de l'expérimentation sur les animaux, on trouve qu'en définitive il suffit d'une commotion du contenu du labyrinthe, pour que le vertige naisse ; et qu'il n'est pas indispensable à sa production qu'une augmentation de la pression intra-labyrinthique existe auparavant, comme le pensa Politzer. Dans certaines conditions de relâchement des tissus, cet accroissement de la pression se produit subitement, par un déplacement en dedans de la platine de l'étrier ou de la fenêtre ronde.

C'est ainsi que, au moyen d'une poire à air, en poussant le tympan et tout l'appareil conducteur du son vers la paroi labyrinthique, on peut provoquer le *vertige expérimental* chez l'homme, par une légère commotion du labyrinthe. Il est très admissible qu'un état névrosique particulier, préexistant, est nécessaire pour expliquer la réaction plus énergique, et le trouble plus général. Mais c'est, en définitive, l'intensité, l'ampleur du mouvement imprimé à la platine de l'étrier qui provoquent aussitôt les phénomènes de déséquilibration. Il y a loin en effet de l'action du choc de l'onde sonore, seul excitant physiologique de l'organe auditif, à l'ébranlement causé par le traumatisme, soit dans les expériences sur les pigeons, soit dans le cas de choc, de coups, etc., reçus sur l'oreille. (*Vertige traumatique*).

Mais il est cependant des cas où l'on voit le bruit seul provoquer le vertige, où il suffit par conséquent de l'effort .d'accommodation, et de protection de l'oreille, et de l'action de son appareil tympanique, pour que la commotion labyrinthique ait lieu. (Hinton, Jackson, Burnett). Peut-être, la platine de l'étrier se meut-elle alors en dedans, d'une façon exagérée ; peut-être y a-t-il plutôt un obstacle au déplacement consécutif du liquide labyrinthique? Et il serait logique d'admettre, avec Duplay, une lésion de la fenêtre ronde, ou près d'elle, l'empêchant de se porter vers la caisse, et concentrant ainsi toute la pression dans la cavité du labyrinthe. Excès de mobilité de l'étrier ou immobilité de la fenêtre ronde, les deux conditions aboutissent à rendre inévitable la commotion des canaux semi-circulaires. (*Vertige d'accommodation*).

Cette théorie du vertige de Ménière est satisfaisante, car il existe un trop grand nombre de faits cliniques où l'on n'a pu avoir la preuve qu'il existât des lésions quelconques dans l'oreille interne, bien que les caractères du vertige dit labyrinthique eussent été observés ; et par contre, on a vu ce symptome survenir au milieu de l'évolution d'affections catarrhales de la caisse, et même des cellules mastoïdiennes (Guye, d'Amsterdam), et il n'est pas jusqu'aux affections les plus communes de l'oreille externe, dans lesquelles des observateurs de mérite n'aient rencontré cette symptomatologie. (Féré et Demars : *Note sur la maladie de Ménière, Rev. de méd.*, 1881). C'est le *vertige réflexe*.

Le médecin qui observe le vertige de Ménière, et qui ne découvre rien par l'exploration la plus minutieuse de l'oreille moyenne, et de ses annexes, conclut à une affection de l'organe labyrinthique. Mais, prouver qu'une surdité existe, sans lésion de la caisse, n'est pas chose facile actuellement ; et de l'aveu de tous les otologistes, c'est cependant la clé du diagnostic.

La difficulté est de reconnaître si ce qu'on observe n'est pas le résultat d'une affection des fenêtres ovale et ronde.

Divers signes différentiels ont été proposés par les otologistes, pour explorer le labyrinthe. Depuis Bonnafont, les auteurs français ou allemands se servent pour cela du diapason posé sur le crâne du sujet. Cette expérience est basée sur cette opinion accréditée, que le son du diapason se transmet *directement* par les os au contenu labyrinthique ; or, cela est une erreur. J'ai démontré, il y a longtemps, que ce mode de transport du son, ou mieux, que ce mode de fonctionnement de l'audition est inadmissible ; et j'ai expérimentalement prouvé en effet que le son solidien, comme les sons aériens, est susceptible d'être modifié dans son intensité, quand on change l'état de tension de l'appareil de transmission. Savart et Wollaston l'ont montré pour les sons par influence ; je l'ai établi pour les sons crâniens ou solidiens.

Les expériences au moyen de pressions centripètes opérées sur le tympan, ne laissent aucun doute à ce sujet, et contredisent formellement l'opinion émise par Bonnafont, Triquet, Lucæ, Politzer, Urbantschistch, etc., que la diminution de la perception osseuse est un bon signe différentiel, entre un affaiblissement de l'ouïe, et un obstacle à l'accès des ondes sonores. (Urbantschistch. *Traité des mal. de l'oreille*, trad. franç., p. 118).

J'espère modifier l'interprétation de cette expérience, et prouver qu'il est plus exact de dire que la diminution de la perception osseuse est un signe qu'il existe un obstacle à l'accès des ondes sonores, et que cet obstacle siège au niveau des fenêtres ovale et ronde.

J'ai employé, à l'étude des cas de vertige de Ménière, que je cite dans ce travail, deux nouveaux procédés d'investigation, au moyen desquels je pense rendre possible l'examen des fenêtres ovale et ronde et de la platine de l'étrier.

La première méthode d'investigation s'appelle l'*épreuve des pressions centripètes*. Dans la deuxième, le médecin *ausculte l'oreille* du sujet *pendant les pressions centripètes;* celle-ci diffère totalement de la précédente en ce que le contrôle médical est assuré ; et parce qu'on obtient à la fois deux résultats : l'un fourni par le sujet, l'autre par l'observateur ; c'est de la comparaison de ces deux données que naît la valeur de l'épreuve dernière.

On verra, par le détail des observations, que j'ai mis à la fois en œuvre toutes les autres méthodes d'exploration de l'oreille dans l'étude des faits.

En thèse générale, mes procédés se résument à modifier, au moyen de pressions douces exercées sur la surface tympanique, une sensation sonore provoquée au contact du diapason *la* 3 sur la bosse frontale du sujet ou sur le vertex. Ces procédés ont été exposés devant la Société de biologie (1881), et au Congrès international de Londres. (In *Extrait des procès-verbaux des séances du Congrès médical international de Londres*, 1881, t. III, p. 370) (1).

A. — Epreuve des pressions centripètes.

Lucæ comprime l'orifice du méat auditif avec la pulpe du doigt. J'emploie la poire à air ordinaire armée d'un tube dont l'extrémité est hermétiquement fixée au conduit ; un diapason suffisamment volumineux pour donner un son soutenu pendant un certain temps est appliqué sur la bosse frontale du côté qu'on examine ou sur le vertex.

Si l'oreille est saine, le bruit qui se propage par le crâne à l'oreille se trouve atténué brusquement à chaque pression de la poire dont l'air comprime le tympan et toute la chaîne jusqu'à la fenêtre ovale, et à travers le labyrinthe jusqu'à la fenêtre ronde ; car cette tension exagérée de tout l'appareil amène une diminution brusque d'intensité du son perçu par le patient. Cette atténuation se produit à volonté.

Quand le diapason est près de s'éteindre, la poussée d'air an-

(1) Voir pages précédentes de ce volume.

nule totalement le son, qui peut renaître, la pression cessant. Ces variations causées par les pressions centripètes sont l'indice de la conservation de la mobilité et de l'élasticité de l'appareil de transmission, et surtout de la platine de l'étrier dans la fenêtre ovale et aussi de la membrane de la fenêtre ronde.

On comprend que si l'oreille est malade, les conditions sont changées, et l'épreuve ne donne plus les mêmes résultats. Tantôt on n'observe aucune modification du son du diapason sous l'influence des pressions ; tantôt le son est éteint net à chaque poussée ; enfin souvent la poussée tant légère soit-elle provoque le vertige, ou le bourdonnement d'oreille.

La conclusion en est simple : tantôt l'appareil immobile n'obéit plus et le son perçu n'est pas modifié ; ou bien il reste encore une petite distance à franchir, et la moindre pression rend l'étrier immobile ; et par suite empêche le passage du son crânien.

Le vertige provoqué annonce qu'il y a commotion de laby-rinthe, soit par suite de l'amplitude anormale du mouvement communiqué, soit parce que la fenêtre ronde a résisté. On ob-tient donc ainsi une sorte de gamme de sensations correspon-dantes aux divers états de l'appareil transmetteur et surtout de la platine de l'étrier, puisque c'est à travers cette surface osseuse mobile que le son se propage au labyrinthe.

Le relâchement (*relaxation* des Anglais) de la cloison tympa-nique avec ou sans épaississement de tissus, offre un rapport étroit avec la production du phénomène vertigineux. Les signes de cette lésion coïncident souvent avec le vertige de Ménière. On les rencontre aussi dans les cas où l'extinction des sons du dia-pason par les pressions s'observe. Une des causes les plus fré-quentes de ce ramollissement est l'eczéma chronique, à répéti-tion, scrofuleux, ou arthritique. L'impétigo, l'écoulement de cause dyscrasique ont le même effet. Toutes les inflammations de l'oreille externe ou moyenne à marche chronique, finissent par produire ce relâchement et la voussure consécutive. La sclé-rose leur succède plus ou moins tardivement. Les effets de cette perte de tension et de tonicité sont variables suivant que la trompe est libre ou imperméable.

Si la trompe est obstruée, le déplacement en dedans se trouve fixé, et de jour en jour accru ; bientôt la course de l'étrier est bornée, et l'immobilisation dans la position nouvelle se produit. C'est le cas où le plus souvent on constate que les pressions causent l'extinction nette, ou bien au contraire ne produisent plus les variations du son du diapason frontal.

Quand la trompe reste perméable au moins par moments, les malades s'aperçoivent que leurs malaises, leurs vertiges apparaissent tantôt à la suite du mouvement d'avaler, tantôt après un éternuement, ou après un accès de toux ; tantôt après un baillement ; ou bien c'est après s'être mouchés, ou après avoir vomi que l'ébranlement a lieu ; en ce cas l'accès est subit, c'est le vertige de Ménière apoplectiforme.

Observation I. — H***, trente-cinq ans ; bonne santé, pharyngite chronique rhumatismale ; surdité plus forte à gauche, obstruction de la trompe ; — enfonçure extrême du tympan, dont la transparence laisse voir le fond rouge vif de la caisse. Audition de la montre par voie osseuse, nulle ; dix-huit centimètres d'audition par air ; vertiges fréquents ; il a peur de tomber de cheval ; vertiges s'il relève la tête et non quand il la baisse.

Épreuce des pressions centripètes. — Belles variations de la sensation à droite ; à gauche, extinction brusque du son du diapason frontal à chaque pression. En auscultant l'oreille pendant les pressions avec la poire à air, il y a également extinction pour l'observateur ; mais il ne se produit ni bourdonnement, ni vertigo.

Observation II (résumée). — H***, cinquante-deux ans. Le 10 décembre, en mangeant la soupe, il tombe subitement sans perdre connaissance ; même accident le lendemain en se levant ; bruit de jet d'eau violent dans la tête, et il s'aperçoit qu'il est sourd. — Soigné pendant un mois pour une congestion cérébrale sans être soulagé de ses vertiges. — Chute à terre, le 30, à son travail, sans perte de connaissance ; chute en avant ; plaie au front. Surdité et bourdonnement intenses, pharyngite aiguë rhumatismale ; otites subaiguës ; enfonçure extrême, opacité et déformation du tympan.

Épreuce des pressions. — A l'oreille gauche, pas d'effet ; à droite, au premier choc, ébranlement dans toute la tête ; étourdissement immédiat à tomber ; il reste quelques secondes à se remettre.

L'épreuve de Valsalva faillit le précipiter en avant.

Le moindre effort ou mouvement provoque le vertige. Après un mois de traitement, tous ces phénomènes spontanés ou provoqués ont totalement disparu. La pression amène la rémittence normale du son du diapason. L'audition est revenue à dix centimètres à droite ; audition de la montre, collée au méat à gauche ; mais elle n'est pas perçue par la voie crânienne.

OBSERVATION III (résumée). — Dame, ménopause ; bronchite arthritique chronique ; — vieilles otites. Vertige subit en se mouchant ; elle sent un claquement dans l'oreille et elle tombe étourdie. — *Épreuve des pressions* : nul effet; audition nulle à droite par la voie crânienne. M. à 40 cent.. Elle est soulagée par la réapparition des règles après trois mois de suspension des menstrues.

OBSERVATION IV (résumée). — Dame, cinquante-cinq ans ; abcès de la cuisse il y a quatre mois ; — l'oreille siffle seulement depuis trois semaines en se mouchant ; — dès qu'elle se mouche ou éternue, la malade est étourdie à tomber, et se retient aux meubles pour éviter la chute.

Épreuve des pressions. — Au premier coup, étourdissement qui dure quelques secondes ; l'inspection du tympan montre que par une perforation centrale étroite, du pus s'est épanché dans le conduit auditif et que la caisse s'est vidée ainsi. Aussi l'épreuve des pressions ne donna-t-elle plus lieu au vertige après cette évacuation. — Les jours suivants, l'écoulement tari, les vertiges spontanés et provoqués cessent.

On voit nettement ici le rôle du contenu de la caisse du tympan comme instrument de compression du labyrinthe et le mécanisme de la production du vertige. L'audition atteint 12 cent. un mois après la guérison de la suppuration : la perforation persiste. Le vertige n'a pas reparu.

OBSERVATION V (résumée). — Dame, cinquante-neuf ans. — Vertiges très forts ; avec chute, deux fois. — Surdité à gauche. Coryza chronique. — Obstruction tubaire ; induration et enfonçure extrême du tympan. Si elle se mouche fort, elle éprouve une commotion, et tend à tomber ; si elle éternue, également ; son premier accès violent l'a prise en mangeant. Si elle se couche sur cette oreille gauche, si elle se frotte le pavillon, le sifflet auriculaire apparaît : elle a cru remarquer que le bruit est plus fort quand elle a moins de vertige. Elle est tourmentée par un balancement continuel.

Par les pressions centripètes, extinction brusque du son du diapason frontal au premier choc. — Montre non perçue ni par les os ni par l'air.

OBSERVATION VI (résumée). — Pharyngite chronique ; obstruction des trompes ; sclérose auriculaire ; montre entendue à gauche collée au méat, et non perçue par les os ; à droite 12 cent. et par les os, très faiblement.

Épreuve des pressions. — Nulle à droite et à gauche ; avec l'auscultation transauriculaire pendant les pressions centripètes, rémittence du son pour l'observateur, et nulle variation pour le sujet ; ni bourdonnement, ni vertige provoqués. Après quinze jours de traitement, les variations deviennent très nettes pour le sujet, mais seulement si le diapason est posé sur le tube de caoutchouc et non sur le front.

La cause prochaine du développement du vertige n'est pas facile à trouver ; l'augmentation de la pression, dans la cavité de l'oreille interne, a souvent été mise en cause pour expliquer la production du vertige. On a vu par les faits cités et l'on comprend que cet accroissement de pression a lieu sous l'influence de l'accumulation de produits sécrétés dans la caisse, soit par l'enfonçure anormale du tympan, ou bien par une production végétante au niveau de la fenêtre ovale ou de la fenêtre ronde. Mais que dire si, avec le vertige type, l'examen *de visu* constate l'absence de tympan et de chaîne osseuse, et montre l'étrier isolé, seul, en place ?

Voici une observation où l'on trouve que le vertige a existé spontanément, et a pu également être expérimentalement provoqué par des pressions centripètes très légères, et l'étrier seul subsiste. Mais la surdité est complète par la voie osseuse, comme par l'air, pour la montre comme pour le diapason et pour là parole ; or, la fenêtre ronde a disparu, confondue dans la plaque cicatricielle qui couvre le promontoire de cette oreille dont la suppuration prolongée a tout détruit, hors le petit osselet resté mobile sous la pression du stylet, et sous la poussée de l'air de la poire à insuffler. (Obs. VII.)

OBSERVATION VII (résumée). — H***, otorrhée dans la jeunesse ; surdité à gauche totale, même au diapason appuyé sur le front ; vertiges fréquents avec bourdonnements d'oreilles. — Tympan gauche entièrement disparu ; étrier libre, visible ; vertige et bourdonnements si je le touche du stylet. Vertige et bourdonnements provoqués du premier coup par les *pressions centripètes ;* en même temps rougeur vive à la joue gauche, injection de l'œil gauche.

La paroi labyrinthique est méconnaissable ; c'est une surface plane, sèche, cicatricielle ; on n'y reconnaît ni promontoire, ni sourcil, ni fenêtre ronde, ni fossette.

Les lésions des fenêtres suffisent-elles à expliquer le vertige ? En tout cas, elles brident et emmurent le labyrinthe, qui se trouve à la merci du moindre trouble circulatoire.

L'observation suivante montre les variations du signe des pressions concordant avec la marche de l'affection vertigineuse vers la guérison.

OBSERVATION VIII (résumée). — H***, coiffeur, quarante-neuf ans, a longtemps habité un logement bas et humide. Depuis cinq ans, tourmenté par des bourdonnements, et un état vertigineux constant, entrecoupé d'accès de vertige. Le bourdonnement en sifflet de locomotive annonce l'accès. Cet homme dont les troubles de déséquilibration ont été des plus cruels et des plus longs, a offert quelques phénomènes curieux : des engourdissements de tout un côté; une sensation persistante de froid dans la cuisse; des douleurs dans la verge et le siège, des cauchemars, des boules de feu dans les yeux, etc. Enfin, il a éprouvé des absences véritables; il s'est perdu un moment, et cependant s'est retrouvé sans aide. Ses vertiges se répètent par accès de dix en dix jours ; rarement il est trois semaines sans en éprouver.

L'oreille droite entend la montre à cinquante centimètres, et la perception osseuse est bonne.

L'oreille gauche ne perçoit rien ni par l'air ni par le crâne. Le diapason est entendu posé sur le front.

Épreuve des pressions centripètes, diapason vibrant sur la bosse frontale gauche. — Pas de variation, ni bourdonnement, ni vertige provoqué ; nul effet à gauche. A droite : l'expérience donne le résultat normal. — Un mois après, état amélioré. *Épreuve des pressions* à gauche : au premier coup, extinction nette du son du diapason posé sur le front à gauche. — Deux mois après, les grands accès ont cessé, et il y a de longs intervalles de tranquillité ; santé générale excellente ; le travail est possible ; les bourdonnements continuent encore. *Épreuve des pressions :* intermittences, variations nettement perçues par l'oreille gauche, mais moins clairement qu'à droite cependant.

Cette observation VIII, si intéressante à tous égards, nous montre, au point de vue spécial de l'étude actuelle, toutes les phases par lesquelles le signe des pressions a passé. L'immobilité constatée au début fait place peu à peu à une courte mobilité que la poussée d'air annule facilement (extinction) ; puis les tissus reprennent leur élasticité et les rémittences renaissent. On a suivi ainsi la marche de la lésion vers la guérison.

Les symptômes objectifs n'auraient pu fournir ici que de faibles renseignements ; et la différence était bien minime entre l'aspect du tympan au début et à la fin de l'observation. Pour le diagnostic et le pronostic, les épreuves par les pressions ont une supériorité incontestable.

OBSERVATION IX (résumée). — Pharyngite rhumatismale à répétition ; otorrhée par moments à droite : migraines autrefois ; vertige de Ménière ; bourdonnement intense, agaçant.

Épreuve des pressions. — Vertige brusque au premier choc de l'air de la poire à insufiler sur l'oreille droite. Le dixième jour du traitement, la même épreuve amène seulement l'extinction du son et à peine du malaise. — Un mois après, l'épreuve des pressions donne des rémittences *ad libitum* du son du diapason frontal, sans choc, sans vertige.

On suit également dans cette observation l'évolution du signe qui se modifie suivant la marche graduelle vers la guérison.

Le vertige de Ménière présente des causes occasionnelles multiples ; parmi elles, il en est que l'étude physiologique de l'accommodation semble aider à comprendre. C'est ainsi que le spasme, ou la contraction brusque réflexe du tenseur du marteau, tout étant disposé d'ailleurs pour que l'ébranlement soit possible (otite chronique, période de ramollissement, avec enfonçure de l'étrier et voussure extrême du tympan), peut expliquer la naissance d'un vertige subit sous l'influence de l'émotion causée par des bruits violents ou agaçants. L'observation suivante en est un type : « Le vertige n'arrive, dit la malade, que s'il est provoqué par le bruit. » (Obs. X.)

OBSERVATION X (résumée). — Dame ; période de la ménopause ; chagrins, fatigues auprès d'un mourant ; impressionnabilité excessive; le bruit la rend malade ; elle chancelle si une lourde voiture rase le trottoir où elle marche, et se sent attirée vers la roue ; elle tourne sur elle-même et s'accroche où elle peut pour ne pas tomber. — Sa tête est fatiguée ; elle est incapable de penser et d'agir ; elle sent sa mémoire diminuer chaque jour.

Bourdonnement atroce, énervant. Audition de la montre, bonne par le crâne à droite et à gauche, mais faible. Audition à 30 cent. à droite et à gauche. — *Epreuve des pressions centripètes* : nul effet; pas de variation du son; ni bourdonnement, ni vertiges provoqués; *épreuve d'auscultation transauriculaire* : pendant les pressions centripètes, il y a extinction nette du son pour l'observateur.

Le malade de l'observation 5,905 du registre sentait aussi son vertige redoubler au bruit de la rue. Il en était de même de la dame de l'observation 5,843 *ter*...; de même du malade de l'observation 5,941, cas que je ne puis qu'indiquer ici.

Une sensibilité excessive au bruit et le vertige sont facilement associés et dus à une lésion auriculaire dans laquelle la platine de l'étrier est immobilisée et poussée en dedans; le labyrinthe devenu hyperexcitable, se trouve alors irrité à la moindre contraction de l'appareil d'accommodation.

Je pourrais citer, par analogie, des faits curieux d'individus qui s'aperçoivent parfaitement qu'ils entendent d'autant moins distinctement qu'ils font plus d'efforts d'attention ; c'est le même mécanisme dans les deux cas; ici l'accommodation éteint le son.

La chaleur est aussi une cause occasionnelle efficace du développement des accidents vertigineux, quand les oreilles ont été frappées déjà par la maladie. Certains individus n'ont leur vertige que l'été ou dans les endroits chauds (spectacles, fourneaux, etc.). Exemple :

OBSERVATION XI (résumée). — Pharyngite chronique ; vieilles otites; sclérose à droite ; — vertiges légers, fréquents l'été, à la chaleur, au soleil; il a été causé une fois par une injection d'oreilles.

Epreuve des pressions centripètes. — Très nette, quoique faible à gauche ; nulle à droite, sans vertige provoqué.

Dans ces cas de sclérose, avec immobilisation de l'étrier, la moindre fluxion auriculaire peut amener la compression du nerf labyrinthique, et causer le vertige ; le coup de chaleur agit de même : de même, les fluxions de la ménopause.

L'observation suivante montre avec quelle délicatesse, au moyen de ces pressions aériennes, et des mouvements ainsi communiqués à l'organe de l'audition, on peut l'explorer, les conditions de l'observation objective étant cependant précaires, ou bien l'ensemble des signes ne permettant pas de conclure d'une façon précise, à une lésion auriculaire comme explication du vertige.

Il s'agit d'un état vertigineux chez une jeune fille de seize ans ; cet état fut jugé purement nerveux tout d'abord, l'oreille ou les oreilles n'ayant pas été soupçonnées d'être pour quoi que ce soit dans la genèse du seul phénomène dont le sujet se soit toujours plaint. Mais quelques bourdonnements peu accusés, sans caractères tranchés cependant, et surtout une sorte d'abasourdissement, avec mal de tête augmentant au bruit, en même temps que le bruissement d'oreilles, donnèrent l'éveil à la malade ; et je fus consulté malgré l'excellence de son audition.

Observation XII. — Demoiselle, seize ans, bien réglée ; sujette aux affections de la gorge et du nez ; la voix est nasillarde habituellement, mais beaucoup plus au moment des mois, et au moindre refroidissement ; la respiration nasale est facile ; cependant les narines sont étroites ; les cornets, dont la muqueuse hypertrophiée comble les intervalles, ont l'aspect et la consistance de masses polypeuses.

Coryza fréquent, sécrétion abondante, souvent puriforme.

Il y a cinq ans, la malade a déjà été prise de vertiges avec léger bruissement d'oreilles au moment du printemps ; et il y eut une otorrhée passagère. — Santé générale excellente ; antécédents d'hémoptysie du côté du père, mort jeune.

L'enchifrènement, et l'altération sombrée de la voix se sont accrus ces jours-ci, après la venue régulière des règles. De plus, un état d'obnubilation avec léger bourdonnement d'oreilles est apparu ; parfois même il y a un léger tintement ; et alors la malade dit qu'elle souffre de la tête, au front, aux tempes ; sa tête est comme molle, dit-elle ; elle éprouve par moments un tremblement des jambes, avec faiblesse ; on dirait qu'elle va se trouver mal ; elle reste étourdie et craint de tomber.

Il n'y a ni mal de cœur, ni vomissement, ni sueurs froides ; mais douleur frontale vive. Voilà cinq jours que cela dure.

L'audition de la montre est excellente à 1 mètre 50, et plus, à droite ; à 1 mètre 20, à gauche. Par la région frontale la perception est bonne ; sur l'apophyse mastoïde également, à droite et à gauche.

L'*épreuve des pressions centripètes*, faites au moyen d'un tube de caoutchouc adapté au méat auditif, et de la poire à air, pendant que le diapason *la* 3 vibre sur la bosse frontale, donne des résultats très remarquables, vu la bonne portée de l'ouïe et la faiblesse des bourdonnements.

A l'oreille droite, le son parfaitement perçu (audition solidienne) et les intermittences les plus nettes, les variations les plus franches sont annoncées par le sujet à chaque poussée d'air, sans extinction du son, sans vertige. A gauche, c'est différent ; à chaque poussée, *extinction brusque* du son transmis, qui reparaît aussitôt que la pression cesse ; et cela à volonté. Ce fait est dès l'abord signalé par l'intelligente malade qui fait une grande différence à ce point de vue dans la manière dont se comportent ses deux oreilles.

L'épreuve de Valsalva, belle à droite, est nulle à gauche.

L'examen *de visu* des tympans constate leur obliquité excessive et les montre presque de champ. Le marteau et surtout l'apophyse externe sont saillants et bordés d'un filet rouge, à gauche.

Diagnostic : légère congestion de la muqueuse auriculaire complémentaire des règles. — Obstruction de la trompe gauche. Sans doute un léger relâchement du tympan prédisposait à l'exagération de sa voussure, la malade ayant eu déjà quelques troubles auriculaires après une otorrhée légère, il y a deux ans. L'épreuve des pressions ne laisse aucun doute sur l'existence d'une lésion de l'oreille méconnue et impossible à constater *de visu*, comme cause du vertige. Cette crise terminée, les intermittences sont revenues normales.

OBSERVATION XIII. — Homme, trente ans ; sec, brun, maigre, en bonne santé : conducteur de machines au chemin de fer.

Il a été pris, il y a huit jours, en travaillant, de douleurs atroces dans le fond de son oreille gauche. — Douleur persistante nuit et jour, avec fièvre, bourdonnement, battements à devenir fou, dit-il ; il était totalement sourd de ce côté, depuis lors ; le deuxième jour, écoulement très abondant de pus, et soulagement immédiat. — Le huitième jour, exploration : tympan gauche opaque, plan, mat, teinte gris sale ; apophyse externe seule visible, saillante, couverte d'épiderme imbibé ;

— limites du tympan en haut, nulles ; — opacité générale ; — pas de triangle ; — rougeur mate au niveau du manche invisible ; l'opacité est surtout forte au tiers supérieur.

L'air pénètre dans l'épreuve de Valsalva, et cause un gros craquement très sonore et rude ; de même l'acte de la déglutition qui lui succède. Cela peut se répéter à volonté, sans douleur ni fatigue. On voit aussitôt nettement le déplacement en dehors de la surface du tympan qui se ballonne. Audition de la montre bonne sur la bosse frontale gauche, et à 2 centimètres. Epreuve objective. Auscultation transauriculaire excellente.

Épreuve des pressions centripètes, le diapason vibrant sur la bosse frontale gauche. — A la première et surtout à la seconde pression, extinction nette du diapason indiquée par le sujet qui fait aussitôt la différence avec le côté sain. Au bout de quelques jours, le tympan déformé, ramolli, offre en haut et en avant une gouttelette de pus animée de pulsations ; le sifflement de perforation n'apparaît que tardivement, lorsque la trompe redevient perméable suffisamment ; mais cette perforation est étroite. Au premier examen, le gonflement de la cloison devait être surtout causé par le refoulement du liquide dont l'écoulement était incomplet, vu le siège de la perforation. Sous l'influence d'un traitement chirurgical approprié à cette otite suppurée, la douleur et la suppuration cessent ; et, un mois après, le jeu de la membrane paraît rétabli, bien que son aspect soit encore un peu louche, mat, plat, et que la petite perforation siffle encore par la douche d'air sans gargouillement et sans otorrhée cependant. A ce moment, l'*épreuve par les pressions centripètes, le diapason posé au front,* donne des rémissions comme l'oreille normale ; il n'y a plus d'extinction du son, ni au deuxième choc, ni plus tard ; les rémittences sonores sont identiques à celles que le sujet éprouve à droite, quoique plus affaiblies ; il n'y a ni vertige, ni bourdonnement, ni douleur ; l'ouïe est revenue à une portée de 15 centimètres pour la montre ; et l'audition de la voix a totalement reparu de ce côté.

On voit que les résultats des pressions, les variations du son qu'elles produisent, ont suivi les phases diverses de l'affection, et des états organiques qui accompagnent une otite aiguë suppurée.

Au début, au moment où le tympan banal, ramolli, distendu, avait perdu tout ressort, et possédait une amplitude de mouvements insolites, grâce au relâchement de son tissu, les pressions dépassant les limites de la tension normale, agissaient avec une intensité trop considérable à chaque coup, et l'étrier se trouvait porté vers le labyrinthe, en même temps que la muqueuse de la caisse hypertrophiée, et les liquides sécrétés refoulés à la fois vers la paroi labyrinthique obturaient la fenêtre ronde, d'où la surdité immédiate, les deux orifices étant clos *ipso facto*.

On peut donc analyser au moyen de ces résultats de l'épreuve des pressions, l'état anatomique des parties auriculaires, aux deux moments de l'observation.

Dès l'abord, le ramollissement et l'épaississement inflammatoires sont tels, que le tympan s'excave et s'approche de la paroi labyrinthique causant l'enfonçure de l'étrier, et à la moindre pression il y a extinction du son, c'est-à-dire que le moindre déplacement ajouté, immobilise la base de l'étrier, et ferme l'entrée du labyrinthe. Mais la résolution arrive : l'élasticité du tissu renaît et rétablit tout en sa place ; et les rémittences caractéristiques de l'état normal reparaissent.

Certains traumatismes ou accidents auriculaires sont des expériences toutes préparées pour la démonstration de ce que valent les épreuves des pressions centripètes, au point de vue du diagnostic des lésions des fenêtres ou de l'étrier.

L'observation suivante est démonstrative à ce point de vue :

OBSERVATION XIV (résumée). — Choc d'une balle à jouer sur l'oreille; rupture du tympan ; vertige provoqué par une injection auriculaire immédiate; surdité, légère otorrhagie. — Au moment de l'accident et quelques jours après, la montre est parfaitement entendue par la voie crânienne, mais beaucoup moins que de l'autre côté : audition par l'air à 3 cent. Un mois après, la perforation est guérie; on entend un craquement par l'épreuve de Valsalva, sans vertige. Audition de la montre à 10 cent., mais pas du tout par les os du crâne; le diapason placé au vertex montre la sensation maximum du côté non blessé.

Epreuves par les pressions centripètes. — Extinction nette à la première poussée ; la plus légère donne ce résultat immédiat. — Douche de Politzer : vertige grave, immédiat, à tomber; hébétude pendant quelques instants; sueurs, pâleur de la face. — Deux mois après, audition nette de la montre par le crâne, et à 30 centimètres.

Au moment de l'accident, la commotion labyrinthique a été relativement faible ; sous l'influence des lésions de l'otite traumatique, de la mobilité anormale des organes et de l'étrier, la commotion a lieu avec la plus grande facilité ; c'est que les rapports de l'étrier ont changé par le relâchement inflammatoire des tissus ; cet osselet s'est sans doute enfoncé peu à peu dans la fossette ovale, tandis que la fenêtre ronde perdait de sa mobilité ; aussi, on voit l'audition crânienne, qui existait au moment de l'accident, se perdre plus tard ; et la provocation des accidents vertigineux reste longtemps facile ; mais le sujet n'a jamais eu de vertige spontané.

Quand on n'obtient ni vertige, ni extinction du son par les pressions et qu'elles ne causent aucune modification du son transmis, on est en droit de conclure que la platine de l'étrier n'obéit pas aux pressions, et qu'elle est immobilisée. Nous avons vu par les détails d'une autopsie donnés plus haut que cette immobilisation de l'étrier peut reconnaître pour cause une enfonçure extrême de tout l'appareil de transmission, due le plus souvent à une altération ancienne des trompes coïncidant avec le relâchement de la cloison tympanique. C'est un fait fréquemment observé dans le vertige de Ménière, mais surtout dans l'état vertigineux. L'absence complète de variation dans l'intensité du son transmis à l'oreille ne coïncide pas nécessairement avec une immobilisation de l'étrier.

La lésion scléreuse peut être bornée au tympan ; la poussée s'arrête là, et ne peut aller plus loin ; si une bride unit les têtes des osselets à la paroi supérieure de la caisse, et s'oppose aux mouvements en dedans de la cloison, l'effet est le même : le son peut passer, mais les variations de pression n'ont pas lieu ; l'étrier cependant est libre. On le sait, la membrane du tympan peut jusqu'à un certain point se mouvoir en dehors sans que le reste de la chaîne des osselets la suive. Ces conditions se trouvent réalisées à la suite d'inflammation du tympan, soit primitive, soit consécutive à l'otite externe. On trouve alors l'audition osseuse conservée et l'audition par la voie de l'air fort amoindrie. Dans cet état anatomo-pathologique, on n'observe ni vertige ni bourdonnement par les pressions.

C'est l'indication la plus nette de la perforation du tympan.

Si cette sclérose tympanique coïncide avec un ramollissement profond, la douche de Politzer provoque le vertige et le bourdonnement, et ne modifie en rien la surdité. Je possède plusieurs faits de cet ordre, et l'on a vu cet accident se produire dans l'otite traumatique décrite plus haut.

OBSERVATION XV. — H***, trente-quatre ans, ouvrier en instruments de chirurgie, grand, fort, n'est jamais malade, et paraît affaissé.

Le 16 février dernier, après un grand refroidissement (il a dormi la fenêtre ouverte en plein hiver), il a été pris soudain d'un choc dans les reins, puis il s'est affaissé, est tombé à terre sans perdre connaissance, sans tournoiement. On l'a soigné depuis lors pour une congestion cérébrale (saignées répétées, purgatifs chaque jour, etc.). Depuis cet accident, le sujet est resté sourd et abasourdi, étourdi, incapable de travail ; la tête lourde, serrée ; avec contriction des tempes et de la gorge ; ni écoulement d'oreilles, ni battements, ni bourdonnement. La seule sensation qui tourmente le sujet, c'est la surdité : il n'entend pas la voix articulée, même sous ses yeux, à vingt centimètres de ses oreilles ; il semble qu'il a du coton dans les oreilles ; sa voix à lui-même sonne comme dans le lointain ; depuis vingt jours, une extinction de voix est advenue, pour laquelle il est allé consulter M. le D' Rondeau, qui, frappé de l'état de l'audition, m'envoie le malade à examiner. Le malade fait répéter les questions, même voyant parler, paraît affaissé, démoralisé. Il n'a pas eu de nouvel accès à tomber, mais il est constamment dans un état vertigineux, qui l'empêche d'aller travailler ; il est dans la situation d'un homme qui a bu et ressent la tête lourde, les tempes serrées, et l'incapacité de faire quoi que ce soit.

Il tousse de la gorge, a la voix très basse et enrouée, cassée.

Pharynx, type d'engorgement catarrhal, rouge, plissé, humide ; amygdales volumineuses rouges, et palais coloré. Ni granulations, ni ulcérations ; rien de spécifique.

Le méat droit offre un assez fort bouchon de cire jaune molle.

Le *tympan droit*, net, lisse, bleuté, très sombre sans triangle, manche extrêmement oblique, enfonçure énorme ; pas de vaisseaux. Le *tympan gauche*, au contraire, mat, gonflé, ballonné, gris sale, opaque en arrière surtout, manche vu de face ; umbo crayeux, ni triangle, ni vaisseaux.

Audition de la montre : bonne au front (bosse frontale gauche), non sur l'apophyse mastoïde ; à 25 centimètres.

Audition de la montre à droite à 40 centimètres : bonne au front et à l'apophyse mastoïde.

Epreuve des pressions centripètes. — Le diapason est placé sur la bosse frontale gauche; à chaque pression douce de la poire : *extinction* du son nette, brusque, annoncée aussitôt par le sujet, sans que je le questionne. Ni bourdonnement ni vertige à la suite. Rien à *l'auscultation* par l'épreuve de Valsalva ou par la déglutition. Avec la douche de Politzer, ça éclate, dit-il, dans l'oreille; et aussitôt soulagement dans la tête.

OBSERVATION XVI (résumée). — Dame X***, trente-sept ans, amaigrie; catarrhe pulmonaire habituel; bien réglée. Sœur asthmatique.

Il y a deux ans, sans cause, elle a éprouvé un violent sifflement à l'oreille droite; en même temps elle était étourdie, au point d'être forcée de se mettre au lit, tout tournait autour d'elle; elle était comme en état de syncope, assourdie, hébétée, vomissant au moindre mouvement. Cela dura quatre à cinq heures : premier *accès de vertige de Ménière type.* — Depuis elle a conservé un embarras dans toute la tête; elle se sent onduler, tourner, si elle lève les yeux; et se sent évanouir si elle lève la tête. La malade a noté qu'une diarrhée légère précédait l'accès, puis la tête se prenait, et le sifflement et le vertige arrivaient. Crises, une par mois, sans rapport avec les règles. En général, elle a des séries de huit à douze jours pendant lesquelles le vertige ne la quitte pas. Chose curieuse, elle a remarqué qu'au plus fort de sa crise le bourdonnement cesse. L'action de tousser, de se moucher, de se pencher, amène des étourdissements. Accès d'asthme nocturnes; appétit réglé. Incapacité de travail depuis deux ans.

Oreille droite : *audition de la montre* à trois centimètres; par les os, rien. — Oreille gauche, vingt centimètres, et rien par le crâne.

Rien à *l'otoscope*, par la déglutition ni par Valsalva-épreuve.

Epreuve des pressions centripètes. — A gauche, belles rémittences *ad libitum* du son recueilli avec l'otoscope.

A droite : au premier coup, choc extrême, pâleur de la face, état demi-syncopal, la face se porte du côté opposé; angoisse et sensation de rotation. — Enfonçure énorme et opacité du tympan droit. — Obstruction des trompes; pharyngite glanduleuse très intense, avec plis accusés et sécrétion abondante.

Dans ce mode d'investigation du fonctionnement de l'appareil de transmission et d'accommodation de l'oreille, le médecin récolte les dires du malade et note les modifications des sensations auditives que le sujet a éprouvées. J'ai cherché à les rendre perceptibles à l'oreille de l'observateur : je voulais contrôler les assertions du patient. Voici à quoi je suis arrivé.

B. — Epreuve d'auscultation transauriculaire, pendant la pression centripète, le diapason vibrant est posé sur la bosse frontale.

L'observateur, armé de l'otoscope, ausculte l'oreille. Si l'on place sur le front du sujet le diapason en vibration, le son passe à travers l'organe et est perçu : c'est l'auscultation transauriculaire. Enfin, si l'on écoute le son qui s'écoule ainsi, pendant qu'on le modifie au moyen des pressions sur la poire à air, comme dans la première de nos épreuves, on pratique la seconde série d'expériences diagnostiques dont j'ai à parler.

Le son qui s'écoule par le tube otoscopique vers l'oreille du médecin, a traversé le rocher, la caisse et la membrane du tympan : si celle-ci obéit bien à l'action des pressions centripètes, le son entendu par l'observateur sera modifié. Les modifications du son du diapason frontal que celui-ci perçoit, sont donc en rapport avec l'état de mobilité et de conductibilité du tympan. D'un autre côté, le son du diapason frontal, pour impressionner l'oreille du patient, a traversé le rocher, la caisse tympanique et la platine de l'étrier. Si, pendant les pressions centripètes, le sujet perçoit des variations dans l'intensité de ce son crânien, c'est que l'étrier a subi l'effet des pressions, et qu'il est mobile ; s'il y a silence brusque à chaque poussée, c'est qu'il arrive facilement à la limite extrême de sa course ; enfin s'il n'y a aucune modification du son perçu, c'est que l'étrier n'a pas bougé, qu'il n'obéit plus aux mouvements communiqués par la pression centripète à tout l'appareil de transmission.

Supposons que le son soit perçu par le sujet sans être modifié en rien, tandis que l'observateur sent les variations concorder avec chaque poussée ; il y a désaccord entre les sensations éprouvées par le sujet et par l'opérateur.

Et l'on voit aussitôt l'importance de cette analyse du fonctionnement de ces parties profondes de l'oreille dont la mobilité peut désormais être étudiée et appréciée. A l'état normal, il y a concordance complète entre ce que sent le sujet et ce qu'ausculte le médecin. Dans certains cas, celui-ci sent le son s'éteindre, pendant que le sujet n'éprouve aucune variation ; d'autres fois, c'est celui-ci qui perçoit l'extinction brusque du son crânien, tandis que l'observateur constate l'existence de variations marquées dans l'intensité.

Si l'on pouvait douter encore de l'action des pressions sur la base de l'étrier et du rôle des déplacements que cet osselet subit dans l'extinction du son crânien et dans les autres modifications perçues, j'ajouterais que j'ai pu assez fréquemment, dans certains cas où le tympan était absent et totalement détruit, mais où l'étrier était en place et visible, j'ai pu, dis-je, constater que les pressions centripètes, qui ne causaient pas le vertige comme dans le cas que j'ai cité plus haut, déterminaient l'extinction brusque du son du diapason posé sur le crâne, et nettement perçu par le sujet auparavant.

A mon sens, variations de la perception crânienne et mobilité des fenêtres ovale et ronde sont phénomènes solidaires.

Dans ces diverses observations qui montrent la paroi labyrinthique à nu, et dans des conditions quelque peu différentes cependant, l'observateur a donc pu produire à volonté toute la série des effets que les pressions centripètes, plus haut décrites, ont la faculté de faire naître, c'est-à-dire tantôt l'assourdissement et l'extinction du son transmis par les os, tantôt le bourdonnement, tantôt le vertige ; dans ce dernier cas, le sujet avait eu des vertiges spontanés ; l'audition par la voie crânienne n'existait plus, et la fenêtre ronde était introuvable.

Observation XVII (résumée). — H***, quarante ans, vertige subit de Ménière, avec chute à terre ; sueurs froides ; sifflements atroces et surdité gauche totale aujourd'hui. L'oreille droite est excellente. Ce sont les vertiges qui amènent le malade à l'hospice.

Induration du tympan manifeste dans l'incision avec excision de lambeau ; pas d'amélioration de l'ouïe après cette opération.

Epreuve des pressions. — A chaque pression sur la poire à air, le son du diapason frontal cesse d'être perçu, et aussitôt une sensation de vertige traverse la tête du sujet, et le rend hébété et étourdi. Cette sensation se répète à volonté ; et l'examen en ce sens est nécessairement arrêté par cet accident démonstratif.

Épreuve de l'auscultation pendant les pressions centripètes, le diapa-son vibrant sur la bosse frontale gauche. — Cette expérience n'a pu être faite que bien plus tard ; déjà le tympan avait été incisé et cautérisé au cautère électrique, mais il était redevenu normal, et déjà les verti-ges spontanés devenaient plus rares, quand j'ai étudié l'oreille du sujet au moyen de cette nouvelle combinaison expérimentale. Le sujet ne perçoit pas, ou seulement d'une façon fort vague et très douteuse (il est intelligent), les variations légères imprimées au son du diapason par le fait des pressions, mais de plus je ne lui provoque plus de vertige, ni de bourdonnement, ni d'extinction du son. L'observateur constate facilement les modifications imprimées au son transmis au moment de chaque pression d'air.

L'opposition est évidente : elle indique à coup sûr que si le tympan est encore élastique et mobile, l'étrier a cessé de l'être ou contraire, ou tout au moins ne l'est plus assez pour que les pres-sions centripètes de notre expérience le mettent en jeu, et pour qu'à la suite, le son du diapason frontal arrive au nerf auditif du sujet, modifié comme l'est celui qui vient frapper l'oreille de l'observateur, parce qu'il a traversé le tympan, alternativement tendu et détendu dans l'épreuve indiquée.

C'est le cas d'opposer ce résultat expérimental récent, à ceux qu'on a obtenus au début de l'observation du malade, alors que la moindre poussée d'air par le méat auditif causait immédiate-ment l'extinction de l'audition du son du diapason frontal, suivie aussitôt de vertige.

De ce parallèle, on doit conclure que l'état de la paroi labyrin-thique du sujet, et de l'articulation de l'étrier dans la fenêtre ovale a dû changer totalement. Si on est conduit à admettre dans le premier cas, qu'il y a eu laxité de cette articulation et relâchement permettant le choc labyrinthique, il y a lieu de penser qu'actuellement les conditions sont autres, et qu'il y a plutôt au contraire tendance à la raideur, à la fixité, à l'immo-bilité de la platine de l'étrier, ce qui expliquerait, mieux que toute autre raison, la disparition du vertige, mais aussi l'absolue disparition de l'ouïe, ce phénomène concomitant.

Observation XVIII (résumée). — H***, instituteur, surdité extrême, vertige de Ménière, bourdonnements agaçants, à paroxysme, pharyngite chronique congestive. Oblitération des trompes.

Montre, audition nulle à gauche, rien au front, ni au mastos; à peine collée au méat.

A droite, cinq centimètres, rien au front, et à l'apophyse mastoïde nulle ; épreuve objective nette à droite et à gauche.

Epreuve de Gellé (pressions centripètes pendant que le diapason vibrant est posé sur le front). — Le sujet annonce ne sentir ni intermittences, ni variations du son du diapason : le son va décroissant sans secousses.

Epreuve de l'auscultation pendant qu'on exécute les pressions centripètes, le diapason étant en vibration sur la bosse frontale du côté qu'on observe. — L'observation perçoit les rémittences franches quoique faibles du son transmis, et bien concordantes avec les pressions de la poire à air; mais le sujet ne perçoit rien de tel ; il reste étranger à ce phénomène qui se passe en lui.

Arrêt très court d'accommodation; enfonçure extrême et relâchement tympanique des deux côtés ; légère opalescence. Circulation d'air possible avec la poire de Politzer, avec léger soulagement au point de vue du bourdonnement et pas d'amélioration de la surdité. — Diagnostic : épaississement général des tissus et raideur scléreuse des fenêtres.

Observation XIX. — Dame X***, vingt ans, scrofuleuse, taies sur les yeux, pharyngite chronique, otorrhées dans l'enfance; elle n'entend la voix qu'à gauche et de très près (dix centimètres); ne perçoit pas le tictac de la montre ni collée au méat, ni appliquée au front. Le diapason est entendu un peu au vertex, et peu sur la bosse frontale gauche. Il est entendu à cinq centimètres à gauche. Claquement net, ample, large, à volonté, par l'épreuve de Valsalva avec léger assourdissement et obnubilation si l'effort a été brusque.

Le traitement a guéri la gorge, ouvert les trompes, et la circulation de l'air est facile bien qu'artificiellement (Valsalva, épreuve ou douche de Politzer). Maintenant il y a amélioration évidente de l'ouïe par détente de la cloison. Mais on ne peut, quoi qu'on fasse, accroître la portée de l'ouïe davantage ; au moindre accident du côté de la gorge, la surdité reparaît avec ténacité.

Epreuve de Gellé, pressions centripètes au moyen de la poire de caoutchouc, le diapason sonnant appliqué à la bosse frontale gauche. — Au premier coup, bourdonnement extrême, extinction presque totale du son du diapason perçu faiblement mais sûrement; puis léger vertige avec pâleur de la face, légère hébétude ; tout cela léger et très fugace.

Epreuve de l'auscultation du son du diapason appliqué à la bosse frontale sous l'influence des pressions centripètes. — Les variations d'intensité perçues par l'observateur sont très franches et très nettes, et pendant ce temps, le sujet est abasourdi par le bourdonnement et un léger éblouissement passager. Il y a donc ici opposition extrême avec les deux résultats de l'observation.

Si l'observateur reçoit l'impression variée suivant les pressions effectuées, le sujet n'éprouve rien de tel, ou tout au moins des sensations particulières, nées de l'ébranlement labyrinthique, naissent à chaque poussée et font cesser l'épreuve.

OBSERVATION XX. — H***, cinquante-trois ans, à la suite d'un fort coryza, bourdonnements d'oreilles, douleurs et surdité grave, depuis six mois. Subitement, il y a un mois et demi, pris de nausées, de vomissements bilieux répétés, et de vertige à tomber, qui a duré cinq à six heures. Il a été obligé de rester immobile, mouillé de sueurs froides, se tenant aux meubles, et incapable de faire un pas ; assourdi par le bourdonnement en jet de vapeur. S'il bouge, il se sent tourner ; il lui semble qu'il va tomber en avant.

Quinze jours après ce premier accès de vertige de Ménière, nouvel accès bien plus lent, sans chute. Mais la surdité va croissant rapidement, et il n'entend plus son interlocuteur, répond tout de travers et est menacé de perdre sa place.

Son oreille gauche siffle continuellement comme une locomotive arrêtée en gare. Il semble croire que l'oreille gauche seule est prise ; cependant il est assourdi des deux côtés ; quand on l'interroge, il hésite et fait répéter.

Pharynx. — Très congestionné, gros plis latéraux perpendiculaires, rouge vif, qui remplissent et comblent la cavité.

Montre, audition bonne au front à droite ; rien sur l'apophyse mastoïde.

A gauche, *Montre* rien au front ; rien à l'apophyse mastoïde ; par l'air la montre entendue à cinq centimètres, à droite et à gauche. Par Valsalva et la déglutition, rien à l'otoscope.

Epreuve de l'auscultation du son du diapason frontal pendant qu'on effectue les pressions centripètes, sur le tympan, au moyen de la poire à air. — Pas de variations senties à gauche, et à peine à droite par le sujet ; tandis que l'observateur les perçoit entièrement nettes, et tout à fait concordantes avec les pressions sur la poire de caoutchouc, à droite et à gauche.

Ce vertige spontané coïncide avec les signes de la fixité de la platine de l'étrier, avec l'imperméabilité des trompes, et avec l'absence de conduction du son du diapason par la voie crânienne, enfin avec un état fluxionnaire très accusé de la muqueuse de la gorge et du nez. Ce sont là les circonstances étiologiques de la production du vertige auriculaire.

J'espère avoir montré suffisamment, par ces exemples, les services que peuvent rendre les deux épreuves pour le diagnostic des lésions qui siègent au niveau des fenêtres ovale et ronde.

Dans la plupart des cas de vertige observés, on a pu, grâce à ces nouvelles méthodes d'exploration, constater des altérations de l'oreille moyenne, sur la paroi labyrinthique, et expliquer le mécanisme du vertige ; le provoquer même ; le labyrinthe a pu être exclu d'une façon plus sûre, et son rôle mieux précisé.

On a pu voir signalés dans les observations, trois éléments anatomo-pathologiques dont la réunion semble assurer la production du vertige ; ce sont : *le relâchement tympanique, l'obstruction des trompes,* et un *état fluxionnaire congestif, subinflammatoire, du pharynx, étendu à l'oreille.*

Cependant le mécanisme du vertige est aussi aisé à comprendre étant donné que le tympan est ramolli, et les tissus de la caisse sans tonicité, quand la trompe est ouverte ; l'acte de la déglutition, le nez pincé amène, on le sait, une enfonçure extrême du tympan ; l'enchifrènement habituel de certains sujets les place dans des conditions expérimentales analogues ; l'acte de se moucher également. La déglutition simple peut avoir le même effet d'aspiration sur un tympan inerte et sans ressort, et le choc sur le labyrinthe a lieu.

J'ai observé le vertige de Ménière et l'état vertigineux, quarante-six fois.

Dans ces quarante-six cas, quinze fois le vertige était à la fois spontané et facile à provoquer par les pressions centripètes.

Dans trente et un cas, le vertige naissait spontanément, mais ne pouvait être éveillé par les pressions.

Dans sept autres cas, le vertige n'existait pas à moins d'être provoqué : dans cinq cas par les pressions, et deux fois par la douche d'air de Politzer.

Le phénomène vertigineux a donc été observé cinquante-trois fois ; et il a pu être provoqué artificiellement vingt-deux fois sur cinquante-trois malades. Sur les trente et un cas, où le vertige n'a pas été produit par les pressions centripètes, onze fois celles-ci ont amené l'extinction brusque de la sensation du son du diapason posé sur le front (bosse frontale). La poussée causait immédiatement un silence ; le son passait aussitôt dès qu'on cessait de presser la poire à air. Vingt fois, dans cette série de trente et un cas, on a pu observer l'absence totale de modifications du son crânien sous l'influence des pressions : épreuve négative. Dans les cas où les pressions ont causé des variations dans la sensation sonore ou éveillé, le vertige, souvent aussi le bourdonnement, prenait naissance.

Je place à part cinq autres cas où les variations normales ont été annoncées par l'action des pressions, et où le vertige semblait lié à des poussées congestives soit arthritiques, soit dues à la ménopause (deux cas), ou était guéri depuis longtemps (trois cas). On a donc pu diagnostiquer un état pathologique des fenêtres ovale et ronde, et de la base de l'étrier dans la grande majorité des observations de vertige.

Dans quelques-uns de ces cas, une hyperesthésie maladive, une sensibilité excessive au bruit accompagnaient, et deux fois au moins provoquaient le vertige.

Cette sensibilité indique sans doute qu'il y a autre chose que la lésion de l'oreille moyenne dans ces cas de vertige, et qu'une hyperexcitabilité nerveuse coexiste peut-être.

Toutes les fois que les rémittences franches, nettes et concordantes, avec des pressions centripètes très douces, ont été notées, l'affection compliquée ou non de vertige a marché rapidement vers la guérison. Au point de vue du pronostic, ce signe me semble avoir une valeur précieuse ; celle-ci éclate aux yeux quand on se trouve en face de lésions d'apparence grave, telles que certains aspects du tympan. L'épreuve des pressions permet de voir au-delà, pour ainsi dire ; et l'importance du rôle des parties profondes de l'organe donne la mesure de la valeur des renseignements qu'elle fournit.

D'autre part, huit fois sur cent vingt-six cas de surdité, *l'arrêt de l'accommodation*, c'est-à-dire le retard de la sensation sonore, quand deux sons d'intensités différentes se succèdent rapidement, a été constaté ; et, fait curieux, cela n'a été observé sur aucun des cas de vertige de Ménière.

En défalquant les cinquante-trois cas de vertige des cent vingt-six observations où les épreuves des pressions ont été employées, il reste soixante-treize faits de pathologie auriculaire commune, comprenant des lésions de tout ordre et de toutes sortes. Il est curieux de mettre en regard des données des épreuves par les pressions centripètes dans le cas de vertige, celles qu'on a pu constater par les mêmes moyens d'observation, alors que cet élément symptomatique faisait défaut. Or, j'ai pu noter trente et une fois sur soixante-treize cas les signes de lésions au niveau des fenêtres ovale et ronde de la platine de l'étrier, tels que je les ai exposés dans ce travail : extinction du son, épreuve négative.

Ainsi d'un côté, avec le vertige, quarante-six fois sur cinquante et un cas, les troubles spéciaux caractéristiques des lésions des fenêtres ont existé ; mais sur soixante-treize cas où le vertige n'a pas été observé, trente et une fois seulement les mêmes troubles de l'audition, pendant l'action des pressions centripètes, ont pu être enregistrés.

On doit conclure, malgré l'énorme différence dans les proportions, que les signes d'une altération des fenêtres labyrinthiques existent indépendamment des manifestations vertigineuses, et que les lésions ne sont point la cause unique de la production du vertige, mais peut-être plutôt qu'elles jouent le rôle principal au point de vue de la détermination du phénomène.

Nous avons vu, en effet, que j'ai pu provoquer l'apparition du vertige par l'action des pressions centripètes non seulement chez des sujets vertigineux, mais aussi chez quelques malades qui n'avaient jamais éprouvé de vertige spontané. Quel élément manquait ici pour que le vertige apparût? Il y a là, dans cette pathogénie, affaire de proportions entre les états anatomopathologiques et les causes d'ébranlement, leur force et le moment de leur application. Toujours est-il qu'on peut logiquement comparer aux pressions que fait l'observateur, les effets de la déglutition, de l'éternûment, de la toux et de l'action de se moucher fort. Les conditions du développement du vertige réflexe, celui que causent le bruit, les cris violents chez un sujet, d'ailleurs atteint d'une lésion auriculaire, tiennent davantage à l'idiosyncrasie du sujet, à son tempérament spécial. Il en est aussi de même, si le vertige, ainsi qu'il ressort de l'étude de la plupart des faits, est dû à des congestions céphaliques, à des subinflammations de la gorge et des fosses nasales. Quand le terrain est préparé, on l'a vu, une faible pression détermine la réaction vertigineuse. Les effets de cette pression labyrinthique anormale s'observent aux époques menstruelles, au moment de la ménopause.

Le vertige est un accident dans les affections auriculaires, mais non un phénomène nécessaire. D'un autre côté, le caractère névrosique de l'affection indique déjà que l'idiosyncrasie, le tempérament, l'état nerveux constitutionnel où acquis du sujet, toutes ces conditions individuelles doivent jouer un rôle important dans la genèse et dans la répétition de l'accident vertigineux.

L'hyperesthésie acoustique, l'ouïe douloureuse que nous avons notées plusieurs fois dans nos observations avec ou sans vertige, annoncent déjà que l'élément nerveux entre pour une bonne part dans cette évolution morbide. Il en est de la sensibilité réflexe comme de la sensibilité acoustique : certains sujets la possèdent plus développée, et le vertige serait de même ordre que la douleur, ou que le bourdonnement d'oreille, c'est-à-dire le produit d'un excitabilité particulière ou maladive.

Certains âges sont plus sujets au vertige spontané *ad aure læsa ;* c'est passé quarante ans pour les hommes, et à l'âge de la ménopause pour les femmes que ce symptôme s'observe surtout.

Certaines diathèses y prédisposent aussi ; le rhumatisme et la goutte surtout. J'ai vu assez fréquemment le vertige cesser spontanément, dès qu'une jointure se prend ; et la lésion auriculaire garder son caractère de chronicité.

C'est ici qu'il faut rappeler que les phénomènes vertigineux coïncident alors le plus souvent avec une congestion extrême de la gorge et de toute la tête. La cavité close qui constitue le labyrinthe, qui ne peut en définitive recevoir qu'une certaine somme de liquide sanguin à l'état sain, se trouve dans l'impossibilité de se prêter à en recevoir un surcroît si les fenêtres sont raidies ou le jeu de l'appareil conducteur limité : il s'ensuit une compression fatale du nerf labyrinthique. C'est là en effet l'origine probable des vertiges, du bourdonnement liés aux affections cardio-pulmonaires, aux anévrismes des gros vaisseaux du cou ; de ceux dont se plaignent certains asthmatiques et goutteux. L'examen du pharynx et des trompes éclaire vivement toute cette pathogénie du vertige. Le labyrinthe dont les fenêtres sont raidies ou immobilisées se trouve transformé en une sorte de manomètre de la pression sanguine : le vertige est le signe indiquant une tension exagérée, la commotion ou l'excitation anormale des nerfs des canaux semi-circulaires. La lésion auriculaire moyenne constitue la prédisposition.

En résumé, au moyen des deux épreuves nouvelles associées, cela va sans dire, aux autres procédés d'investigation connus, il est possible de reconnaître les lésions cachées de la base de l'étrier et des fenêtres. L'analyse des causes du vertige de Ménière est ainsi poussée beaucoup plus loin ; le rôle et le diagnostic des lésions de l'étrier et des fenêtres ovale et ronde sont élucidés. Dans la grande majorité des faits de vertige, il y a une grave lésion au niveau des fenêtres et de l'étrier, combinée ou non avec d'autres lésions siégeant dans l'oreille moyenne. Cette lésion est rendue évidente par les deux épreuves décrites. La plus habituelle de ces lésions est l'enfonçure de la platine et son immobilisation en ce point. Mais souvent aussi c'est la fenêtre ronde qui est raidie ou immobilisée, et les mouvements transmis à l'étrier, compriment le labyrinthe et causent le vertige.

Les faits qui montrent l'étrier à nu et dans lesquels le vertige ou l'extinction du son crânien sont produits pendant les pressions, prouvent que c'est bien sur l'étrier que les pressions agissent dans les expériences instituées.

L'auscultation transauriculaire, pendant les pressions centripètes, permet d'étudier à la fois la mobilité du tympan et celle de l'étrier, et de comparer les résultats de l'épreuve.

A l'état sain il y a concordance complète entre les sensations variées soit du sujet, soit de l'observateur.

Tous les cas de vertige ne fournissent pas le même résultat sous l'influence des pressions ; de même que celles-ci rendues manifestes, (extinction, épreuve négative, et même vertige provoqué), peuvent se rencontrer sans qu'il y ait de vertige spontané chez le sujet.

Le vertige reconnaît plusieurs causes : on a vu le vertige traumatique ; puis le vertige provoqué ou expérimental ; puis celui qui naît de certains actes physiologiques ou pathologiques (éternûment, toux, moucher, déglutition), plus ou moins mécaniqus ; il y a aussi une forme névrosique, puis une forme congestive, dans lesquelles la lésion de l'oreille moyenne agit comme prédisposition surtout. L'analyse des faits montre qu'il y a des organismes plus disposés aux excitations réflexes (tabétiques), d'autres à la douleur (hyperesthésies, algies), d'autres enfin sont sensibles aux bruits et sont tourmentés par une hyperexcitabilité sensorielle (ouïe douloureuse).

Cette analyse explique jusqu'à un certain point les succès des divers traitements, et les récidives de certains vertiges. Aux congestifs, j'ai donné avec succès la médication émétique et les dérivatifs ; à la plupart des vertigineux arthritiques le salicylate de soude réussit dans les mains de M. Charcot. Le médicament par excellence des formes névrosiques, est certainement le sulfate de quinine, administré suivant la méthode du maître. Dans les formes douloureuses, l'extrait de jusquiame à l'intérieur, et l'atropine en instillations auriculaires m'ont paru aider au bien-être du malade.

Le traitement local peut suffire à amener la guérison. Si l'obstruction temporaire d'une trompe est la cause majeure du trouble d'équilibration : on conçoit qu'il est toujours indiqué de replacer l'étrier et le tympan dans la position normale, et de traiter l'otite moyenne concomitante pour soulager le labyrinthe ; c'est ce que fait la douche d'air avec ou sans catéthérisme. Dans le cas de ramollissement (relaxation) tympanique manifesté sur l'endotoscope, la cautérisation répétée de la cloison avec le cautère électrique, facile et peu douloureuse, est très souvent suivie de soulagement, tant par l'effet de la perforation plus ou moins durable, que par suite des modifications apportées à la tension par la cicatrice.

Il faudra, de plus, insister sur le traitement local et général de la congestion pharyngée, et des pharyngites chroniques catarrhales ou rhumatismales (sub-œdémateuses) qui accompagnent si souvent le vertige de Ménière. On ordonne dans ce but les fumigations nasales et de la gorge, les gargarismes, les badigeonnages. Les laxatifs, les pédiluves, sont très utiles. L'iodure de potassium ouvre les trompes d'Eustache. Le bromure de potassium soulage les névrosiques. Les affusions froides et l'hydrothérapie achèvent certaines guérisons. Certains sujets hyperesthésiés, impressionnables, doivent fuir loin du bruit et des tracas, et se trouvent bien d'un séjour à la campagne, ou des stations d'eaux minérales sédatives. Mais, fait curieux, beaucoup de ces malades entendent moins leur bourdonnement au milieu du bruit de la ville.

VERTIGE DE MÉNIÈRE

TROIS AUTOPSIES AVEC EXAMEN HISTOLOGIQUE
CONSIDÉRATION ET DISCUSSION DES FAITS (1)

I

Les autopsies de vertige de Ménière sont extrêmement rares :
on en compte à peine 6 ou 7 ; encore parmi ces faits a-t-on classé
des affections traumatiques de l'oreille. J'ai pu, grâce à M. le
professeur Charcot, et à ses chefs de clinique MM. Marie et Ba-
binsky, faire l'autopsie complète des oreilles de trois malades
observées pendant de longues années dans le service de la Salpêtrière. Ce sont ces trois nécropsies précédées d'un résumé
succinct des observations, quelques-unes déjà connues par les
cours du maître, que je vais décrire ici en détail ; à la suite je
présenterai quelques remarques sur les lésions envisagées au
point de vue de l'étiologie du vertige auriculaire, et aussi au
point de vue de l'audition persistante.

Je ferai suivre ces trois autopsies, de quelques exemples d'o-
reilles d'animaux atteints de vertige auriculaire type que j'ai
pu observer, et dont j'ai fait soigneusement l'autopsie complète.

Les affections des oreilles qui causent le vertige ne sont pas
mortelles pour la plupart, surtout si l'on élimine les maladies
suppuratives spontanées ou succédant à des traumatismes directs
ou indirects. Au point de vue de l'évolution, au reste, le vertige

(1) Publié dans les *Annales des mal. de l'oreille et du larynx.*

se présente alors tout différemment ; primitif et phénomène initial souvent dans l'otite scléreuse, il n'apparaît que tardivement, c'est-à-dire à la suite de lésions manifestes quand il complique les suppurations aiguës de l'organe ou les otorrhées rebelles où il existe comme symptôme secondaire. Dans les maladies infectieuses, dans les fièvres graves, dans la méningite cérébrospinale, dans certaines pneumonies infectieuses, la suppuration s'accompagne de destruction rapide des parois de la caisse et des organes inclus ; puis vient l'envahissement des cavités labyrinthiques. Il en est de même, M. Mégnin nous l'a montré, dans les maladies parasitaires des oreilles des animaux où les complications cérébrales sont fréquentes.

Dans ces cas aussi, d'autres éléments apparaissent et surtout les contractures cervicales, les torticolis qui montrent l'irritation persistante d'une partie du système encéphalo-rachidien et des méninges.

Grâce à la situation cachée de l'organe auditif, en l'absence d'otorrhée (et c'est le cas chez bien des sujets), rien ne conduit le clinicien à faire l'exploration auditive, dans le vertige de Ménière, tant qu'une surdité sérieuse n'a pas affligé le malade.

Une de nos observations est de cet ordre.

Dans l'otite scléreuse, le vertige est un phénomène initial, qui précède souvent de plusieurs années la constatation d'un certain degré d'abaissement de l'ouïe ; le plus souvent la maladie vertigineuse a été expliquée par un trouble de l'estomac ou par une affection de l'encéphale, et traitée comme telle jusqu'à l'apparition de la surdité. On conçoit par là combien rares sont les occasions de faire des nécropsies instructives ; elles prouveraient sans réplique que c'est à une lésion de l'oreille, le plus souvent, que l'on doit rapporter l'origine du vertige.

Si l'on consulte l'opinion générale des auteurs spéciaux, sur la genèse du vertige, on remarque que la plupart lui donnent comme étiologie une lésion labyrinthique et une irritation des canaux semi-circulaires : quelques autopsies ont montré comme cause des lésions limitées au nerf acoustique.

Politzer professe que le vertige est dû à l'extension au labyrinthe de l'affection de la caisse ; dans les classiques, le vertige est le symptôme de l'otite labyrinthique. On ne peut nier que dans les traumatismes, et dans les otites suppurées, s'il y a extension au labyrinthe, le vertige existe ; mais on voit, par l'analyse des faits, qu'il y a d'autres conditions à sa production que l'envahissement du labyrinthe par le pus ou par la phlegmasie.

Rappelons brièvement, pour les écarter de notre sujet, les quelques relations de nécropsies éparses dans la bibliothèque auriste.

Ainsi, j'écarte les autopsies de deux cas traumatiques, de Politzer et de Voltolini, dans lesquelles on a trouvé des fissures du rocher traversant les fenêtres, et des extravasations sanguines dans le labyrinthe et dans la caisse.

Je signale deux cas analogues de vertige secondaire : l'un de Knapp, l'autre de Green.

Je rappelle trois autopsies de vertiges spontanés ; d'abord celle si célèbre de Ménière, puis celle de Gruber où les observateurs ont rencontré des extravasats sanguins dans les cavités labyrinthiques, et Ménière surtout au niveau des canaux semi-circulaires.

La troisième est de Féré, et l'auteur a profité de la mort accidentelle du sujet atteint du vertige classique : il a constaté la présence d'un bouchon cérumineux énorme ; le tympan était enfoncé ; les trompes imperméables ; l'étrier non mobile ; la caisse entièrement scléreuse, mais le labyrinthe normal.

Cette observation, pour le dire de suite, est des plus typiques : c'est l'otite scléreuse avec sa lésion habituelle, que l'on trouve même chez les animaux sourds : l'immobilisation, la fixation de l'étrier, sans lésion nerveuse.

J'ajoute à ces faits bien observés, l'autopsie récente d'une oreille de tabétique, rapportée par M. Hermet dans son travail sur le tabès syphilitique.

Une autopsie, importante aussi à signaler, est celle de Pierret. Il s'agit d'une névralgie tabétique avec douleurs fulgurantes sur le trajet du trijumeau, avec surdité et vertige ; l'auteur a trouvé des altérations très nettes du nerf auditif. Mais nous sommes ici sur un terrain différent, et l'état pathologique est complexe, les lésions trophiques sont généralisées et l'étiologie du vertige est peu claire. Marie et Walton ont noté 17 fois le vertige dans 24 tabès ; mais ils ont trouvé des lésions objectives évidentes et jamais de paralysie du nerf acoustique. Dans leur excellent travail, ils insistent avec grand sens sur cette opposition des données cliniques avec les idées admises *à priori* de l'existence habituelle de lésion du nerf. C'est à l'inverse que conclut la clinique.

En effet, Marie et Walton réussissent à faire sérieusement entrer dans l'esprit la notion que les troubles vertigineux dans le tabès, ne sont pas en rapport avec une lésion du nerf auditif, et ils penchent à admettre que les altérations nerveuses trouvées par Pierret ne siégeaient sans doute que dans sa portion excito-motrice.

En 1866, Lucæ (1) a fait deux autopsies de vertiginés tabétiques et noté des lésions sérieuses de l'oreille moyenne, sans aucune altération du labyrinthe ou du nerf.

Ceci a une grande valeur, et grâce à la discussion à laquelle se sont livrés Marie et Walton, c'est un point qui s'éclaire. Le vertige de Ménière a été observé, avec ou sans tabès, dans des cas où l'oreille interne et le nerf acoustique ont été trouvés intacts, et où la lésion était limitée à la cavité tympanique seule. Mais de plus sur le terrain de la clinique pure, on a pu constater sûrement la persistance de la fonction auditive, malgré le vertige et malgré la présence de lésions objectives indiscutables.

Voici en quels termes précis Marie et Walton énoncent le fait, en ce qui touche l'exploration électrique du nerf. D'après la formule de Brenner, on devait s'attendre à retrouver dans le nerf acoustique les réactions de dégénération ; or, malgré les difficultés d'un pareil examen, on n'a jamais pu constater la réaction de dégénération. (Marie et Walton, p. 45.)

En résumé, les cas de Féré et de Lucæ sont en parfaite concordance et de même valeur. Peut-être, en ce qui a rapport au

<hr>

(1) *Vorhund. der Berl. med. Geselbeh.* Band. I, p. 127. 1866.

vertige tabétique, faut-il, admettant avec Erb que la surdité est accidentelle dans le tabès, n'y voir que la suite de lésions auriculaires trophiques précoces ?

La théorie du vertige, par suite de lésion de l'oreille moyenne, n'est plus à faire ; tout s'explique par la possibilité et l'imminence de la commotion ou de l'irritation du contenu intrà-labyrinthique, du fait même des altérations observées au niveau des fenêtres ronde et ovale.

Nous avons étudié dans plusieurs mémoires les rapports étroits qui lient les troubles vertigineux à ces lésions et donné à la clinique un signe sûr de les constater, au niveau des deux orifices tympaniques du labyrinthe (1).

Des modifications subites de la pression intrà-labyrinthique se produisent dès que l'une des deux fenêtres a perdu son jeu de soupape élastique. Duplay a bien montré le mode d'action des lésions qui causent l'immobilité ou la compression de l'une ou des deux fenêtres de l'oreille interne.

Ce n'est pas le lieu d'y revenir avec plus de détail, la théorie en est classique.

II

Voici à notre tour les autopsies annoncées ; elles sont précédées chacune d'une légère et courte note d'observations, et suivies de l'examen histologique des nerfs auditifs et labyrinthiques :

Observation I. — SALPÉTRIÈRE. Service du professeur CHARCOT. Demoiselle LANERIE. — *Vertige dit de Ménière.*

L'observation de cette malade a déjà été publiée en partie, soit dans le mémoire de MM. Féré et Demars, soit dans celui de MM. Marie et Wolton (*Revue de médecine*, p. 48) ; en voici le résumé extrait de ce dernier travail :

(1) Des pressions centripètes, leur valeur diagnostique ; — et des lésions des fenêtres ovale et ronde dans le vertige de Ménière : Gellé, *Revue de Médecine*, 1881.

Mme L***, salle Laënnec, 42 ans, début du tabès à l'âge de 14 ans ; douleurs fulgurantes, incoordination des mouvements ; douleurs de la face, diplopie, crises laryngées, etc., etc. Depuis l'âge de 17 ans, légers bourdonnements d'oreilles des deux côtés, intermittents, et quelques rares vertiges. — Il y a deux ans, en 1884, bourdonnements en jet de vapeurs, et continus, sifflets de chemin de fer accompagnés de vertiges à chaque mouvement. Chutes fréquentes avec propulsion en avant, ou sentiment de rotation sens dessus dessous ; étincelles dans les yeux ; jamais de perte de connaissance, ni de nausées, ni de vomissements. Au début, il y a 2 ans, il y avait 7 à 8 vertiges par jour ; vers 1882, les vertiges sont plus rares et moins violents. — L'examen des oreilles fait au début n'a pas suivi les diverses périodes du mal. On a trouvé les 2 trompes perméables ; les tympans extrêmement transpercés, surtout le droit ; la montre était perçue à droite à 6 centimètres ; à gauche, à 12 centimètres ; la voix basse à 60 centimètres à droite, et à 2 mètres à gauche. Le diapason était perçu également bien par les os et par l'air, à droite et à gauche. »

Je n'insiste pas sur ce qu'a de sommaire cet examen unique ; c'est un effort trop rare pour ne pas être encouragé : il nous sera du reste fort utile.

Autopsie. — Les rochers ont été examinés après 3 mois de macération dans l'acide picrique en solution étendue.

Les os sont faciles à sectionner ; mais les rochers cependant sont encore très difficiles à scier.

1° — *Oreille droite.*

Méat auditif externe étroit.

Conduit auditif externe rempli d'un magma épais, granuleux, peu cohérent et non adhérent à la paroi, du reste indemne.

Rochers. — Les méninges normales s'enlèvent facilement ; l'aspect extérieur du rocher est sain. Je nettoie le conduit auditif ; puis, avant tout délabrement, je fais au ciseau à froid une entaille à la paroi du canal semi-circulaire supérieur ; par cet orifice le liquide du labyrinthe miroite sous les yeux dans un jour convenable ; ceci disposé, je bouche du doigt le conduit auditif et je comprime longuement la colonne d'air incluse ; la petite tache lumineuse, qui miroite au niveau de l'ouverture du canal semi-circulaire, n'a pas oscillé : je répète plusieurs fois, rien ne bouge. Donc, il n'existe aucune transmission de mouvement à travers l'oreille, vers le labyrinthe. Ai-je besoin de dire que toute pression ainsi effectuée sur une oreille saine cause aussitôt une oscillation manifeste du petit reflet lumineux trahissant les mouvements transmis au liquide labyrinthique. Cette expérience doit précéder toute dissection dans une autopsie d'oreille.

La trompe est largement béante, et ses parois saines, soit dans la partie cartilagineuse, pavillon compris, soit dans la portion osseuse (coupes en travers et section longitudinale).

La caisse, ou *oreille moyenne* est ouverte facilement par sa voûte, ou paroi crânienne.

Les deux têtes de marteau et de l'enclume apparaissent aussitôt, libres, en place; le repli muqueux de la bourse supérieure est un peu plus épais que d'ordinaire, à cet âge.

Tympan ou cloison tympanique. — Pour examiner le tympan, on fait sauter à la pince forte la paroi antérieure du conduit auditif externe : le tympan droit est mince, libre sur ses deux faces, en totalité. Il n'existe aucune déformation; il est plus déprimé à l'umbo que normalement; il est lisse, translucide, sans opacité, sans vascularisation le long du manche du marteau ni au pôle supérieur.

Cependant, avec un éclairage suffisant (miroir et réflecteur), on constate, en arrière du manche et dans toute la hauteur du segment postérieur, une bande opaque évidemment située en arrière de la cloison libre et non épaissie en ce point, ainsi que la dissection le montrera nettement plus tard.

Je renouvelle ici la pression, directe cette fois, sur le tympan, avant toute dilacération de son tissu, et je n'obtiens encore aucune transmission de mouvements à la petite tache lumineuse du canal semi-circulaire ouvert précédemment.

De même, en agissant sur les deux têtes des osselets accessibles, il n'y a aucune oscillation; aucun ébranlement n'est transmis au labyrinthe; cela est surabondamment évident.

Contenu de la caisse. — La cavité est libre et aérée.

De la partie supérieure, la voûte enlevée, on voit la muqueuse sèche et scléreuse, grise, opaque, dense, former un repli qui unit le col des osselets à la paroi interne ou labyrinthique, les deux têtes restant dégagées. Un autre *repli muqueux*, opaque, dense, raidi, tendu, s'étend du manche du marteau à la branche descendante de l'enclume du haut en bas, du tendon du muscle tenseur à l'articulation de l'étrier. Les deux osselets sont ainsi accouplés, et leurs mouvements sont associés forcément; ils ne peuvent plus s'écarter l'un de l'autre. Or, on sait que dans la détente de l'appareil de transmission, l'action du muscle de l'étrier, antagoniste de celle du tenseur, consiste justement à produire l'écartement de la branche descendante de l'enclume et du manche du marteau, par suite duquel le tympan est refoulé en dehors, en même temps que l'étrier est dégagé de la fenêtre ovale, et que le labyrinthe est soulagé de la tension passagère d'accommodation.

Cette bride scléreuse s'oppose donc au retour des osselets et du tympan à la position d'équilibre normal : d'où prédominance et persistance d'action du muscle tenseur, dont l'antagoniste est paralysé.

— 174 —

Cette bride s'étale sur l'étrier, le cache et le couvre totalement, en l'unissant à la paroi osseuse, et celle-ci à la branche de l'enclume.

L'étrier, vu après section du tenseur, la paroi externe de la caisse écartée, apparaît sous une couche dense, qui réunit le tendon du stapédius au tendon du tenseur, qui empêche absolument tout mouvement en avant, en arrière, en dehors, en haut de la tête de l'osselet, et l'a totalement immobilisé.

Nous sommes donc en présence de lésions scléreuses, dont l'épaisseur a immobilisé et raidi tout l'appareil de transmission, tympan, osselets et platine de l'étrier ; ce qui explique suffisamment pourquoi aucune pression du dehors n'était transmise au labyrinthe dans nos expériences de tout à l'heure. Au reste, aucun mouvement n'est possible non plus vers le dehors, en percutant sur les deux têtes osseuses. De même, aucune oscillation sur la tache lumineuse du canal semi-circulaire, en agissant directement par petites tractions sur l'étrier. Les pressions directes sur la tête de cet osselet, ébranlent à peine, d'une façon peu appréciable, et qui s'accroît en forçant la poussée, sans doute sous l'influence de l'altération du tissu osseux délicat par le liquide de la macération.

En somme, l'étrier est immobilisé, le labyrinthe est clos de ce côté.

La fenêtre ronde. — La membrane a un aspect normal et ne paraît pas être modifiée ni déformée ; mais son tissu est devenu dense, et se tranche comme du cartilage, par places ; il y a là une sclérose évidente, mais moins avancée que celle des parties que nous venons d'étudier, car il faut tenir compte de l'action de l'acide picrique. Le labyrinthe accessible par ce côté aux modifications de pressions intra-auriculaires, et fermé du côté de la fenêtre ovale, était dans les conditions voulues pour qu'il y eut choc, commotion facile, vu l'état de perméabilité des trompes largement ouvertes, sous l'influence du moucher, du bâillement, des éternuements, de la déglutition, etc.

2' — *Oreille gauche.* — De ce côté, les lésions sont absolument de la même nature que dans l'oreille droite. Les osselets sont plus dégagés et il n'existe aucune bride unissant le manche à l'enclume.

Le *repli* qui tombe de la voûte sur les deux têtes des osselets, est au contraire élargi, dur, épaissi, solide ; il maintient immédiatement les deux osselets non déplacés.

Avant et après l'ouverture de la cavité de l'oreille moyenne, on ne constate aucun ébranlement de la tache lumineuse du canal semi-circulaire supérieur ; il en est de même si l'on tente d'ébranler les osselets et le tympan par des poussées directes : rien ne bouge.

La membrane cavitaire épaisse, grise, sèche, mate, opaque, a tout raidi et immobilise toutes les articulations. La platine de l'étrier est solidement maintenue en place et ankylosée dans la fenêtre ovale ; les tendons et les muscles sont raidis et non déformés. Les trompes sont libres. La fenêtre ronde a son aspect normal.

Oreilles internes. — Nous réunissons ici la description des 2 oreilles, qui sont absolument semblables. Vues du côté du labyrinthe, les 2 fenêtres, à part l'immobilité, ont leur aspect normal.

Les cavités labyrinthiques ont leur calibre ordinaire, les parois saines.

On constate à droite et à gauche dans le limaçon :

1° Un état profondément exsangue des ligaments spiraux, aplatis et atrophiés ;

2° Une minceur et une transparence inusitées de la lame spirale ;

3° L'atrophie des pinceaux nerveux de la membrane basilaire qui forment des filets étroits, séparés par des vides presque égaux en largeur, au lieu des digitations nourries accolées, serrées et opaques de l'état normal.

Ces lésions atrophiques sont évidentes sur toute l'étendue du limaçon.

4° Cependant, on trouve par place des travées de cellules auditives et des organes de Corti parfaitement nets, granuleux ;

5° Les épithéliums de la membrane striée et des rampes ont disparu dans la macération picrique.

Nerf de la columelle ; ganglion de Rosenthal. — Les cellules ganglionnaires forment des couches moins épaisses ; elles ont leur noyau peu net, et leurs formes sont très altérées, angulaires et plates.

Les fibres nerveuses sont normales dans l'épaisseur de la lame spirale et dans la columelle ; leur myéline est intacte ; leurs noyaux et leurs cylindres-axes normaux.

Canaux semi-circulaires. — Épaissis, opaques; épithélium granuleux ; perte d'élasticité; faisceaux nerveux des ampoules abondantes en chevelu épais.

Nerf acoustique (portion extra-labyrinthique). — Sur des coupes en travers, aussi bien que sur les préparations par dissociation, M. le D' Marie et moi, nous n'avons trouvé que des fibres saines et des amas ganglionnaires à cellules normales, dans toute l'étendue du nerf : nombre, forme, volume, constitution des fibres, cylindre-axe, tout est normal ; de même que les vaisseaux et l'enveloppe conjonctive.

Des deux côtés, les nerfs sont sains ; il y a une atrophie légère des expansions nerveuses étalées sur la basilaire et du ganglion de Rosenthall.

Résumé de l'autopsie de Lanerie. — Sclérose générale des deux caisses, raideur générale.

Immobilité totale des tympans, des osselets et de l'étrier surtout, dans la fenêtre ovale ; aucune transmission possible au liquide labyrinthique, en agissant sur le tympan. — Trompes largement libres. — Atrophie légère des éléments du limaçon, tissu, vaisseaux et expansions nerveuses. — Ganglion de Rosenthal atrophié. — Nerf intra-labyrinthique (columelle et lame spirale) sains. — Nerf acoustique (extra-auriculaire) entièrement sain, fibres et cellules.

La lésion de la caisse raidit et immobilise l'étrier. — Les trompes libres, et la fenêtre ronde, mobile, rendent inévitable la commotion du nerf labyrinthique.

Les lésions intra-labyrinthiques, si difficiles à apprécier, sont cependant ici telles qu'il faut en tenir compte, comme lésions consécutives à l'immobilisation de l'appareil. On remarquera que les nerfs des ampoules des canaux semi-circulaires sont restés normaux.

Le nerf acoustique restant intact, le vertige de Ménière ne peut reconnaître d'autre cause que son irritation continuelle ou par accès, sous l'influence de la lésion tympanique extrêmement nette et évidente.

Le mécanisme de l'accès de vertige est clair avec ces lésions de la caisse et la perméabilité des trompes.

Les lésions des expansions les plus déliées du nerf labyrinthique expliqueraient-elles les troubles du vertige permanent ?

Observation II. — SALPÉTRIÈRE. — D^lle Agathe, 1er avril 1886. *Vertige de Ménière. — Autopsie des deux rochers.*

Les deux rochers ont été placés dans la liqueur de Muller.

1° — Oreille droite.
Rocher éburné, difficile à scier ; aucune cellule aérienne ; tissu compact partout (ostéo-sclérose).
Apophyse mastoïde : masse pleine, éburnée.
Dure-mère, normale, sinus normaux.
Méat auditif externe, large, béant, sans lésions.
Tympan (membrane du). Aucun vestige de cette cloison, ni du marteau ; le cadre est plutôt élargi par en haut.

Chaîne des osselets de l'ouïe, disparus en totalité ; aucun vestige apparent.

Caisse tympanique, large, béante, vide ; parois couvertes d'une membrane molle, tomenteuse, opaque, gris sale, jaunâtre par places, peu adhérente. Au niveau de l'*antre mastoïde,* à l'entrée des cellules mastoïdes, fongosités noirâtres, sanieuses, adhérentes à une portion osseuse que le stylet écrase et pénètre.

Au même point, apparaît à nu le *facial,* gris pâle, dans une étendue de 4 millimètres, la paroi du canal de Fallope ayant disparu en ce point, ainsi que la pyramide osseuse et le stapédius et son tendon ; le nerf est sain, non adhérent ; on l'extrait facilement de son conduit, il est solide, arrondi ; il a son volume normal et le garde sur le verre.

Aucun vestige des fenêtres ovale et ronde, sur la paroi interne plane ou légèrement creuse même du côté du labyrinthe.

Trompe d'Eustache : le canal est libre et sain dans toute la partie cartilagineuse ; il a encore son calibre à peu près normal dans la portion osseuse, mais l'orifice tympanique est totalement fermé par une membrane épaisse et opaque qui passe au devant de lui et se continue sans aucune ligne de démarcation avec celle qui tapisse la cavité tympanique.

Oreille interne, ouverte par éclatement avec la pince forte de la paroi supérieure du conduit auditif interne, et de la voûte du vestibule ; pour extraire le nerf acoustique et les canaux semi-circulaires et leurs ampoules.

Vestibule, fenêtres ovale et ronde. Cavité normale ; la platine de l'étrier apparaît sans déformation, sans lésion visible, mais elle est absolument soudée dans tout son pourtour à la fenêtre ovale. Aucun mouvement à la pression du stylet, soit en dedans, soit en dehors ; les surfaces osseuses se continuent solidement, mais le trait de la fenêtre ovale reste bien net du côté du vestibule.

La fenêtre ronde est sans déformation du côté de la rampe tympanique du limaçon. La fossette qui la précède du côté de la caisse, sous le sourcil du promontoire, est totalement comblée par l'épaississement de la muqueuse et du tissu périostal, tellement qu'il n'y a plus ni creux ni fossette quand on regarde du côté de la caisse.

Le labyrinthe est donc clos ; les deux fenêtres immobiles. Ceci explique pourquoi les pressions exercées sur l'orifice du méat, et même par la paroi labyrinthique, n'ont provoqué aucun mouvement oscillatoire du liquide du labyrinthe mis à nu par une ouverture pratiquée dès l'abord au canal semi-circulaire supérieur par la face crânienne du rocher.

(Cette épreuve doit précéder tout délabrement du rocher dont on examine sérieusement l'oreille).

Canaux semi-circulaires membraneux. — Aucune déformation des parois osseuses; cavités normales. Les canaux membraneux s'enlèvent facilement; ils sont minces, rétractés; leur ampoule est volumineuse.

Examen histologique. — Vaisseaux rares; tissu cellulaire nul. Membrane propre non striée, épithélium canaliculaire, peu distinct; cellules granuleuses; par places couche épithéliale entière et normale.

Au niveau de la crête ampullaire, couche épithéliale indistincte, déformée, granuleuse, ou disparue. Rameaux nerveux ampullaires en chevelu délié, mais paraissant plus rares; crête plate, peu dessinée; atrophie, et maigreur des canaux et des ampoules. Peu de vaisseaux; peu de globules sanguins.

Limaçon. — Calibre normal, partout; rampes libres; liquide clair.

Ligament spiral; zone vasculaire. — Vaisseaux rares, grêles; section mince et peu opaque; épithélium disparu; contours normaux; maigreur générale.

Lame spirale. — Mince, presque transparente par l'amincissement de la couche nerveuse incluse; peu de vaisseaux visibles; peu de globules sanguins dans les sillons vasculaires.

Membrane basilaire; organes de Corti; cellules auditives. — La plupart des groupes de cellules ont disparu, mais on en retrouve les éléments dissociés dans la préparation; par places et surtout auprès de la coupole, belles rangées des piliers chargés de leurs cellules ciliées bien serrées.

Digitations nerveuses; ganglion de Rosenthal. — A l'état normal, sur les préparations sans dissociation, les faisceaux en éventail serré du nerf acoustique, vus du côté de la rampe tympanique, apparaissent comme une masse opaque, à bord en festons, bien nourris du côté de la basilaire, et arrêtant par leur épaisseur totalement la lumière du côté de la lame spirale et de la columelle.

Ici, la lumière passe facilement à travers la préparation, mince, maigre, exsangue, aplatie; on voit les pinceaux nerveux devenus filiformes, espacés dans une grande étendue, en dents de peigne et non en festons onduleux arrondis.

Les cellules ganglionnaires sont rares et opaques, leur noyau peu distinct, et leur forme anguleuse et rétrécie.

Rameaux dans la columelle, ou nerf acoustique intra-labyrinthique. — Ses faisceaux sont en grande partie sains, les tubes nerveux intacts; de rares fibres déformées, moniliformes, avec prolifération de noyaux.

Nerf acoustique (P. extra-labyrinthique). — Le conduit auditif interne est normal. Les trous et canicules osseux cochléaires sont fréquemment oblitérés (ostéite condensante) sur les coupes et sur les préparations par dissociation. Les fibres et cellules nerveuses ont été

partout trouvées saines ; myéline et cylindres normaux ; densité normale ; vaisseaux et tissu conjonctif d'enveloppe normaux.

Le facial est absolument sain, soit dans son trajet intra-auriculaire,
soit dans le conduit auditif interne.

En résumé :

L'oreille moyenne droite est détruite, béante.

Les fenêtres closes et soudées, immobiles.

Le labyrinthe forme une cavité normale, mais close absolument.

Le contenu labyrinthique, tissus et nerfs, a subi une atrophie
manifeste ; tout est exsangue et raréfié.

En dehors de l'oreille interne, le nerf acoustique est sain,
fibres et cellules.

Le facial dénudé est sain.

2° — *Oreille gauche.*

*Temporal, rocher, apophyse mastoïde, conduit auditif, tympan,
caisse, osselets,* état en tout semblable à ce qui a été décrit à droite. —
Ici, point de nerf facial à nu ; point de vestige du marteau : quelques
fongosités dans l'antre mastoïde ; appendices à la voûte. La *trompe* est
libre, rétrécie légèrement au niveau de la portion osseuse par des brides scléreuses.

Oreille interne.

Vestibule. — Cavité normale, parois saines, contours de la fenêtre
ovale normaux.

Fenêtre ovale. — Aspect absolument normal ; la platine de l'étrier de
même. *Cette platine est mobile ici,* mais elle est mobile de dehors en
dedans uniquement ; tout déplacement en sens inverse, de dedans en
dehors, est nul. — Ce déplacement n'est pas entier, total ; on remarque que la partie postérieure ne bouge pas, et que l'oscillation n'a lieu
que sur les trois quarts antérieurs de la base de l'étrier.

Ce déplacement est plus grand qu'à l'ordinaire, et excessivement
facile à produire à la moindre pression du stylet sur la face tympanique de la fenêtre ovale. En faisant éclater la paroi, pour juger de la
résistance du tissu osseux, les trois quarts antérieurs de la fenêtre
ovale cèdent, et l'étrier reste à nu. En tirant dessus avec une pince,
toute la partie mobile s'émiette, et l'autre reste adhérente par un épaississement du tégument orbiculaire au bord postérieur de la fenêtre
resté intact.

Je remarquerai que j'ai déjà constaté dans plusieurs autopsies que
c'est dans le quart postérieur de la fenêtre ovale que s'opère d'abord

l'immobilisation de l'étrier. Peut-être y a-t-il là l'explication de l'opinion admise par certains auteurs, que l'étrier s'ouvrirait et se fermerait à la façon d'un volet.

De cette lésion, il résulte que la compression et la commotion du contenu labyrinthique est possible, vu les mouvements en dedans conservés par l'étrier. — Nous allons trouver à la fenêtre ronde une lésion qui rend la chose inévitable.

Fenêtre ronde. — Du côté de la rampe tympanique du limaçon, aucune lésion ni déformation. — Pour bien voir, il faut faire éclater la paroi osseuse au niveau du promontoire. La fossette profonde, que cache le sourcil du promontoire et qui aboutit à la fenêtre ronde, est totalement comblée par un bouchon de substance dure et adhérente à l'os, constitué par le périoste et la muqueuse de la caisse hypertrophiés et indurés; en effet, de son côté, les creux et bosselures ont disparu; tout est nivelé.

Ainsi se trouve complétée l'occlusion absolue du labyrinthe. Dès lors, dans cette cavité osseuse fermée le moindre ébranlement ou déplacement de la platine de l'étrier, restée mobile, doit provoquer de véritables commotions nerveuses labyrinthiques.

EXAMEN HISTOLOGIQUE. — *Canaux semi-circulaires membraneux et leurs ampoules; nerfs ampullaires.*

Ces canaux sont sains, minces, gris blanc, translucides; les parois ont leur aspect normal, une couche fine de cellules étroites les couvre en dehors et les rattache aux vaisseaux périphériques; la membrane propre est nette, striée finement; la couche interne épithéliale est entière, normale.

Les vaisseaux abondants et pleins de globules sanguins; le chevelu du nerf ampullaire est épais, et les tubes nerveux et les cylindres-axes normaux; crête épaisse et à grosses cellules en plaque continue. Il en est de même de l'*utricule* et de son rameau nerveux.

Limaçon. — Rampes tympaniques libres; calibre anormal, liquide clair, veine spirale volumineuse.

Lame spirale épaisse, *ligament spinal* et *zone vasculaire* absolument sans altération: épithéliums disparus en partie.

Membrane basilaire; organe de Corti, cellules auditives. — Les préparations par section perpendiculaire à la lame spirale, ou par dissociation, montrent de belles rangées de cellules ciliées spéciales, et les séries régulières de piliers formant une voûte normale.

Digitations nerveuses, expansions du nerf cochléaire. — L'aspect se rapproche de la normale; comme disposition des faisceaux, disposés en éventail, comme volume, comme épaisseur, également au niveau

de la lame perforée ; les coupes ont été colorées par le picro-carmin et
la pièce avait macéré dans la liqueur de Muller.

Le ganglion de Rosenthal. — On trouve sur le trajet des faisceaux
de fibres nerveuses, des amas épais de cellules nerveuses grosses,
avec leurs prolongements, leurs noyaux évidents et leurs nucléoles
très nets ; leur nombre et leurs formes indiquent l'état normal.

Nerf acoustique (partie extra-labyrinthique). — Le nerf examiné
dans son trajet dans le conduit auditif interne, contre des fibres saines
avec leurs cylindres-axes, ainsi que les amas de cellules ganglionnaires qu'on trouve dans l'épaisseur du nerf. Le facial est intact.

Résumé de l'oreille gauche :

Caisse béante, osselets disparus ; fenêtres ovale et ronde in-
visibles, — *platine de l'étrier mobile, facilement en dedans, et non
en dehors.* Fenêtre ronde close, bouchée.

Labyrinthe contenant des organes sains. Nerfs intra et extra-
labyrinthiques sains.

Conclusion. — C'est de ce côté gauche que se produisent les
bourdonnements et les sifflements au moment des attaques de
vertige de Ménière.

L'autopsie éclaire le mécanisme de la production de l'attaque
de déséquilibration.

Observation III. — Salpétrière. — Service du professeur
CHARCOT. 1881.

Autopsie des oreilles d'une vieille femme atteinte de vertiges de Ménière.

Vieille femme de 80 ans ; morte subitement par apoplexie pulmonaire.

Elle a présenté pendant les deux dernières années de sa vie : de la
surdité, du sifflement dans les oreilles et des vertiges (rotation en arrière) avec chute, nausées et bourdonnements énormes. L'exploration
a montré l'existence d'un bouchon de cérumen dans le méat auditif.

On avait tenté de l'extraire par des injections d'eau tiède ; on a dû le
laisser en place, tant l'opération éveillait de douleurs et causait de vertiges (note fournie).

Autopsie. — L'examen rapide du cerveau et du bulbe permet de
constater qu'ils sont sains : atrophie sénile du crâne ; artères athéro-
mateuses ; carotide ampullaire et contournée en S dans le crâne.

Avant tout examen de l'oreille, le canal demi-circulaire vertical est ouvert ; une gouttelette de liquide miroitante remplit la petite ouverture ; le rocher était tenu dans l'étau ; les pressions, même énergiques, sur le méat auditif externe, ne causent aucune oscillation de la petite tache de lumière miroitante ; aucun mouvement n'est donc transmis de dehors en dedans, du tympan au contenu labyrinthique! L'étrier est donc immobile, au moins dans ce sens.

Oreille droite. — Oreille externe.

Un énorme bouchon de cérumen demi-solide et sec remplit presque totalement le conduit auditif externe jusqu'au tympan, qu'il ne touche cependant que partiellement ; la plus grande partie de la surface tympanique en est distante de 1 à 2 millimètres.

Ce bouchon s'enlève par morceau ; son extrémité tympanique est creuse, lisse, et le bord supérieur seul était en contact avec la cloison. On comprend que l'injection détersive le projetait sur le tympan. Le calibre du méat est normal ; aucune lésion des parois.

Le tympan apparait lisse, excavé au centre ; inégal, déformé, jaunâtre, opaque, en bourrelet, à la circonférence ; bleuâtre, lisse, déprimé et encore translucide autour de l'umbo.

L'anneau périphérique est saillant en ronde bosse ; sa saillie se confond en haut avec celle de la région flaccide et de l'apophyse externe du marteau. Le manche est à peine visible ; l'umbo est mieux dessiné au fond de la partie médiane, pellucide, mince, translucide et excavée en godet. En résumé, épaississement aux bords ; amincissement, atrophie au centre ; opacité du bourrelet extérieur circulaire et translucidité ombilicale ; saillie de la périphérie en enfonçure extrême de la partie centrale ; apophyse externe cachée par le bourrelet hypertrophique, très basse, très saillante. A l'examen de *visu* on constate la saillie d'une bride postérieure épaisse, qui part de cette apophyse et descend en arrière sur le cadre tympanal, apparence due à la position oblique du tympan vis-à-vis de l'observateur. La paroi antérieure du conduit enlevée, la cloison, vue de face, ne présente plus cette bride ; celle-ci est formée de la partie postérieure du bourrelet circulaire déjà décrit, seule apparente vue de côté.

La cloison, indépendamment de cette déformation, présente une voussure anormale générale de toute sa surface externe, qui s'accentue brusquement au niveau du centre, à l'umbo. Nous verrons qu'en dedans, la face tympanique de la membrane tympanique n'offre pas l'analogie de ces altérations de courbure et d'aspect ; mais seulement une saillie conique exagérée. Cet ensemble de caractères est la manifestation habituelle de la sénilité (sclérose sénile), mais avec relâchement et dépression du tympan très prononcés.

L'examen histologique a montré que le bourrelet saillant est en grande partie formé d'une infiltration graisseuse des couches superficielles ou cutanées de la cloison, avec sclérose légère, tandis qu'il y a amincissement et atrophie au centre. La macération de la pièce dans l'alcool a enlevé cette graisse.

Oreille moyenne. — La paroi crânienne de la caisse est ouverte avec précaution ; celle-ci est large, sèche et aérée. On constate à nouveau que la cloison ne subit aucun mouvement en dedans sous l'influence de pressions directes au stylet. Il n'en est pas de même avec les pressions excentriques, c'est-à-dire quand on refoule le tympan en dehors. Fait curieux, le tympan se déplace facilement en dehors ; et l'étendue du déplacement en ce sens, en dehors, contraste avec l'immobilité constatée par les pressions en sens contraire au début. Après ce déplacement en dehors, le tympan ne reprend pas sa position première ; on peut ensuite faire exécuter à la cloison quelques mouvements en dedans, qui se transmettent au labyrinthe et à la tache lumineuse du canal semi-circulaire supérieur.

<h3 style="text-align:center">III</h3>

Discussion. — Il y avait donc ici seulement enfonçure extrême de l'appareil transmetteur, tympan et osselets, portés jusqu'à la limite extrême des mouvements en dedans de la platine de l'étrier. — On comprend combien la constatation de ce fait a d'importance au point de vue de la pathogénie du vertige labyrinthique. *L'étrier était immobilisé, non soudé.* En effet, les osselets sont sains, et les deux têtes mobiles de l'enclume et du marteau transmettent régulièrement leurs mouvements à la cloison et au labyrinthe, depuis que, par une poussée excentrique, j'ai dégagé la platine de l'étrier. — La branche descendante de l'enclume est du haut en bas réunie par un repli épais, opaque, au manche du marteau, et par suite à la cloison ; les deux osselets cependant oscillent largement autour de l'axe antéro-postérieur et d'ensemble. Le mouvement de tension est donc resté entier, toujours possible ; et le manche du marteau conservé intact avait toute son action. Les articulations sont nettes et bien en rapport.

L'étrier n'est pas extrêmement enfoncé. Comme je m'attendais à le trouver, il ne déborde pas le cadre du côté du vestibule ; la direction du tendon du muscle stapédien n'est   s changée. Je désarticule doucement la tête d'avec l'enclume et le tout se remet aussitôt en juxtaposition après le passage du bistouri. Serait-ce le tendon élastique du tenseur qui ramènerait ainsi les osselets au contact ? — Qu'est-ce qui retenait le tympan enfoncé, et l'étrier immobile ?

La muqueuse est pâle et fine ; les vaisseaux rares ; aucune prolifération nulle part : creux et saillies visibles. — L'étrier est bien isolé, et d'ailleurs mobile depuis que j'ai ouvert la caisse et refoulé le tympan en dehors, et la fossette est libre tout autour de sa platine. Cependant tout l'appareil de transmission était immobilisé dans son déplacement vers le labyrinthe. Le tenseur est normal, l'examen histologique ne constate aucune altération de nutrition. Son tendon aplati d'avant en arrière, maigre et tout à fait évidé, semble détendu et trop lâche ; en tout cas, il n'empêche ni ne limite les mouvements provoqués du tympan et des osselets vers le dehors.

Le muscle stapédius est sain, bien proportionné et sans altération de ses fibres ; son tendon normal s'insère bien obliquement sur la tête de l'étrier. Le facial est sain, donc le muscle stapédius n'est pas paralysé, inerte ? Mais une obstruction complète, durable de la trompe ne peut-elle suffire à expliquer l'enfonçure tympanique et l'immobilité de l'étrier dans cette position anormale ? Certes, oui.

Plusieurs de ces conditions sont ici réunies : *le relâchement de la cloison et l'obstruction tubaire sont évidents.*

Il est encore une autre lésion anatomique qui entre comme élément important dans la genèse de ces déplacements en dedans de l'appareil transmetteur de l'oreille, et sur laquelle je veux insister parce qu'elle est loin d'être rare. On constate, en effet, en examinant le contenu de la caisse ouverte par en haut, *qu'une bride scléreuse, sèche, dure, épaisse, grise, unit solidement la branche descendante de l'enclume et le manche du marteau.* Les deux osselets sont à peine distants d'un millimètre ; ils se meuvent à la fois dans le même sens, et ne peuvent être écartés l'un de l'autre. Les tractions faites au moyen de la pince sur le tendon du stapédius n'ont plus aucune action sur le tympan, qui reste refoulé en dedans. — Or, cette incapacité d'action du muscle de l'étrier tient à ce que la bride empêche l'écartement du levier de la détente, de la branche descendante de l'enclume.

L'antagonisme nécessaire n'a plus lieu ; le stapédius paralysé, le muscle tenseur seul est agissant. On conçoit combien facilement le tympan ramolli, atrophié, cède à ses tractions constantes et sans contrepoids ; à l'état normal, en effet, le stapédius tire la tête de l'étrier en arrière, et la branche descendante de l'enclume la suit. Ce mouvement en arrière est arrêté par la branche horizontale fixée sur la paroi postérieure de la caisse, et, en retour, produit l'abaissement des deux têtes osseuses mobiles du marteau et de l'enclume, qui basculent autour de l'axe de rotation, mouvement qui porte, en définitive, le manche du marteau et le tympan au dehors.

C'est là un mouvement de détente, de rétablissement dans la position d'équilibre de tout cet appareil oscillant et instable, qui, opposé à l'action du tenseur, la contrebalance dans le jeu d'accommodation.

Or, ici, la bride scléreuse unissante annule complètement cette fonction antagoniste du stapédius.

D'où l'on peut prévoir l'enfoncement fatal de la cloison tympanique, puisque tout déplacement a lieu dans le même sens, c'est-à-dire vers le labyrinthe, dont l'occlusion et la compression même sont inévitables, car l'étrier se trouve à la fin fixé au bout de sa course et reste immobile et comme ankylosé sous la poussée de tout l'appareil attiré en dedans.

C'était le bien le cas de notre .jet, qui, pendant deux années, présenta des vertiges avec chute à terre, et dont on ne put jamais toucher les oreilles sans causer des bourdonnements atroces et le retour des étourdissements.

La paroi interne de la caisse offre une muqueuse partout pâle, fine et mince, translucide, et qui tapisse, sans les combler ni les masquer, les fossettes et le vides ; la bride précédemment décrite est une lésion isolée et unique.

Le pourtour du cadre de la *fenêtre ovale* offre à peine un peu d'épaississement en arrière ; et nous avons vu que cela n'empêchait aucun mouvement.

Les cellules mastoïdiennes sont normales, aérées, sèches.

. *La trompe d'Eustache gauche* n'offre aucune altération dans sa partie osseuse qui se termine en bec de flûte à l'isthme. Mais là, la lumière du conduit est totalement fermée, et ne s'ouvre pas quand on écarte des deux parois de la trompe, raidies, sèches et accolées dans toute leur longueur et dans toute la hauteur.

La pince décolle difficilement la paroi fibreuse externe triplée d'épaisseur, indurée et presque aussi solide et raidie que le cartilage qui lui fait face.

Au niveau de l'isthme, une saillie cylindroïque, dure, comme osseuse, criant sous le scalpel, formée par le tissu épaissi et induré de la paroi fibreuse externe, accole cette paroi externe au cartilage qui se moule dessus, et qui offre à la coupe en travers une contiguïté complète de tissu ; on cherche littéralement l'orifice tubaire. Le canal est dévié.

La paroi fibreuse a une épaisseur égale à celle du cartilage en ce point, et la saillie ossiforme de la paroi externe reçoit les insertions du muscle péristaphylin externe. La coupe du canal tubaire a la forme d'un quart de cercle ouvert en dehors ; il faut écarter de force cette proéminence ossiforme du cartilage, d'ailleurs sain, pour trouver le conduit. L'isthme est fermé de la sorte sans lésion de la muqueuse.

Oreille interne. Fenêtre ronde. — La membrane est assez épaisse, légèrement convexe du côté de la caisse; plus mince et transparente au centre : ceci très manifeste sur la coupe ; épithélium mince, pavimenteux et chorion muqueux assez épais et opaque ; tissu propre, dense, tassé, fibreux, composé de fibres entrecroisées en tous sens, mais à direction sensiblement verticale pour la majeure partie ; disposition manifestement fasciculée, et totalement différente de celle du tissu du tympan ; absence totale de transparence à la lumière transmise (coloration au picro-carminate d'ammoniaque). Comparée à une membrane saine, la fenêtre ronde est normale.

Canaux semi-circulaires. — Dès l'ouverture faite au canal vertical supérieur, le canal membraneux est attiré au dehors et extrait avec l'ampoule. Il est aussitôt immergé dans la solution de chlorure d'or, pendant une demi-heure.

Examiné sur la plaque, à un grossissement n° 5/n° 2, Nachet, j'ai constaté :

1° Le contenu limpide, clair, s'écoule aussitôt et le canal s'affaisse ; aucune adhérence ne le retenait dans ce canal demi-circulaire osseux où il flottait libre au milieu d'un fluide clair et sans dépôt ;

2° Les otolithes réfractent vivement la lumière, leur forme est ovoïde, à noyau plus sombre ou segmenté, étoilé ;

3° La paroi fibreuse est manifeste, striée et plissée dans le sens longitudinal; elle a peu de transparence ;

4° La couche épithéliale si délicate et si élégante, apparaît encore par place nette et bien caractérisée ; mais presque partout, le noyau s'est agrandi, il est opaque et granuleux et le protoplasma forme une bande étroite, opaque et granuleuse autour de lui ;

5° Sur les crêtes des ampoules, il est difficile de constater les rangées de cellules ciliées ; elles flottent en groupe dans le liquide de la préparation ;

6° Les filaments nerveux, les tubes sans myéline plongent dans la substance amorphe de la crête ; en pinceaux épais, et qui ne semblent pas atteints par la sclérose et l'atrophie partielle dont le limaçon a été frappé.

Les vaisseaux sont fortement développés et reliés à la paroi fibreuse par un tissu cellulaire largement aréolaire, à belles cellules étoilées.

Limaçon. — Ligament spiral. — Membrane basilaire. — Organes de Corti. — Cellules spéciales. — Expansion nerveuse acoustique.

Liquide clair dans les rampes.

Lame spirale, fine, mince et cassante, peu vasculaire. — Au microscope le tissu osseux a les caractères de raréfaction de l'âge sénile.

La membrane striée est normale, mais ses couches épithéliales raréfiées et granuleuses, et ses stries peu nettes; elle est manifestement atrophiée. La région perforée de la basilaire est aussi peu riche en cellules et en noyaux.

Nerf intra-labyrinthique. — Digitations nerveuses sur la basilaire. — Maigres fibres granuleuses méconnaissables à la place des magnifiques digitations ou pinceaux de fibres nerveuses qui couvrent d'ordinaire la face inférieure de la membrane basilaire à son insertion à la lame spirale. On prendrait les faisceaux atrophiés, étroits, plats et à peine striés, pour du tissu conjonctif parsemé de quelques noyaux opaques.

On retrouve à peine quelques *cellules ciliées auditives ;* à leur place, sur la coupe, on constate de petites élevures de la membrane basilaire qui la font ressembler à la surface d'une rape à sucre.

La veine spir… e opaque forme une bande à deux contours plus colorés et plus épais que le milieu.

Quelques vestiges d'*organes de Corti,* par travées, irréguliers, contournés, granuleux à leur tête, ou totalement dissociés (la préparation a été laissée trois mois dans la liqueur de Muller, puis colorée dans le picro-carmin et mise dans la gélatine).

Autour de quelques organes de Corti, des cellules pâles sans noyaux leur sont accolées; on remarque quelques tractus perlés, mal dessinés, vestiges des nerfs et du plexus sous-jacents aux arcades de Corti, mais cela est relativement rare.

En somme, l'atrophie a frappé les expansions nerveuses, et le sque-lette seul de l'organe cochléen a été conservé à peu près intact par places.

La membrane de Corti et *celle de Reissner* sont trouvées dans la préparation associées aux autres éléments de la membrane basi-laire.

Résumé : — Relâchement, amincissement, enfonçure extrême du tympan. — Obstruction complète de la trompe. — Immobi-lisation et fixation de la platine de l'étrier. — Commotion faible du labyrinthe. — Sénilité, atrophie partielle du limaçon, et sur-tout des expansions nerveuses intra-auriculaires, mais inté-grité remarquable des canaux semi-circulaires et de leurs am-poules, et surtout des bouquets de fibres nerveuses appendus aux crêtes ampullaires.

Nerf acoustique (partie extra-labyrinthique), en grande partie normal ; légère hypertrophie des éléments conjonctifs, surtout de la gaine.

Nerf facial, sain.

IV

Considérations sur l'étiologie du vertige, sur son pronostic, son traite-ment, et les signes des lésions otiques, tirées de l'analyse de ces faits.

Le vertige ayant été le symptôme commun et vraiment im-portant dans ces trois observations, il est curieux de constater, en présence de ce trouble de l'équilibre si grave et si caractéris-tique, des lésions diverses,

Disons, dès l'abord, ce qui est particulièrement saisissant au point de vue de la pathogénie du vertige, que *ces lésions ont pour siège exclusif l'oreille moyenne, dans les trois cas*. En effet, dans les trois autopsies, *les nerfs auditifs ont été trouvés sains ;* à peine si l'on note une atrophie légère des fibres de la lame spirale du limaçon, dans le n° 3, très explicable par l'ancienneté de la surdité. On voit que cela concorde avec les faits énoncés par Lucæ et Féré.

Si les lésions, limitées à la caisse du tympan, sont différentes, elles ont cependant un caractère commun : c'est qu'elles sont toutes de nature scléreuse, sclérose de la muqueuse ou périoste tympanique (n⁰ˢ 1 et 3), et ostéo-sclérose, suite d'otite suppurée et d'otorrhée (n° 2). Ce sont là de vieilles lésions. Chez Lancrie, le processus a parcouru tout le cycle ; les tissus sont raidis, séchés, peu vasculaires ; des deux fenêtres, l'une est immobilisée : c'est la sclérose finale. L'observation, par malheur, ne mentionne aucun examen des organes au début, lequel remontait, au reste, à plus de 15 et 20 ans chez les trois malades. L'otorrhée a été le phénomène saillant dans le 2e cas ; la sclérose a pu être primitive dans le 1er ; mais on peut admettre, d'après la conservation d'une certaine capacité auditive, malgré l'ancienneté de l'affection, que la sclérose est consécutive à une vieille otite chronique, avec prolifération, ramollissement, vascularisation des tissus, état primitif qui a eu une durée fort longue, coupée d'arrêts et de reprises. L'observation n° 3 nous montre la lésion arrêtée à cette période de relâchement des tissus et d'enfonçure du tympan, mais par un processus pathogénique différent.

Les malades ont été, du reste, observées dans le service du professeur Charcot, pendant des années, et le vertige étudié à tous les points de vue, pendant cette période finale.

Dans deux cas (n⁰ˢ 1 et 3) on remarque une lésion dont l'importance, au point de vue de la pathogénie du vertige auriculaire et du choc labyrinthique, ne saurait échapper à personne : la platine de l'étrier était immobilisée. Dans l'un des cas (n° 1), il y a soudure de l'osselet à la paroi et au cadre de la fenêtre ovale ; dans l'autre, non. Ici, le mécanisme de l'immobilité est tout autre ; le tympan est enfoncé d'une façon excessive, et retenu ainsi déplacé et fixé par l'oblitération de la trompe. Un bouchon de cérumen durci, accolé au tympan, augmente les causes d'irritation de l'appareil nerveux et musculaire de l'organe, de spasme de l'accommodation, et enfin la rétraction de l'appareil de transmission.

Dans les deux cas, les fenêtres ovales sont rigides, tandis que l'on trouve les fenêtres rondes libres et accessibles. On conçoit qu'en de telles conditions, le moindre excès de pression dans la cavité tympanique puisse déterminer le choc labyrinthique,

Dans le 2ᵉ cas (n° 2), le tympan a disparu avec les osselets ; la trompe est libre aussi ; l'air circule à loisir dans la caisse béante, mais les deux fenêtres sont immobilisées, leur jeu impossible ; la fenêtre ronde, totalement comblée, a disparu ; la platine de l'étrier, cachée sous la couche épaisse du tissu muqueux, est mobile seulement en volet, dans le sens horizontal ; elle ne peut se mouvoir, *être déplacée que de dehors en dedans* : c'est-à-dire que le seul mouvement que, avec la pointe du stylet, on puisse lui imprimer, a lieu vers le vestibule du labyrinthe.

Au moindre choc sonore, au moindre ébranlement, il y a choc aussi inévitable sur le contenu de l'oreille interne.

Dans le sens inverse, on voit que la cavité est murée, pour ainsi dire, et ne peut subir aucune expansion ; le moindre afflux sanguin déterminera donc encore la compression du nerf et son irritation, et le vertige presque fatalement.

Ces conditions anatomo-pathologiques suffisent-elles à tout expliquer ? Non, à elles seules elles ne rendent pas compte des attaques de vertige séparées par de longs intervalles de calme, et puis on les rencontre sans vertige.

Il faut, pour que le vertige se produise ou mieux pour que le labyrinthe soit touché anormalement et réagisse de même, il faut l'adjonction d'autres causes occasionnelles, les unes physiologiques, d'autres non. Dans l'observation n° 3, c'est la présence d'un bouchon de cire durcie, dont le déplacement accidentel ou provoqué par les irrigations, en refoulant le tympan enfoncé, cause un brusque accroissement de la tension labyrinthique, et par là détermine la réaction nerveuse excito-motrice, le réflexe cérébelleux, et les troubles de l'équilibre. N'est-il pas admissible que par sa persistance cette irritation locale directe ne doit pas tarder à mettre le système nerveux de l'organe dans un état de *surexcitabilité maladive* telle qu'un fait, insuffisant ordinairement à produire une action nuisible, suffit à provoquer un trouble tout à fait hors de proportions avec la cause occasionnelle, souvent inaperçue même ?

C'est la dernière goutte versée qui fait déborder le vase trop plein.

La tolérance du nerf de l'oreille interne a une limite ; au-delà d'une certaine pression, la révolte a lieu.

Dans l'observation n° 1, l'irritation occasionnelle part d'ailleurs ; mais l'effet produit est le même ; pression exagérée, ou aspiration exagérée, sur la fenêtre unique du labyrinthe, et choc immédiat, ordinairement sous l'influence de la déglutition : ce qui explique la plus grande fréquence des attaques de vertige au moment des repas ; soit par la répétition des secousses du nerf par les déglutitions répétées ; tantôt c'est par un baillement, etc. ; souvent c'est par une fluxion sanguine locale ou étendue à toute la tête (insolations, fourneaux, appartements chauds, froid des pieds, etc.), toutes causes banales, et sur lesquelles il est difficile d'être éclairé toujours complètement par les malades, mais circonstances déterminantes bien notées par quelques-uns.

Il est encore difficile de se refuser à admettre que le nerf labyrinthique ainsi fréquemment irrité, ne se trouve pas peu à peu amené à un état spécial d'hyperesthésie, grâce auquel, sous l'influence d'une faible excitation ajoutée, naîtra une réaction réflexe démesurée.

La lésion est la condition prédisposante ; la lésion otique facilite le choc. Celui-ci, pour avoir lieu, demande une occasion ; tantôt c'est un acte physiologique : la déglution, très fréquemment ; tantôt c'est un trouble accidentel de l'organe même ou du voisinage (choc sonore, fluxion).

La sensibilité réflexe peut varier aussi d'un moment à l'autre, et rendre par instants intolérable une irritation d'habitude patiemment supportée : les troubles gastriques, les névropathies ont cet effet. On est donc ainsi conduit à penser qu'un certain degré d'hyperesthésie du nerf est une des conditions qui prédisposent à l'exagération des réflexes, et favorisent l'apparition des vertiges auriculaires.

Cet état d'hyperesthésie serait entretenu par la succession et par la fréquence des irritations locales, les conditions anatomo-pathologiques nécessaires étaient présentes d'ailleurs, et aussi, comme chez les tabétiques, par un état névropathique général.

Cette conception nous aide à comprendre le mode de production de vertige chez la malade n° 2 ; certes on trouve là des lésions causales d'ordre anatomo-pathologique, qui sont la condition principale de l'accès vertigineux ; mais il est moins facile de se rendre compte de l'action de la cause occasionnelle et de sa nature.

L'affection suppurative si grave des deux caisses ne peut-elle cependant avoir laissé l'oreille interne plus impressionnable ? Ces organes enflammés chroniquement conservent une grande tendance aux hyperhémies et se congestionnent à la moindre irritation ; c'est un mode d'excitation indéniable et très actif, dans un organe profondément altéré, et dont le rocher offrait encore des points d'ostéite et de carie fongueuse. Sensibilité anormale, vascularisation facile, excitabilité plus grande, voici les conditions de l'hyperesthésie réunies, et aussi celles du vertige permanent.

L'accès en ce cas serait dû aux fluxions brusques du labyrinthe, dont les parois ont perdu toute extensibilité ; mais la mobilité anormale de l'étrier en dedans peut suffire à permettre la commotion de l'oreille interne, soit dans une secousse de tout le corps, soit dans un choc direct, soit sous l'influence de secousses vibratoires trop intenses, sonores ou autres. Il se ferait là quelque chose d'analogue à l'irritation de l'encéphale par une esquille ou par un corps étranger, lesquels donnent lieu à des crises discontinues de convulsions.

Cependant hâtons-nous de dire que, bien avant la période où l'autopsie a été faite, et où les conditions anatomo-pathologiques étaient telles que nous les avons décrites, les lésions de la caisse étant naturellement moins avancées, les oreilles réalisaient alors les conditions connues comme facilitant l'ébranlement labyrinthique (ramollissement et enfonçure du tympan ; obstruction des trompes ; réplétion de la caisse, compression définitive).

Or, il était manifeste ici que depuis quelques années les grands accès vertigineux avaient presque disparu, et qu'il restait seulement un état subvertigineux constant.

Cette analyse des lésions rencontrées dans les oreilles de malades atteints de vertige de Ménière, nous conduit encore à quelques autres considérations.

Si, ainsi que l'anatomie pathologique semble le faire admettre, les altérations précitées des fenêtres labyrinthiques sont la condition majeure du choc nerveux et de ses suites redoutables, on peut espérer que par la marche envahissante de la sclérose les parties restées encore mobiles et susceptibles d'être accidentellement et fortuitement déplacées, finiront par se raidir à leur tour et à s'ankyloser, causant, il est vrai, une surdité irrémédiable ; les cavités internes closes, le vertige ne sera plus provoqué. Or, la clinique est ici en parfait accord avec ces *à priori* ; à la période terminable des otites chroniques, la sclérose totale arrête la série des vertiges en général. Charcot a noté la coïncidence de la perte absolue de l'ouïe et de la cessation des vertiges ; certains y ont vu une fin inévitable.

D'autre part, la physiologie expérimentale nous apprend que la compression ou la commotion du nerf acoustique, ou de ses expansions labyrinthiques, cause des troubles vertigineux et des accidents de déséquilibration ; il faut donc en thérapeutique chercher les moyens pratiques d'amener la décompression du labyrinthe, et s'y appliquer de toutes façons, chirurgicalement surtout. C'est une indication nettement tracée que celle de soulager le nerf auditif emmuré. En somme, dans ces trois cas de vertige l'oreille interne est plus ou moins clôturée. Il faut rouvrir cette cavité close ou tout au moins lui rendre une paroi mobile, ou une sorte de soupape de sûreté.

Les médecins auristes s'y sont essayés avec des fortunes diverses ; cependant ces essais comptent bien des succès encourageants.

Mobiliser le tympan, mobiliser l'étrier, dégager la fenêtre ronde comprimée par une fongosité, ce sont des opérations de la pratique courante. On a tout tenté depuis le redressement du tympan déprimé à l'extrême par la douche de Politzer, jusqu'à la trépanation du promontoire ! Je crois, pour ma part, la perforation de la fenêtre ronde sans danger ; le difficile est d'obtenir un résultat durable ; et un soulagement passager ne saurait encourager à recommander d'aussi délicates opérations. Mais il ne faudrait point non plus trop hésiter ; car l'indication est précise, et les autopsies sont démonstratives. On voit par l'observation n° 3, que sans doute l'extraction du bouchon, cause occasionnelle des vertiges, eût atténué les crises ; il eût fallu au besoin chloroformer le sujet ; puis enlever le bouchon avec la curette, couche par couche, lentement et sans faire de poussée vers l'intérieur. Quel succès pour l'opérateur ! Une aussi petite cause et un trouble si grave !

Mais ceci fait, si le mal continuait, quelle conduite tenir ? Ici, on a essayé le cathétérisme sans réussir, car la tumeur ostéofibreuse qui oblitérait le calibre de la trompe eût empêché toute aération de la caisse. Que faire alors ? Pourquoi ne pas insuffler de l'air à travers une ponction du tympan, ou mieux avec un petit trocart, dont la canule communiquant avec la poire à insuffler permettrait d'injecter un peu d'air ? C'eût été à tenter, car le tympan certainement obéissait, et l'étrier se dégageait facilement, ainsi que l'examen de la pièce l'a fait voir. Or, le labyrinthe ainsi soulagé, le vertige était guéri, malgré l'impossibilité de cathétériser. L'effet, enfin, aurait été sans doute durable, car le tympan avait repris, on se le rappelle, en partie son jeu, après le dégagement de la platine de l'étrier par le stylet.

Dans le cas d'ankylose de l'étrier, celui du n° 1, cette petite opération eût été inutile, mais elle est tout à fait sans danger et à peine douloureuse ; et, le diagnostic en eût reçu une vive confirmation.

Etant donné le résultat heureux, supposable dans le cas précédent, qui trouvera inutile d'agir, et de faire une tentative d'aération par cette voie, en semblable occurrence ? C'est une pratique des plus rationnelles. On sait, et j'ai contribué à l'établir, que la *perforation du tympan* soulage souvent les vertiginés les plus réfractaires au traitement médical, soit qu'elle permette le dégagement de l'étrier non soudé, soit qu'elle s'oppose à l'aspiration sur la fenêtre ronde, quand la trompe est perméable, l'étrier étant soudé.

D'après les résultats de notre précédente analyse des conditions multiples de l'éclosion du vertige auriculaire, on ne sera pas étonné de nous voir ici insister sur une indication principale du traitement de cette affection si rebelle, je veux parler de la nécessité de traiter l'*hyperesthésie du nerf acoustique*, compagne ordinaire des états anatomo-pathologiques, cause des vertiges de Ménière, ainsi que notre précédente discussion l'a bien montré. C'est de l'hyperexcitabilité de la branche excito-motrice de ce nerf qu'il s'agit ici, bien entendu ; à mon sens, c'est là une notion très importante, il y a là une source de bénéfices sérieux pour la thérapeutique. Peut-être est-ce parce qu'elle agit sur cet élément étiologique surtout que la meilleure médication des vertiges auriculaires, celle par le sulfate de quinine, instituée par le professeur Charcot, compte de si nombreux succès. Mais on a vu, à la lecture de ces considérations, que cet élément très sérieux, très abordable aux agents thérapeutiques, est loin d'être le seul dont le clinicien ait à tenir compte pour soulager le malade.

La multiplicité des modes de l'irritation labyrinthique et des lésions auriculaires prédisposantes explique la nécessité de s'adresser à des moyens thérapeutiques de plusieurs ordres, tantôt médicaux, tantôt chirurgicaux.

Le médecin ne devra point être rebuté par la persistance du symptôme ; mais il se rappellera que les lésions auriculaires sont anciennes, tenaces, et les altérations des tissus et des orifices souvent au-dessus des ressources thérapeutiques. Souvent il suffira de faire cesser l'une quelconque des causes locales d'irritation labyrinthique pour soulager le malade ; et, enfin, on s'efforcera en dernier lieu d'éteindre l'hyperexcitabilité nerveuse locale et générale qui donne parfois seule de l'importance aux irritations auriculaires, insuffisantes sans cela à éveiller les réflexes pathologiques.

Il ressort de l'exposé détaillé des trois observations suivies d'autopsie complète que l'on vient de lire, et de l'analyse critique dont je les ai fait suivre, que l'on ne doit absolument pas conclure de l'existence d'un vertige de Ménière à une lésion du nerf acoustique ou de ses expansions périphériques, mais on peut affirmer que la lésion otique enserre l'oreille interne et irrite son nerf, quelle que soit cette lésion. C'est la conclusion de mes trois observations, et aussi celle des faits de Lucæ et de Féré.

On ne peut nier la possibilité de lésions intra-labyrinthiques ; il serait même imprudent d'aller jusque là dans les cas anciens, car à la lecture des faits qui me sont personnels, on doit s'apercevoir que sur deux organes auditifs, il en est un dont la fonction s'est complètement éteinte, et qui offre déjà des altérations de dégénération évidentes. Ne sont-elles pas la suite d'un processus morbide antécédent ? Ont-elles évolué sans provoquer de phénomènes critiques, de troubles fonctionnels, attribuables à coup sûr à ces lésions ? En ce qui regarde le cas d'Agathe, il est certain que, en dernier lieu et pendant la longue période de son séjour à la Salpêtrière, c'est du côté le moins altéré, où siège la soudure incomplète de l'étrier, que se produisaient constamment les bourdonnements en sifflet de chemin de fer qui annonçaient la crise vertigineuse. Chez le n° 3, c'est également du côté du bouchon de cérumen que l'affection s'annonçait et que les irrigations provoquaient le vertige.

Mais il faut aussi faire des réserves sérieuses au point de vue des recherches des lésions de la membrane basilaire et des travées de cellules ciliées, que les meilleures préparations sont souvent insuffisantes à conserver dans leur intégrité, et je ne saurais trop recommander d'avoir toujours comme termes de comparaison des préparations d'oreilles internes saines, produites dans des conditions absolument identiques, autant que possible. Ce sont les conditions dans lesquelles je me suis toujours placé dans cette étude.

Je ne voudrais pas terminer ces considérations et déductions pratiques sans parler des *signes* au moyen desquels le médecin peut se rendre compte de *l'état des fenêtres, ovale et ronde, et du jeu de l'étrier.* Par malheur, ces recherches n'ont pas été faites dans les observations que nous analysons. Cependant, chez le n° 3, on constate tout de suite un phénomène important : l'irrigation est intolérable, parce qu'elle provoque le vertige. Ceci vaut une épreuve classique des pressions centripètes, et la constatation du trouble provoqué aussi a une signification très claire. On a droit d'en conclure logiquement à la lésion anatomique décrite, ramollissement, enfonçure du tympan, et de tout l'appareil de transmission, compression exagérée du labyrinthe, choc vertigineux imminent, à la moindre pression ajoutée : oui, tout cela est déduit sûrement du phénomène provoqué.

Cela ne préjuge en rien de l'ancienneté ni de la durée de l'affection qui peut être récente ; il n'y a là qu'une constatation anatomique, et si l'inspection ne confirme pas cet *a priori*, on doit admettre une violente rétraction, une tension anormale de l'appareil d'accommodation avec hyperesthésie extrême du nerf labyrinthique ; mais j'ajoute que la première déduction sera certainement la plus souvent confirmée. Il est bien entendu qu'on ne parle pas ici d'injections brutales, qui causeraient du vertige même sur une oreille saine. Le relâchement pathologique de la membrane tympanique, sa voussure vers la paroi interne de la caisse, la compression consécutive du contenu du labyrinthe et le vertige facile, sont unis dans un enchaînement des plus logiques, et dans un rapport étroit. C'est encore une déduction nettement appuyée par les résultats de l'autopsie n° 3.

Quand l'ankylose de l'étrier est complète, comme dans le cas n° 1, les pressions centripètes sont de nul effet ; mais alors, il en est souvent tout autrement de la douche de Politzer. En effet, la fenêtre ronde pressée vivement par le Politzer, quand la trompe est perméable, reçoit le coup en plein, et le labyrinthe est vivement commotionné, mais par une tout autre voie que tout à l'heure. Le tympan raide ne cédant pas, l'étrier non plus, toute la poussée se porte sur la fenêtre ronde et cause aussitôt l'étourdissement. C'est un signe presque sûr d'ankylose de l'étrier et de raideur de la chaîne des osselets et du tympan.

On comprend que si les pressions centripètes avaient été effectuées dans le cas du n° 2, l'étrier mobile si facilement en dedans aurait obéi, et le choc eût été inévitable ; l'observation n'a pas été poussée jusque là. Le côté mécanique de la pathogénie du vertige se montre ici d'une façon bien évidente, et ces autopsies en précisent parfaitement les démonstrations.

Conclusions.

A. — De ces trois autopsies de vertige de Ménière, il résulte que le vertige type, à grands accès, peut exister pendant plusieurs années, sans lésion du nerf labyrinthique ou du nerf auditif (extra-labyrinthique).

B. — Le vertige s'observe dans les lésions les plus diverses de l'oreille moyenne.

C. — Ces lésions de la caisse tympanique présentent toutes ce caractère commun : c'est qu'elles tendent et aboutissent médiatement ou immédiatement à clôturer le labyrinthe d'une façon incomplète, soit par soudure de l'étrier dans la fenêtre ovale, soit par sa fixation et son immobilisation en ce point, soit par l'oblitération de la fenêtre ronde.

D. — Le mécanisme du choc ou commotion du labyrinthe se comprend par la perte de toute soupape de sûreté ; tout mouvement, même vibratoire, qui lui est soumis, cause un choc nuisible et provoque les réactions connues depuis Flourens, sous l'influence des traumatismes des canaux semi-circulaires.

E. — La mobilité d'une partie de la paroi du labyrinthe est indispensable à la production de l'irritation anormale du nerf labyrinthique, et explique l'intensité des effets consécutifs à l'ébranlement provoqué ou fortuit (causes occasionnelles).

F. — Un élément très important pour comprendre la genèse du vertige auriculaire et de ses formes, c'est l'état d'hyperesthésie et d'hyperexcitabilité réflexe dans lequel se trouve amené et entretenu le nerf acoustique, par suite de la répétition des irritations locales et des excitations fonctionnelles (déglutition, spasme de l'accommodation, excitation du stapédius par l'enfonçure du tympan, etc.).

G. — Que le vertige existe avec ou sans tabès, les lésions observées et la pathogénie du vertige sont identiques.

II. — En dernier lieu, ajoutons que la conservation pour certain degré d'audition, malgré les graves lésions otiques constatées, devait faire cliniquement conclure à l'intégrité du nerf acoustique et de ses expansions labyrinthiques, ainsi que Marie et Walton l'avaient déjà fait dans leur étude sur le vertige dans le tabès.

DE LA

GRAVITÉ DES LÉSIONS AURICULAIRES
COMPATIBLE AVEC LA PERSISTANCE
D'UNE CERTAINE AUDITION (1)

On a dit avec raison que l'on ne saurait préjuger sûrement de la faculté d'entendre d'un individu à la seule inspection de la membrane du tympan.

De même, il est impossible sur le cadavre, à la vue des lésions auriculaires, d'apprécier le degré de la surdité que le sujet offrait de son vivant ; et bien plus, en présence de lésions extrêmement étendues de la caisse du tympan et de son contenu, il est presque impossible d'affirmer que l'individu, dont l'oreille montre de pareilles altérations, était totalement sourd.

On peut en effet rencontrer à l'autopsie de sujets, dont l'ouïe bien que très abaissée n'était cependant pas totalement éteinte, les lésions les plus graves, et les plus destructives de toute transmission sonore ; mais alors le labyrinthe et les nerfs acoustiques sont restés sains.

J'ai l'honneur de vous montrer des coupes de rochers d'individus sourds, même sourds d'enfance, mais chez qui on a constaté nettement l'audition de certaines paroles et de certains sons ; or, de l'examen de ces pièces, il ressort que des deux côtés, il existe une enfonçure extrême du tympan, avec déformation, et adhérence totale de la face interne à la paroi interne de la caisse, au moyen de productions plastiques, scléreuses, solides qui

(1) Lu à la *Soc. de Biologie*, Comp. rendu 1885.

comblent la caisse et englobent la chaîne entière des osselets ankylosée et immobilisée. La cavité tympanique n'existe plus ; non plus que les cellules mastoïdes comblées et remplacées par du tissu osseux compact. — Tout le rocher est éburné, difficile à scier et lourd, et poli sur la coupe comme l'ivoire.

Aucun mouvement ne peut être imprimé aux osselets, ni à la base de l'étrier.

Une coupe antéro-postérieure du rocher, passant à travers le vestibule, met sous les yeux la platine de l'étrier soudée dans la fenêtre ovale et immobile ; et dans la rampe du limaçon béante. On remarque au niveau de la membrane de la fenêtre comme un bouchon grisâtre, dense, fibroïde, adhérent, qui oblitère totalement l'orifice tympanique du limaçon.

Une aiguille fichée en ce point transperce le tissu morbide, dense et tassé, et va sortir à travers la caisse du tympan, sur le quart postéro-inférieur de la membrane tympanique.

Ici donc, les deux fenêtres labyrinthiques de chaque oreille sont absolument fermées ; et l'appareil de transmission immobilisé et raide ; cependant toute perception auditive n'était pas éteinte ; cela s'explique par l'état d'intégrité dans lequel on trouve le limaçon et le vestibule et leur contenu.

Chez certains sujets, dont l'audition extrêmement amoindrie, était cependant encore absolument manifeste, j'ai pu constater, ainsi que l'ont fait Moos et Burckardt-Mérian, l'existence de l'ankylose des osselets et de la soudure de l'étrier sur la fenêtre ovale ; mais la fenêtre ronde était restée libre, et peu épaissie. Dans ces conditions, la conservation de l'ouïe semblait devoir s'expliquer naturellement par la possibilité de la transmission des vibrations du tympan à l'air inclus et de là à travers la membrane de la fenêtre ronde au labyrinthe. Cela, on le voit, ne manquait pas d'être intéressant, étant donnée la théorie physiologique du passage du courant vibratoire par la chaîne des osselets.

Mais voici que les pièces que je place sous vos yeux semblent démontrer que malgré la disparition complète des deux fenêtres labyrinthiques, l'ébranlement ondulatoire peut encore pénétrer et agiter le labyrinthe intact, bien que très faiblement, il est vrai.

Ceci démontre-t-il la transmission directe des bruits solidiens aux nerfs labyrinthiques ; c'est-à-dire la pénétration des vibrations à travers la partie solide du rocher jusqu'au contenu labyrinthique et au nerf sensible ? Non ! puisque la fenêtre existe encore en forme de paroi mince. Ce ne sont pas seulement des bruits, des sons vagues, mais c'est aussi la parole qui peut être ainsi perçue, dans des limites restreintes s'entend, malgré la destruction des voies normales de transmission.

Il ressort également de l'examen des préparations, prises sur des sourds d'enfance, que l'atrophie labyrinthique, dite par otopiésis, n'est pas la suite nécessaire de l'oblitération des fenêtres et de l'ankylose de l'étrier ; j'ai déjà plusieurs autopsies très démonstratives à l'appui de cette thèse.

HYGIÈNE SCOLAIRE

DE L'AUDITION DANS L'ÉCOLE
INFLUENCE DE LA FAIBLESSE DE L'OUIE OU DYSACOUSIE
SUR LE DÉVELOPPEMENT INTELLECTUEL
DE L'ENFANT (1).

(Deuxième Mémoire).

Depuis nos précédentes études sur l'examen de l'audition des élèves des deux sexes, dans les écoles de la ville, dans les pensions, nous avons eu bien des occasions de constater la fréquence des cas où l'élève souffre par suite de l'infériorité de son audition, et où son éducation, son avancement, ses progrès, ses succès sont entravés, arrêtés, bornés par l'affaiblissement de l'ouïe.

Il ne s'agit pas ici de surdité accusée, reconnue, non douteuse, manifeste pour les parents, pour les maîtres et dont l'élève lui-même a conscience ; ce n'est point le cas des écoliers admis dans les pensionnats, ou dans les groupes scolaires de la ville de Paris. Un sourd de cette espèce est fort rarement introduit dans la maison d'école ; il saute au simple bon sens qu'il ne saurait, le pauvre enfant, profiter en rien des leçons données en public, et que son éducation doit être absolument particulière. Aussi, je le répète, ce n'est point de ces sourds que j'entends

(1) Publié dans la *Tribune médicale.*

parler, et j'insiste dès le début de cette nouvelle étude, sur les limites de mon sujet ; je traite uniquement de l'audition à l'école ; c'est-à-dire des conditions nouvelles et bien spéciales qui naissent du séjour dans le milieu scolaire.

L'école, en effet, soumet à la même règle toutes ces jeunes volontés et ces intelligences naissantes. Là, tout se fait d'une façon uniforme, indépendamment de toute préoccupation de l'individu. L'enfant trouve une règle égale pour tous ; à lui de faire son profit des leçons données à l'ensemble des élèves.

Mais est-il fort, est-il faible, est-il bien entendant, bien voyant, bien parlant ; est-il intelligent ou non ? c'est à l'avenir d'en décider ; on n'a pas paru s'en préoccuper jusque-là : cependant on exige de tous la même attention, les mêmes efforts ; et la leçon est donnée dans les mêmes conditions pour tous.

Or, la plus grande diversité dans les facultés de l'intelligence et dans les aptitudes sensorielles existe parmi les enfants,

Le classement des compositions rend les premières manifestes ; quant aux inégalités dans l'acuité de la vue et de l'ouïe, peu de parents paraissent s'en préoccuper. Et cependant la vue et l'ouïe ne sont-elles pas les portes de l'intelligence ? Et les maladies des yeux et des oreilles sont-elles donc rares dans le jeune âge ? La vérité est que tout le monde est convaincu de l'importance des sens ; mais on semble ignorer qu'à cet âge l'affaiblissement des organes de l'ouïe est à son début ; et surtout on ignore que le milieu scolaire crée, pour les sujets ainsi atteints, et ils sont nombreux, des conditions d'éducation tout à fait désavantageuses, qu'il est urgent de signaler.

Chaque maître classe ses élèves : celui-ci est paresseux ; tel autre indocile ; tel inintelligent, etc. Les devoirs mal faits, les dictées sans cesse mal écrites, les fautes constantes, le manque d'obéissance aux ordres, la légèreté, l'inattention, tout cela est bien évidemment d'un sujet arriéré, d'un méchant élève, d'un mauvais naturel. Cependant, s'il entend mal, s'il voit moins, un enfant n'aura-t-il pas une difficulté particulière à suivre le cours ? Son état exige alors d'autres soins, d'autres procédés d'éducation ; ce n'est point le cas des réprimandes.

Montrons qu'il n'y a rien d'exagéré dans cette vue : prouvons combien les états d'infériorité des organes auditifs sont fréquents et peuvent nuire aux progrès de l'élève.

Les conditions de l'audition ne sont nulle part plus importantes à étudier qu'à l'école.

L'enfant apprend par l'oreille ; c'est par là qu'on le commande, qu'on le dirige, qu'on lui trace ses devoirs, qu'on les lui explique ; qu'on le conseille, qu'on le blâme, qu'on le loue. C'est par là qu'il subit l'action la plus pénétrante du maître : la leçon orale établit, en effet, la plus intime communion intellectuelle entre l'élève et le maître.

Tout ce qui tend à diminuer ces rapports nécessaires, devient fatalement une cause d'arrêt dans les progrès de l'enfant, et nuit au développement rapide de son intelligence.

Au moins devient-il toujours plus difficile, et souvent impossible à l'enfant, dont l'oreille est dure, de suivre dans le cours des études scolaires ses compagnons bien entendants vers les classes plus élevées.

Dans l'enseignement à l'école, le but poursuivi est qu'il y ait participation égale de tous à la leçon du maître.

La construction de la classe doit favoriser l'audition, la rendre possible sur tous les bancs de la classe. — La voix du maître doit parvenir sans fatigue et sans déperdition aucune jusqu'au fond de la salle. Celle-ci, par sa forme, la hauteur du plafond, la nature des parois et du plancher, par son étendue, par la situation de la chaire du professeur, etc., doit remplir certaines conditions dont nous allons énumérer les principales.

Je l'ai déjà dit ici, une classe de 8 à 9 mètres de côté, capable de contenir 30 élèves, offre les meilleures proportions ; surtout si sa forme générale se rapproche du parallélogramme, la chaire étant placée sur l'un des petits côtés.

La forme en amphithéâtre sera réservée pour les classes de démonstration (projections, dessin, etc.), et surtout quand il s'agit de recevoir un très grand nombre d'auditeurs. Ces dispositions favorables à l'audition, le sont aussi pour la vue et pour la surveillance.

La hauteur ne sera pas excessive, afin d'éviter les résonnances et la fatigue inutile du maître.

Les parois doivent être sourdes, de même les planchers des classes et ceux des couloirs ; à ce point de vue, la plupart de nos écoles les plus nouvelles laissent bien à désirer. On devrait, si possible, éviter d'employer la planche de sapin si sonore et trop bonne conductrice du son.

Les voûtes sont trop sonores ; et les arêtes et les angles des plafonds à compartiments réfléchissent le son d'une façon nuisible à la netteté de l'audition.

On isolera autant que possible deux classes contiguës par des parois solides non conductrices du son.

L'école même gagnerait à être abritée par des rideaux d'arbres contre les bruits de la rue.

Les grands vaisseaux, avec plafonds à compartiments et colonnes, font absolument de mauvaises classes ; ils produisent des résonnances fâcheuses ; il s'y forme aussi des zones de silence ; et certaines voyelles s'y renfoncent par places, de façon à produire une cacophonie déplorable.

Les escaliers seront éloignés des classes ; et, autant que possible, on les rendra sourds ; on évitera de les construire en planches, que les piétinements des enfants font résonner sous les voûtes des préaux couverts, condition qui rend impossible au plus grand nombre l'audition de la leçon.

Le sol renvoie le son vers le haut, d'où la nécessité de plafonds lisses, sans creux ni arêtes ; de même les murs seront sans colonnes et sans niches.

Tout bruit est un empêchement pour l'ouïe, détourne l'attention et devient une source de fatigue pour le maître.

Les gens dont l'ouïe est faible sont aussi ceux à qui le bruit du dehors fait perdre le plus de leur acuité auditive.

Dès que la leçon commence, le maître doit sévèrement exiger des élèves le silence le plus absolu.

La leçon ne doit pas être donnée dans les préaux couverts, et encore moins à l'air libre ; la proportion des élèves qui, par le fait de leur insuffisante capacité auditive, ne peuvent plus bien entendre, croît rapidement dès que l'étendue de la classe et le nombre des élèves dépassent une certaine limite. De plus, il est impossible que le maître soutienne sa voix longtemps et retienne l'attention des élèves par une accentuation énergique dans de pareilles conditions.

Le débit ne saurait être rapide sous peine de voir aussitôt diminuer le nombre de ceux qui perçoivent nettement, si le vaisseau est trop vaste, ou bien si le silence est mal observé.

La parole ne doit pas être criée ; le maître ne pourrait la soutenir : de plus, le timbre aigu donne lieu à des harmoniques criards, dominants, qui résonnent haut et causent enfin la cacophonie ou la confusion.

La voix sera grave, bien timbrée, lancée en face des élèves, de l'un des petits côtés du parallélogramme que dessine la classe.

Le professeur ne fera jamais la dictée en se promenant entre les tables, ou d'un côté à l'autre de la salle.

Il lui faudra toujours compter avec le chiffre nombreux des élèves mal entendant, ou durs d'oreilles, ou déjà légèrement sourds.

La proportion de ces cas est, en effet, élevée (22 0/0). L'éducation des élèves atteints d'affaiblissement de l'ouïe souffre de l'existence d'une règle uniforme, égale pour tous. On doit chercher à faciliter par tous les moyens l'audition des leçons orales, sous peine de faire des incapables et d'être injuste.

Il n'est pas douteux que cette difficulté à bénéficier des leçons née d'une mauvaise audition, cause une grande infériorité chez les enfants ainsi frappés, et nuit, en définitive, à leur instruction, soit parce qu'elle passe inaperçue, soit parce qu'on néglige de modifier à leur profit les errements habituels et les rapports entre le maître et l'élève.

Modifier les us pédagogiques au point de vue de l'incapacité auditive de certains sujets est chose sérieuse et qui implique d'ores et déjà la connaissance de l'état de l'ouïe défectueuse de ces élèves, à la suite d'une investigation systématique.

Cet examen montre que le mal est sérieux, parce que le nombre des élèves de cette catégorie est grand, et que l'intérêt est aussi puissant qu'indiscutable.

Exposons les faits :

J'ai dit que l'affaiblissement de la faculté de l'ouïe, cette porte principale de l'intelligence, paralyse l'effort de l'éducation de l'enfant. La méthode que j'ai récemment suivie pour arriver à la démonstration évidente est presque une expérience ; la voici :

J'ai pris dans chaque école, et par classes, les derniers des élèves, ceux des dernières places et du dernier banc, où logent les rebuts, les non-valeurs, les incapables, les pauvres enfants toujours punis ou grondés, toujours mal notés ; et j'ai exploré leur audition très attentivement.

Voici l'un de mes tableaux, dressé de façon à rendre les résultats parlants :

TABLEAU DE LA PORTÉE DE L'OUÏE, A LA MONTRE, DES DERNIERS ÉLÈVES
DES CLASSES

J'ai opéré sur trois séries d'élèves :

1° *Cours élémentaire* (3ᵉ année). — Sur sept élèves de cette catégorie, on trouve :

Deux qui perçoivent la montre à plus d'un mètre, à droite et à gauche ;

Quatre ont les deux oreilles affaiblies, n'entendent qu'à 50 centim. et au-dessous (25 centim. en moyenne) ;

Un a une oreille qui entend à 1 mètre et l'autre à 20 centimètres.

2° *Cours moyen* (1ʳᵉ année). — Sur quatre élèves, tous ont les deux oreilles affaiblies et perçoivent, à droite et à gauche, à 55 centim. et au-dessous (40 en moyenne).

3° *Cours moyen* (2ᵉ année). — Sur neuf élèves des derniers bancs :

Deux entendent la montre des deux côtés à plus de 1 m. 25.

Cinq l'entendent à 1 m., à 1 m. 25 d'un côté, et seulement à 60, 50, 25 centim. de l'autre.

Deux ne perçoivent des deux côtés qu'à 65, 45 et 12 centim.

Toutes ces observations ont été prises dans le plus grand silence ; et il fut facile de voir, au moindre bruit extérieur, l'audition s'abaisser instantanément chez la plupart des enfants durs d'oreilles. Cette influence du milieu est des plus énergiques sur le sourd.

J'ai noté chez tous une perception crânienne bonne, soit sur la bosse frontale, soit à l'apophyse mastoïde : je n'ai donc pas eu à examiner de cas de surdité excessive.

En général, je n'ai pas trouvé à l'exploration rapide de lésions extérieures ; un seul bouchon de cire ; et le plus souvent les signes d'aération insuffisante de la caisse, due dans la plupart des cas au catarrhe subaigu ou habituel de l'oreille moyenne ; dans un cas, l'affaiblissement datait d'une fièvre typhoïde ; un autre avait eu de l'otorrhée légère externe ; les plus atteints offraient aussi les signes de catarrhe du nez et du pharynx.

Tous ces élèves étaient bien connus de leur maîtres et notés comme incapables ou moins capables, moins intelligents, indociles ; souvent punis et presque toujours placés les derniers dans les trois classes où je les avais pris.

— En résumé, dans ces conditions d'infériorité relative, vingt élèves de trois classes différentes et d'âges différents (de 10 à 18 ans) ont fourni les données suivantes à l'examen de leur audition :

Quatre entendent la montre des deux côtés à plus de 1 m. 25 (oreilles excellentes).

Six l'ont perçue d'un côté à 1 mètre et plus, et de l'autre à des distances très inférieures (60 cent., 20 cent.).

Dix ont l'ouïe abaissée des deux côtés et perçoivent le tic-tac à 60, 50, 45, 30 et 12 centim.

Donc, seize sur vingt offraient un affaiblissement évident d'une ou des deux oreilles.

On voit déjà si j'ai raison d'écrire que l'affaiblissement de l'ouïe constitue une grave infériorité au point de vue de l'éducation à l'école.

Tous les tableaux que j'ai dressés ne sont pas aussi démons-

tratifs ; il y a, en effet, on le pense bien, de vrais paresseux et
de véritables incapables, bien voyant et bien entendant ; la meilleure preuve en est que la proportion des dysacousies baisse
absolument dès qu'on arrive dans les classes supérieures de
l'école, où l'on ne peut entrer que par le travail et à la suite
d'épreuves réussies.

— Voici d'autres tableaux, plus démonstratifs encore, parce que
j'y ai opposé l'examen des premiers élèves d'une classe à celui
des derniers de la même classe ; les résultats sont pleins d'intérêt et le chiffre est imposant. Dans une école, sur vingt des derniers élèves de quatre classes, six ont les deux oreilles perce-
vant la montre à moins de 50 centim. (la moyenne normale est
de 1 m. 25). Par contre, sur vingt des premiers de ces mêmes
classes, il n'y en avait pas un seul qui n'entendît la montre à
plus de 50 centimètres.

— Ailleurs, sur quarante oreilles (20 élèves) des premiers élèves, trois oreilles seulement perçoivent au-dessous de 50 centim. ;
sur les quarante oreilles des derniers élèves, dix-sept perçoivent
au-dessous de 50 centimètres.

Un groupe de soixante et un filles et garçons, placés aux derniers bancs, ont donné :

Quatorze entendant la montre des deux côtés, à 1 mètre et
plus ;

Seize entendant la montre d'un seul côté à 1 mètre et de l'autre en moyenne à 56 centimètres ;

Trente et un percevaient la montre à moins d'un mètre, à 44
centimètres en moyenne.

Par opposition :

Les quinze premiers des mêmes classes ont entendu la montre :

Deux à 1 mètre des deux côtés ;

Deux à 1 mètre d'un côté et 80 centimètres de l'autre (en
moyenne) ;

Neuf ont eu les deux oreilles entendant au-dessous d'un mètre,
mais à 70 centimètres en moyenne.

— Si l'on compare les portées de l'ouïe des plus mauvaises
oreilles des deux séries, on constate que les bons sujets ont

comme chiffre le plus bas 70 centimètres de portée (en moyenne), tandis que les derniers élèves n'atteignent que 11 centimètres (en moyenne également).

Au point de vue des classes, il apparaît ce fait curieux que les classes du cours moyen contiennent plus de sujets ayant une portée auditive inférieure que les classes des cours supérieurs.

Si l'on réunit à un autre point de vue plus général, mais dont l'importance n'échappera à personne, tous les élèves qui ne perçoivent la montre qu'à moins de 1 mètre, soit d'une, soit des deux oreilles, on a un chiffre qui donne la notion de la fréquence extrême des cas où l'ouïe est au-dessous de 1 mètre. On obtient pour les premiers élèves des classes une moyenne d'un peu plus de la moitié, tandis que plus des trois quarts des derniers de la classe sont de ce nombre.

— Dans une autre série, dans une école communale de garçons, les cinq premiers de quatre classes ont donné à l'audition de la montre une moyenne de 77 centimètres, et les cinq derniers des mêmes classes une moyenne de 54 centimètres de portée.

Dans les vingt premiers, cinq entendaient d'un côté à 1 mètre et plus, et de l'autre de 80 centimètres à 1 mètre 15, au-dessous de 1 mètre des deux côtés, en moyenne à 70 centimètres.

Dans les vingt derniers, deux perçoivent à 1 mètre et plus des deux côtés; et dix-huit au-dessous de 1 mètre des deux côtés (moyenne : 47 centimètres).

— Dans une école de filles, la moyenne des portées auditives dans les premières et les dernières élèves montre une différence constante à l'avantage des élèves les premières de la classe ; et dans les classes supérieures il cesse d'y avoir une différence sensible, mais la maîtresse indique nettement et spécialement que toutes les élèves de ce cours, les dernières et les premières, sont travailleuses et intelligentes.

Autre point de vue : On s'aperçoit, à l'étude des tableaux, que, en général, les élèves des places basses ont les deux organes de l'ouïe à la fois affaiblis ou insuffisants. Sans vouloir trop faire parler les chiffres, on peut aussi constater sur mes tableaux que les portées auditives sont plus courtes en bien des cas sur les des élèves cours moyens que chez ceux des classes supérieures : j'ai dit le pourquoi de cette opposition. On trouve également que la portée moyenne est plus forte chez les garçons que chez les filles des mêmes cours.

Chez les élèves les premiers de la classe qui offrent une seule oreille entendant à plus d'un mètre, l'autre a le plus souvent une partie (70 centimètres en moyenne) qui est toujours très supérieure à la portée moyenne des derniers élèves de la classe (moyenne de plusieurs classes : 56 centimètres).

Si l'on réunit tous les cas où l'ouïe d'un ou des deux côtés n'atteint pas 1 mètre, on obtient, pour les premiers élèves, le chiffre d'un peu moins des deux tiers, et pour les élèves inférieurs plus des trois quarts.

Je ne veux pas trop prolonger cette énumération, et je termine en disant que les déductions que j'ai essayé de tirer de ces observations, déjà nombreuses, ne peuvent avoir une valeur définitive qu'en multipliant encore les recherches et en variant les procédés d'examen ; ai-je besoin de répéter que je n'ai usé que de la montre, toujours la même. Pour éviter toute discussion à ce propos, je rappellerai que, si le temps l'avait permis, c'est au procédé de la dictée-épreuve, mise en honneur par moi, que j'aurais eu recours.

Autre conclusion déduite des observations précédentes :

Je disais tout à l'heure que l'on devrait faire autour de la classe comme un atmosphère de silence ; rien ne met mieux en évidence l'importance d'un milieu scolaire silencieux que l'épreuve de l'audition par la montre (bruit relativement très faible).

Dans une école communale, les résultats d'une première investigation furent tout à coup rendus étranges et les chiffres baissèrent (ce qu'un deuxième examen dans le silence démontra), dès que l'endroit où l'exploration avait lieu fut envahi par le tapage d'élèves en récréation, jouant dans la cour d'une école maternelle maladroitement annexée à l'école, pour constituer un groupe scolaire.

Ces groupes scolaires sont, au point de vue du silence, une conception fâcheuse ; et les maîtres s'y fatiguent sans se faire entendre, pendant les allées et venues des divisions par les couloirs sonores, dans les préaux à compartiments et sur les escaliers de bois qui sonnent sous les pas pressés des enfants. On a groupé ; il fallait isoler.

De l'ensemble de ces examens, un grand fait se dégage ; dans le milieu scolaire, un nombre important des enfants ne peut profiter des leçons du maître d'une façon complète, entière, par suite d'une audition plus ou moins insuffisante.

Le nombre des sujets atteints de cette infériorité du sens de l'ouïe, augmente dans les classes inférieures, et est toujours plus élevé chez les élèves les derniers de la classe. On ne peut conclure de là que la surdité soit la seule cause de l'infériorité constatée par le classement des élèves ; il y a des enfants doués d'une ouïe supérieure dans les cancres que j'ai examinés ; de même qu'il y a des oreilles mauvaises parmi les plus intelligents et les premiers des classes. Il ne s'agit pour moi que de saisir et de rendre manifeste cette opposition si évidente entre le nombre des mauvaises oreilles des premiers écoliers et des derniers, des intelligents, des travailleurs et des autres, les paresseux, incapables et autres.

Y a-t-il là un rapport de développement, ou n'est-ce qu'un rapport de causalité ?

L'important est que le maître actuellement sache qu'un mauvais élève peut n'être qu'un sourd, ou, pour mieux dire, un mal entendant (1).

Le son pénètre l'oreille sans effort ; c'est une sensation passive, qui s'impose, qui doit commander l'attention, qui la provoque ; aussi, quoi d'étonnant à ce que des enfants durs d'oreilles soient distraits, paresseux, indociles. Y a-t-il rien de

(1) Le mot dysacousie, que je trouve dans le beau livre de NOTHNAGEL, me plairait assez, puisque le mot manque (dysécée n'a jamais pu franchir la page d'un traité d'otologie pour exprimer cet état de faiblesse de l'ouïe).

plus instable, de plus remuant, de plus indomptable, de plus difficile à conduire qu'un enfant sourd-muet ? Leur attitude d'oiseau est tellement frappante qu'on les devine du premier coup d'œil à leur allure étrange.

Je ne rappelle que pour mémoire que j'ai constaté dans un précédent travail qu'il y a 22 à 25 0/0 de ces élèves atteints de dysacousie ; que Weil, de Stuttgart, en a trouvé 35 à 37 0/0 ; Samuel Sexton 13 0/0 ; Reichart, 22 0/0, et Moure, de Bordeaux, tout récemment 17 0/0.

On rencontre donc une moyenne de 22 0/0 d'ouïes défectueuses au point de vue scolaire chez les enfants.

L'élévation du chiffre a trop d'éloquence pour qu'il y ait lieu d'insister. J'ai montré quelles pouvaient être les suites de cette infériorité du sens de l'ouïe par l'examen des élèves relégués au dernier banc de la classe. — Je passe au rôle du maître dans cette circonstance.

Le maître reconnaîtra facilement la nature des fautes commises à la *dictée-épreuve*. — L'enfant, dur d'oreille, saute des mots incompris, des sons inintelligibles pour lui, il se trompe sur les mots et sons nasaux en *ent, eu, on, ain* ; sur les adverbes en *ment*, etc. — Ainsi l'élève écrit par à peu près « *bonde* » pour « monde » ; « *plaie* » pour « coulait » ; « *loyer* » pour « noyer », et s'il est intelligent, il se corrige aussitôt qu'il a relu son écriture. De plus, ce même demi-sourd, placé auprès du maître, ne fait plus les mêmes fautes (fautes par inaudition).

C'est ainsi que j'ai vu la même jeune fille qui, à 7 mètres, hésitait et ne savait quoi écrire, qui écrivait à faux à 5 mètres, écrire très nettement à 4 mètres, au tableau noir à la dictée.

Dictée-épreuve au tableau noir. — C'est une épreuve un peu longue, mais que le maître peut faire en classe, d'autant mieux que tout l'intérêt du résultat est dans l'application au régime scolaire.

L'élève se place au tableau noir, tournant le dos au maître ; du tableau à l'extrémité de la classe une raie, tracée sur le parquet, permet de calculer la distance en mètres et demi-mètres.

Le maître, placé le plus loin possible du tableau, prend un des livres de la classe et dicte à haute voix, lentement, quelques mots, les uns à sons nasaux (mouvement, canon, contentement), et d'autres à syllabes rapides et courtes (rapidité, mobilité, conductibilité).

Si l'élève hésite, n'écrit pas, attend, c'est qu'il n'a pas entendu à cette distance maximum (8 mètres). — Le maître se rapproche alors du tableau à 7 mètres, à 6, à 5 mètres, etc., jusqu'à ce que le sujet écrive nettement et sans hésitation ni erreur. On a alors sa portée auditive pour la parole ; et l'on peut juger de ses aptitudes à entendre en classe, et le placer ensuite d'après cet examen de façon à ce qu'il ne perde rien de la leçon orale.

On a quelquefois remplacé ce long travail par une dictée en masse : chaque copie est vite retirée après que l'enfant l'a signée ; mais on conçoit qu'il n'y a pas là une méthode sûre ni exacte.

La famille de l'enfant dur d'oreilles ignore le plus souvent et néglige cette infirmité. Aussi bien ces enfants ne sont sourds que relativement aux études scolaires ; partout ailleurs ils semblent entendre comme tout le monde ; la surdité débute. Mais avec le temps et les maladies inévitables de l'enfance et de l'adolescence, la surdité deviendra trop évidente ; aussi serait-ce rendre un grand service à la société et aux familles que de les avertir du fait, après l'examen à l'école de la capacité auditive des enfants.

En effet, il résulte des travaux les mieux faits que, à cet âge, les affections qui causent ces affaiblissements de l'ouïe sont toutes de nature curable. Dans les deux tiers des cas, la maladie cause de la surdité est à son début et susceptible d'être guérie radicalement ; ce qu'on ne fera que plus tard (à vingt ans) lentement et difficilement et sans grand bénéfice pour l'audition.

Les affections signalées le plus souvent par les observateurs sont : les écoulements d'oreilles, les otites moyennes (348 fois sur 616 cas, Moure de Bordeaux). Moure estime à 500 les cas qui pouvaient être améliorés par un traitement à cet âge sur les 616 qu'il a constatés dans son travail sur la surdité des écoliers.

On ne saurait trop recommander aux parents de s'inquiéter des moindres signes d'abaissement de l'ouïe à la suite des fièvres éruptives (rougeole, scarlatine), angines de toutes sortes, fluxions de poitrine, fièvres typhoïdes, etc., qui laissent souvent à leur déclin des lésions des oreilles que la gravité de l'affection générale a fait oublier.

Conclusions.

Le maître doit, chaque année, soumettre à la dictée-épreuve les élèves douteux, les distraits, les derniers de la classe.

La chaire sera placée contre un des petits côtés du parallélogramme formé par la classe.

Le maître parle en face et de sa chaire.

La voix sera plutôt d'un ton grave, bien en dehors, le débit sera lent, bien accentué.

L'articulation sera franche et les ponctuations bien indiquées.

Les mots difficiles à entendre (tous les sons nasaux, *en*, *eu*, *on*, *ent*, etc.), seront répétés. Dans le doute, il est sage de faire relire la dictée par l'élève douteux ou dont l'ouïe laisse à désirer.

Si le local est vaste, un élève sera chargé de répéter d'un point donné la dictée à l'autre bout de la salle.

Le maître doit éviter les cris, les coups de gorge et conserver un timbre moyen et égal.

La classe a 8 à 9 mètres de côté et contient 30 élèves.

Les baies sur la rue devront être closes pendant la dictée et la leçon orale.

Le silence le plus absolu doit être sévèrement imposé aux élèves pendant cette classe.

Les élèves notés de faible audition seront placés auprès du tableau, au pied de la chaire professorale.

Tout élève noté comme distrait, inattentif, indocile, etc., devra être examiné par la dictée-épreuve au point de vue de l'ouïe, par le médecin scolaire.

Dans le cas où l'ouïe est plus affaiblie, il faut à l'enseignement scolaire substituer les leçons particulières, et si l'enfant a moins de 8 ans, et que la surdité soit grave, il faut immédiatement lui faire apprendre à parler par la méthode orale, avant qu'il ne devienne sourd-muet.

Qu'on sache bien qu'il y a peu de sourds-muets de naissance ; et qu'en soignant la surdité dans le jeune âge, avant 8 ans, à l'école, on évitera toujours la surdi-mutité.

Le fait constaté, le directeur informe la famille de l'état d'infériorité de l'ouïe du sujet, et du danger qui en résulte pour ses études.

Le médecin scolaire constate le trouble fonctionnel, examine la lésion-cause et note la curabilité.

Ce qui n'est que de la dysacousie, faiblesse de l'ouïe dans l'enfance, devient la surdité incurable de l'adulte.

Si la portée de l'ouïe de l'enfant est inférieure à 5 mètres, on le placera au premier banc ; et moins de 3 mètres, l'enfant sera placé auprès de la chaire, et le traitement sera recommandé instamment.

Si l'enfant est monosourd, on le placera de telle sorte qu'il ait sa bonne oreille tournée vers la tribune.

PHYSIOLOGIE

DE L'AUDITION
FONCTION DU LIMAÇON. — ROLE DU LIMAÇON OSSEUX.
ÉTUDE EXPÉRIMENTALE

Le courant sonore a pénétré dans le labyrinthe ; le liquide inclus éprouve les vibrations transmises par la platine de l'étrier ; de tous côtés les ondes se dispersent ; elles vont frapper les parois des ampoules et les crêtes ampullaires qui signalent leur choc plus ou moins intense ; elles vont droit aux taches auditives de l'utricule et du saccule avec toute leur force vive ; puis elles circulent dans l'hélice du limaçon ; traversent l'hélicotrème, point rétréci où s'abouchent les deux rampes coniques, envahissent la rampe tympanique et font issue enfin à travers la fenêtre ronde dans la caisse du tympan, d'où, par le conduit auditif, le courant va se perdre au dehors.

Le son prend au retour le chemin qu'il a parcouru à son arrivée ; mais dans l'oreille externe seulement, car il ne passe qu'une fois dans l'oreille interne.

La sensation a lieu au passage du courant vibratoire par un ébranlement adéquat des filets nerveux de l'acoustique.

La source des sons est inépuisable, leur transport à travers les milieux de l'oreille est incessant. La multiplicité des sons et la rapidité de leur succession supposent un appareil susceptible d'entrer rapidement en vibration, pour toutes sortes de sons, et dont les vibrations s'éteignent aussi facilement. On sait que ce sont là des propriétés spéciales des membranes et des milieux liquides, dont le limaçon est composé.

On sait aussi que c'est une des propriétés du système sensitif de percevoir facilement une succession rapide d'impressions sensorielles.

Helmoltz en a montré la limite variable suivant la hauteur des sons, absolument liée à la constitution même de l'organe.

La conception du grand physicien est connue. Il attribue au saccule et à l'utricule l'audition des bruits ; et, de l'audition simultanée des bruits et des sons musicaux, il conclut à la nécessité de deux appareils distincts pour la perception. Au limaçon, formé de parties élastiques, est dévolue l'audition des vibrations plus prolongées, des sons musicaux.

Les fibres radiales de la membrane basilaire (portion striée) sont mises en vibration par les vibrations du liquide intra-labyrinthique ; avec elles sont ébranlées toutes les cellules et tous les organes de Corti. Leur nombre suffit amplement à la réception de tous les sons ; leur longueur, qui va croissant de la base au sommet du limaçon, indique que les sons aigus émeuvent les fibres radiales de la base, et les graves celles du sommet du cône ; elles forment ainsi une série régulière correspondante à la gamme musicale. Ainsi, chacune de ces fibres est accordée pour un ton différent.

On sait combien cette hypothèse se prête à l'explication de la formation du timbre ; qu'elle permet de ramener toute la fonc-on de l'ouïe aux phénomènes des vibrations par influence, etc.

Chaque fibre nerveuse ébranlée par les vibrations des fibres radiales possède une sensibilité spéciale ; et les différences dans les qualités des sons, la hauteur et le timbre, se trouvent ainsi rapportées à la diversité des fibres nerveuses touchées ; et pour chacune d'elles isolément, il n'existe de différence que dans l'intensité de l'excitation (Helmoltz, p. 185).

Telle est la théorie de l'audition admise ; malgré quelques critiques de détail, elle reste entière et satisfait l'esprit.

Le limaçon est reconnu l'organe des sensations musicales et

Helmoltz a bien fait remarquer que malgré la constatation faite sur les oiseaux et sur les reptiles de l'absence des organes de Corti, le rôle des fibres radiales ne se trouvait pas infirmé.

Cependant, si l'on ne veut pas s'étonner de trouver chez les oiseaux chanteurs un limaçon si peu développé, il est difficile de ne pas trouver par contre assez étrange, si le limaçon est bien l'organe de la musique, que des animaux qui ne sont rien moins que musiciens soient doués d'un limaçon des plus développés : les cobayes, par exemple, ont un limaçon qui a bien 3 tours et demi de spires.

Je ne voudrais ici que faire sentir combien on a eu tort de réduire le rôle du limaçon et d'en faire un organe des perceptions musicales. Il est avant tout l'organe qui récolte la plus grande somme possible de vibrations sonores, simples, simultanées ou successives ; c'est grâce à la grande surface sensorielle qu'il offre au courant sonore, que les sons peuvent se composer, s'associer, se combiner, se fondre et produire la sensation résultante. Je le compare à une sorte de tableau où s'inscrivent les sons, où leurs rapports se montrent et se traduisent ; où leurs valeurs se fusionnent ou s'ajoutent, formant les unités harmoniques plus ou moins complexes, qu'Helmoltz nous a appris à décomposer au moyen des résonnateurs. C'est sur l'hélice sensorielle que s'enregistrent et se classent la multitude des sons apportés du dehors par l'appareil de transmission.

C'est par l'éducation seulement que le limaçon deviendra l'organe de la musique.

Il est juste aussi de ne pas laisser passer sans critique l'idée que, à chaque fibre radiale, correspondrait une fibre nerveuse douée de sensibilité spécifique. Anatomiquement, cela n'existe pas ; on ne doit voir là qu'une façon saisissante de faire comprendre les connexions de la partie sensible et des organes qui lui transmettent l'ébranlement vibratoire du dehors. La chose est en effet bien plus complexe.

Les fibres radiales sont loin de jouer le principal rôle dans la transmission de la vibration reçue aux éléments nerveux.

D'abord la membrane striée, dont le tissu est formé par ces

fibres radiales, n'a de rapport qu'avec le pied des piliers externes de la voûte de Corti; c'est là la seule connexion entre ces fibres et les organes cellulaires qui couvrent la voûte de Corti.

Cette voûte est mobile, élastique ; on doit aussi remarquer à ce propos, la plus grande laxité des piliers externes, et leur longueur plus accusée ; enfin cette voûte, formée des piliers arcboutés au-dessus de la membrane basilaire, maintient à une certaine hauteur au-dessus du niveau des fibres radiales les rangées symétriques des cellules ciliées sensorielles. On ne peut voir dans cette disposition une union ou un rapport étroit ; tout, au contraire, a été combiné pour laisser à chaque partie son jeu et sa mobilité.

Toute la masse des cellules auditives, des cellules ciliées et des cellules de Deiters dressées sur l'étagère élastique formée par l'appareil de Corti fait saillie bien au-dessus de la membrane striée, sur laquelle on ne trouve que des cellules de soutien. On conçoit que les plateaux ciliés et les extrémités des cellules fusiformes qui émergent au milieu d'eux ne puissent recevoir le choc du mouvement vibratoire à l'envers, pour ainsi dire, comme ce serait le cas si l'ébranlement était uniquement communiqué par les fibres radiales.

C'est par la platine de l'étrier que le courant vibratoire pénètre dans le vestibule et par là dans la rampe vestibulaire du limaçon ; rampe que j'appellerai sensorielle, parce que c'est dans sa cavité que fait saillie la crête acoustique en hélice qui constitue la partie principale, celle qui doit être touchée par les ondulations du liquide labyrinthique.

Du côté de la rampe tympanique, il est vrai, la membrane striée est accessible partout librement ; mais ce n'est pas de ce côté que vient le courant sonore, dans une oreille normale. Je vais montrer tout à l'heure qu'il s'épuise en grande partie avant d'arriver là.

Au sein du liquide labyrinthique, le mouvement vibratoire se propage ; il en résulte des changements de forme, des contractions des molécules, des dilatations, et la constitution de ventres et de nœuds au contact de la crête saillante, dans le cône liquide de la rampe vestibulaire.

Il s'y ajoute l'effet puissant des ondulations éprouvées par la membrane de Corti, marchant avec l'onde sonore, au-dessus des cils et des filets nerveux dressés, dont le champ régulier se creuse et se relève sous leur action passagère, comme le champ de blé sous celle du vent. Ainsi se transmet aux extrémités effilées des cellules fusiformes l'excitation vibratoire transformée en ébranlement nerveux.

Les cellules fusiformes sont en communication étroite avec les plexus si délicats qui couvrent la voûte de Corti, entre les piliers et entre les cellules auditives ; car aucune fibre nerveuse ne correspond à une fibre ou à un groupe de fibres radiales ; tout au contraire, les rapports intimes des plexus serrés et fins de fibres dépourvues de myéline avec les travées de cellules ciliées et surtout avec les cellules fusiformes de Deiters sont des plus nets.

Si, comme l'a décrit Coyne et admis Valdeyer, la membrane de Corti est un tissu constitué par l'assemblage des cils criniformes des cellules spéciales, analogues aux crins auditifs des crêtes des ampoules des canaux semi-circulaires, ma théorie trouve là un appui des plus solides ; et le rôle des vibrations des fibres radiées est relégué au second plan ; non pas que cela modifie le fond même de la théorie, dont l'ensemble subsiste en entier, ainsi que je l'ai dit précédemment.

Ces nouvelles vues sur le rôle des parties du limaçon reçoivent aussi une sérieuse confirmation de l'étude expérimentale des modifications subies par le courant sonore pendant son passage à travers les deux rampes ou cavités biconiques du limaçon osseux.

Jusqu'ici, c'est de l'appareil sensible, du contenu que l'on s'est surtout occupé dans l'étude physiologique de cet organe de perfectionnement de l'ouïe. Quelques expériences vont nous montrer l'importance de la forme biconique des cavités cochléennes et son influence sur le courant sonore et dans son conflit avec l'organe sensitif.

Schématiquement, le limaçon osseux peut être figuré par deux cônes accolés et communiquant par le sommet (1); l'une des ouvertures sera l'orifice vestibulaire ; l'autre, le tympanique ou fenêtre ronde. Dans le cône vestibulaire, saillante sur la paroi intermédiaire aux deux cônes, serait incluse la crête auditive cochléenne, c'est-à-dire l'ensemble des cellules et organes de Corti *(x)* ; l'autre cône, le tympanique reste vide. Les deux orifices (A, B) sont fermés par des membranes élastiques.

On peut aussi, pour faciliter l'étude, souder deux cônes égaux par leurs sommets ; et on aura l'image du limaçon osseux étalé pour ainsi dire (v. *figure*).

La disposition en hélice du limaçon n'a d'autre but que de permettre le développement en longueur avec le moins de volume possible ; et ce qui est vrai d'un cône droit l'est également de l'hélicoïde au point de vue des propriétés acoustiques des cavités.

Démontrons d'abord qu'à l'égard de la transmission des vibrations sonores dans un liquide, la forme du contenant n'est pas indifférente.

Expérience I. — Soit un cône en caoutchouc, plein d'eau, dont le sommet (B) aboutit à un tube clos par une membrane interposée (B'); et dont la base (A) reçoit l'insertion d'un tube semblable ; le tube partant de la base se rend à l'oreille droite ; celui du sommet à la gauche. Le son est fourni par un diapason *la* 3 de 9 centimètres dont on pose la tige tantôt sur la paroi (A), tantôt sur le sommet (B), tantôt sur le tube même (B') qui le continue.

Les tubes otoscopiques adaptés aux oreilles, le diapason est posé sur la paroi même auprès de la base ; aussitôt l'oreille droite perçoit le son ; en pinçant le tube de gauche (ou du sommet), on s'aperçoit que l'audition change à peine, tant le son perçu à gauche est faible, comparé à ce qui est perçu à droite ; mais en pinçant le tube A, de droite, le son s'éteint presque, tant il passe peu vers l'oreille gauche, par le tube qui répond au sommet du cône. La distance qui sépare le point de contact du diapason est de 12 à 15 centimètres à peine, et tout à fait insuffisante pour expliquer cette atténuation du courant sonore vers le tube.

(1) Voir la *figure* placée à la fin de ce volume.

Entre temps, on remarque qu'une légère pression sur le cône de caoutchouc accroît l'intensité du son perçu par l'otoscope de gauche, et le fait renaître dès qu'il n'est plus perceptible ; mais une pression plus forte l'éteint net.

Expérience II. — Dans une seconde expérience, le diapason est posé vibrant sur le tube de caoutchouc B', au-delà du sommet du cône ; or, c'est à peine si l'on perçoit le son avec l'oreille droite, c'est-à-dire par l'otoscope placé sur la base du cône.

Ce diapason non perçu de B', posé vivement auprès de la base A, donne à droite aussitôt une sensation nette ; et il en est de même sur toute la paroi du cône A, jusqu'auprès du sommet B ; mais, dès qu'on lui fait reprendre sa position première en B', au delà du sommet du cône, le silence se fait aussitôt. (Son faible).

Il se produit donc une forte atténuation de l'intensité sonore, non dans le parcours du sommet à la base du cône, mais au niveau du col rétréci qui l'unit à l'otoscope au delà du sommet; et, si le diapason sonne faiblement dans la portion étroite, le son est absolument éteint au niveau de la partie large. Mais la réciproque est aussi vraie, et le son venu de la base du cône et perçu par le sommet a perdu la plus grande partie de son intensité; s'il est peu intense à l'origine, il devient imperceptible sur le tube qui termine le sommet du cône élastique de caoutchouc.

Quel que soit le sens du courant sonore dans ce milieu liquide à parois côniques, le son arrive constamment affaibli au delà du sommet du cône rempli d'eau.

L'influence de la forme du vase rempli d'eau apparaît ici bien évidente.

Expérience III. — Voici un autre dispositif :
Nous réunissons par un tube de caoutchouc de 5 centimètres deux cônes de même forme et de même nature (deux poires de caoutchouc) sur lesquels on peut à volonté appliquer l'extrémité d'un otoscope pour saisir le courant sonore au passage. Ils sont remplis d'eau, aussi bien que le tube unissant. Les diamètres des bases ont au plus 8 à 10 centimètres ; celui du tube qui joint les deux sommets est à peine de 1 centimètre.

a.) Les choses ainsi disposées, on remarque que le diapason posé vibrant sur la base du cône B de gauche est très peu entendu, l'otoscope posé sur le cône A de droite, et dès que' le ton faiblit un peu, l'oreille droite n'entend plus rien.

Mais une légère pression sur la paroi élastique augmente manifestement la sensation et la conduction de B en A, et réciproquement.

b.) Si l'on place le diapason sur le tube intermédiaire, le son passe très difficilement vers l'oreille droite A, de même qu'à gauche B, c'est-à-dire à travers l'un et l'autre des cônes d'eau ; et quand il cesse d'être perceptible absolument en ce point (milieu du tube de caoutchouc de 5 centimètres intermédiaire), le son reparaît nettement dès qu'on pose ce diapason faible sur la paroi des cônes A, B, même tout près de leurs sommets, l'otoscope touchant la base.

Une pression assez forte exercée en B (cône gauche), le diapason placé sur le tube intermédiaire, et vibrant faiblement, éteint aussitôt la sensation apportée en A, à droite, et le son passe encore si on porte le diapason auprès du sommet du cône A immédiatement.

Ces modifications de la sensation par les pressions faibles ou fortes sur la paroi élastique montrent assez le rôle des parties membraneuses dans la circulation du courant sonore au sein de ce liquide, qu'on peut bien comparer au milieu labyrinthique dont les deux cônes réunis par le sommet donnent une image schématique.

Cette expérience démontre encore que le courant sonore subit à son passage, au niveau de l'isthme qui sépare les deux cônes liquides, une perte énorme de force vive et un affaiblissement absolument remarquable ; une faible pression cause son renforcement ; une pression plus forte l'éteint brusquement, comme c'est le cas habituel dans la transmission des sons par les membranes tendues.

Expérience IV. — Jusqu'ici, les cônes qui m'ont servi dans ces expériences étaient en caoutchouc, assez résistant cependant pour garder sa forme et ne point céder sous le poids du liquide inclus. Pour me placer au plus près des conditions réelles de l'organe de l'ouïe, j'ai fait construire deux cônes creux métalliques (A, B) (longueur, 2 mètres), soudés par leurs sommets (en O), et dont les bases ont été fermées par des lames de caoutchouc (*a'*, *b'*) (diam., 10 cent.) ; le tout est rempli d'eau par un tubage spécial (K). L'une des membranes (*a'*) reçoit, à volonté, une plaque de bois mince qui la couvre en grande partie, et peut, par une disposition (1) très simple, transmettre des pres-

<table><tr><td>Gellé.</td><td style="text-align:right">15</td></tr></table>

sions mesurées au moyen du poids (1\. C'est, on le voit, une figure amplifiée du limaçon osseux, et de la fenêtre ronde et de la fenêtre ovale avec l'étrier (v. *figure*).

a.) Plaçons d'abord le diapason à quelques centimètres de la membrane obturatrice du cône A. Le son est perçu très net à l'otoscope posé sur l'autre membrane B, mais affaibli. Une très légère pression sur cette membrane accroît la sensation, qui disparaît brusquement si l'on augmente tant soit peu la pression.

Le son de la montre suspendue à 3 centimètres en face de la membrane A n'est pas perçu tout d'abord ; mais en plaçant un poids de 100 grammes sur le plateau (1) aussitôt le son passe ; en enlevant le poids, le son disparaît.

Trop de laxité des membranes, une diminution trop grande de la tension intra-labyrinthique sont certainement des causes d'affaiblissement de la sensation. On peut aussi conclure qu'une tension plus forte rend possible le passage de certains sons ; mais qu'il suffit de variations extrêmement faibles de la tension des membranes de l'appareil pour amener l'extinction du son à l'extrémité du circuit, en B.

La clinique nous permet d'observer des faits pathologiques où toutes ces nuances se produisent.

b.) Sur le premier cône A, à 5 centimètres de O, point de jonction des deux cônes, je pratique une ouverture (D) de 1 centimètre de diamètre, dans laquelle j'insère l'extrémité d'un tube de verre, terminé par un tube de caoutchouc dont l'autre bout s'adapte à mon oreille gauche. L'otoscope posé en B me transmet le son apporté par la membrane B ; tandis que le tube D me donnera à gauche le son tel qu'il est avant son entrée dans le deuxième cône d'eau ; ainsi la comparaison des deux sons sera possible.

Or, tandis qu'on entend en D parfaitement le son du diapason posé à 3 centimètres en face de la membrane A du premier cône, ce son n'est perçu que très affaibli par l'otoscope en B.

Si, avec le poids de 200 grammes, on comprime la membrane A, aussitôt le son s'affaiblit en D ; mais en B, il s'éteint.

Si l'on compare ce dispositif expérimental au limaçon, la membrane B serait la fenêtre ronde, et celle de A la fenêtre où s'enchasse la base de l'étrier, au moyen duquel les pressions sont transmises au labyrinthe, mais surtout à la fenêtre ronde.

On voit par les résultats de l'expérience précédente que si la pénétration du son avait lieu par la fenêtre ronde, le son arriverait très affaibli dans la rampe vestibulaire, et l'excitation par cette voie de la crête sensorielle serait alors difficile et sans doute insuffisante.

Dans certaines lésions de l'oreille moyenne, avec immobilisation de la platine de l'étrier, soit par ankylose, soit autrement, la fenêtre ronde devient l'unique porte d'entrée des ondes sonores vers le labyrinthe ; et les observations anatomo-pathologiques et cliniques montrent que, en effet, il se fait alors une suppléance, mais dans des conditions absolument déplorables pour l'ouïe, qui est excessivement abaissée dans ces cas. Notre expérience découvre les raisons de cette infériorité de la voie de transmission par la fenêtre ronde ; le courant sonore franchissant fort mal l'isthme interconique, qui s'appelle l'hélicotrème dans le limaçon ; et le moindre excès de tension réduisant encore ce faible apport.

c.) Il était important de constater ensuite l'intensité du son transmis aussitôt après son passage à travers l'isthme ou point de soudure des deux sommets de cônes. J'ai donc fait une deuxième ouverture (C) à la même distance de ce point rétréci, sur le deuxième cône ; et un tube y a été inséré comme tout à l'heure en D. Par ce dispositif, le tube D, du cône A adapté à l'oreille gauche ; le tube C du côté B, à la droite, on peut saisir les modifications subies par le son au passage, en comparant les sensations perçues à droite et à gauche au même instant. Du premier coup, un fait très net se produit ; de toute évidence, l'oreille gauche perçoit le bruit en D plus énergique, et l'oreille droite entend en C un son de beaucoup plus faible. Or, la distance de A, base du cône A, à D est plus de six fois plus grande que celle qui sépare les deux tubes D et C. Dans le trajet de D à C, le son perd de sa force dans une proportion considérable et non en rapport avec la distance de D à C parcourue ; et il apparaît clairement que l'affaiblissement du son est dû à son passage à travers l'isthme.

Ainsi, dès son entrée dans le deuxième cône, le son est affaibli d'une façon remarquable.

Si l'on fait varier les intensités du diapason posé toujours en face de la membrane A, on constate que le son, faiblement perçu en B (l'autre membrane), devient plus fort si on la comprime légèrement ;

et qu'il s'éteint en augmentant un peu plus la pression : ceci a déjà été constaté.

Le diapason s'éteignant peu à peu, on remarque qu'il est encore très bien perçu en D, quand il a cessé de l'être en C. On peut alternativement pincer le tube de droite et celui de gauche, de façon à isoler les sensations et à rendre les différences très évidentes. Une pression légère rend les phénomènes plus apparents et plus nets encore. La différence est tranchée entre le son perçu en D et celui que l'on sent en C (deuxième cône).

Une pression un peu plus forte en A a pour effet d'éteindre le son en C ; et il semble en résulter à la fois une légère augmentation du son en D.

La constatation du fait est très facile quand l'expérience est instituée comme nous l'avons dit, un tube à chaque oreille ; car, au moment de la pression en A, le son passe brusquement vers l'oreille gauche, qui reçoit le son par l'ouverture D du premier cône A (dont la membrane de caoutchouc transmet le son aérien du diapason *la 3*) (v. *fig.*). Ce qui n'advient que par l'extinction du son en C, dont le tube va à l'oreille droite. Ce fait est extrêmement curieux et de la plus grande importance pour notre thèse ; voici un son devenu imperceptible à quelques centimètres d'un point où l'oreille le perçoit facilement ; pourquoi ? Les deux points sont séparés par un isthme ou portion rétrécie au niveau de la soudure des sommets des deux cônes. Le rôle de cette disposition bi-conique est ainsi manifestement démontré : le son subit là un affaiblissement remarquable.

Expérience V. — Dans les expériences qui précèdent, il n'a été offert à la perception que des sons par influence, c'est-à-dire apportés par l'air à la membrane élastique du premier cône A. Il est vrai que l'oreille ne perçoit d'ordinaire que des sons aériens. Cependant, puisqu'il s'agit ici de l'oreille interne, il est clair que celle-ci ne peut être ébranlée que par les vibrations transmises par la platine de l'étrier.

Il était donc indispensable d'étudier les modifications subies par les sons au contact, dans l'appareil que j'ai figuré (v. *figure*).

Or, les expériences sont ici concordantes. Les sons au contact, c'est-à-dire le son du diapason accolé à la membrane de caoutchouc, passent sans doute avec une énergie plus grande, mais ils subissent absolument les modifications d'intensité signalées tout à l'heure : soit immédiatement après leur passage à travers l'isthme de jonction des deux cônes, soit à l'extrémité de l'appareil.

La structure biconique des cavités pleines d'eau montre également ici son influence spéciale.

Le second cône ne reçoit que des sons atténués et que les pressions éteignent avec la plus grande facilité.

En résumé, la disposition du limaçon osseux favorise la fonction auditive en concentrant, autant que cela se peut, le courant ondulatoire dans la rampe vestibulaire ou sensorielle ; et la minceur de la base de l'étrier, rigide cependant, rend la conduction vibratoire plus étendue, plus générale, et l'appareil d'accommodation plus complète et plus rapide.

En effet, les vibrations de la membrane de la fenêtre ronde sont atténuées ou éteintes instantanément ; et il suffit d'amplitudes excessivement limitées pour faire varier la force du courant vibratoire qui pénètre dans l'oreille interne : ainsi la protection de l'organe est assurée.

La forme cônique multipliant les incidences et les réflexions des ondes vibratoires, on comprend, dans l'hypothèse généralement admise, que les ondes parvenues auprès 'du sommet, au point où, d'après la plus grande longueur des fibres radiales, on a jugé que doivent siéger les nerfs spécialement liés à la perception des sons graves, il y ait une excitation plus prolongée ou plus répétée ; et qu'ainsi s'explique la durée plus longue de cette sensation des sons bas, signalés par Helmoltz, et rendue manifeste par le trille de 10 notes à la seconde. On sait que les sons élevés sortent clairs, bien isolés en ce cas, mais qu'il y a confusion facile et isolement peu distinct dans la succession rapide des sons graves.

Si l'on envisage la faible étendue des oscillations possibles de la platine de l'étrier et de la membrane de la fenêtre ronde, qu'Helmoltz a calculée ne pas dépasser au maximum un dixième de millimètre, on aura l'explication de la grande facilité avec laquelle les plus légers excès de pression, soit sur l'étrier, soit sur la fenêtre ronde, agissant à travers l'organe de transmission, ou directement, comme les collections intra-tympaniques, ou les injections trop fortes d'air ou de liquide, peuvent causer la commotion du système nerveux labyrinthique. Certaines conditions anatomo-pathologiques prédisposeront davantage à cette complication : telles sont la paralysie faciale, qui permet de plus grands déplacements de l'étrier, et l'otite moyenne à la période de ramollissement et d'hyperplasie.

Cette commotion, traumatisme du nerf acoustique dans l'oreille interne, produit à la fois des troubles de l'audition et surtout des troubles de l'équilibre : c'est le vertige auriculaire. L'attaque vertigineuse est cependant commandée par plusieurs conditions étiologiques autres que les altérations de l'oreille moyenne, tant du côté du nerf souvent hyperesthésié, que du côté des fonctions voisines, comme la déglutition ou la circulation, etc.

Quel rôle le limaçon joue-t-il dans l'audition ? Quelle part doit-on attribuer à ses lésions dans la production des troubles de l'ouïe et dans les accidents de déséquilibration que nous venons de signaler ?

1° *Fonction du limaçon dans l'audition.*

Le limaçon peut disparaître sans que l'audition soit perdue : c'est un fait établi aujourd'hui sur des autopsies irréfutables, signées des noms des otologistes les plus autorisés (Guye, Moos, Lucœ, Politzer, etc.). C'est un fait scientifique acquis ; on a trouvé le limaçon en partie ou en entier éliminé avec un séquestre du rocher, ou en période d'élimination ; et cependant il avait été bien constaté que le sujet n'avait pas perdu l'audition par cette oreille si altérée.

Depuis Flourens, on sait que l'issue du liquide labyrinthique cause la surdité, mais que la cicatrisation aussitôt faite, l'écoulement cesse, et l'ouïe reparaît. Sans doute, il se fait ainsi un travail d'isolement et de réparation au sein de l'oreille interne, qui rend ces réparations curieuses possibles, sans perte totale de la fonction. Mais on doit tirer de là cette conclusion que le limaçon n'est pas indispensable à l'audition ; en faisant cette réserve que, dans ce cas, l'audition conservée est très limitée cependant.

D'autre part, j'ai expérimentalement démontré le fait sur les cobayes, en 1878, devant la Société de biologie. (Gellé, de l'Oreille... Suite d'études d'otologie, 1881. Paris, A. Delahaye.)

La destruction des limaçons, chez ces animaux, n'entraîne pas la surdité immédiate. Celle-ci n'arrive que quelques jours plus tard, par l'effet de l'otite consécutive et de la cicatrisation des plaies.

Quel organe remplit alors le rôle utile dans l'audition ? celle-ci doit, au reste, être bien bornée, par suite de la destruction de l'appareil collecteur par excellence des excitations sonores ; ce qu'il ne nous est pas donné de juger sur ces petits animaux.

La blessure des canaux semi-circulaires n'entraîne pas à sa suite la surdité permanente ; c'est donc aux nerfs du vestibule, à l'utricule et au saccule qu'il convient de rapporter la conservation de la faculté d'entendre après la destruction du limaçon.

Le limaçon est un organe auditif par excellence ; la crête acoustique du limaçon, ce prodigieux étalage de cellules auditives et de filets nerveux acoustiques, rangés symétriquement en colonnes profondes, offre une surface relativement énorme et les contacts les plus multipliés aux ondulations du liquide labyrinthique. Le limaçon constitue l'appareil le mieux adapté à la réception de la foule des excitations vibratoires simultanées ou successives.

Je ne reviendrai pas sur l'exposé déjà fait de la théorie d'Helmoltz(1) ; il est bon de rappeler cependant que la hauteur du son dépendant de la fibre ébranlée, le timbre de la multiplicité des fibres simultanément émues, l'intensité seule du son a un rapport plus immédiat avec la forme du limaçon osseux et le jeu des deux fenêtres. Et j'ai montré que l'appareil est disposé de telle sorte que la graduation des intensités est possible dans la cavité même de l'oreille interne.

2° *Rôle du limaçon dans la production des troubles de l'équilibre.*

Il résulte de mes expériences, souvent répétées depuis, que les dilacérations et la destruction du limaçon, chez le cobaye, où cet organe est parfaitement accessible à l'opérateur, ne sont suivies d'aucun trouble des mouvements ni de l'équilibre.

(1) Il semble résulter des expériences récentes de Ouspensky (de Moscou) que les cobayes sont sensibles à des sons de diverses tonalités, après la destruction du limaçon. — On a voulu en tirer cette conclusion que la théorie d'Helmoltz serait mise en échec ; il ne faut pas oublier que c'est sans doute sous forme de bruit que ces animaux perçoivent les sons, et qu'ils les sentent par les nerfs utriculaires sans doute.

C'est un fait aujourd'hui démontré.

Je dois ajouter que cette blessure ne semble causer que peu de douleur ; l'animal opéré, mis en liberté, reprend aussitôt, et sans y rien changer, ses habitudes de vie ordinaire ; il mange, court, joue comme avant d'avoir été touché ; il ne pousse aucune plainte et peut être un moment après confondu avec ses pareils dans la cage commune.

Nous insisterons, lors de notre étude sur les canaux semi circulaires, sur cette absence complète de provocation de troubles moteurs par les blessures du limaçon.

La dualité du nerf acoustique est ainsi démontrée ; et le rôle différent des parties constituantes du labyrinthe absolument évidente. Il faut conclure aussi de ces résultats expérimentaux que les troubles de l'équilibre ne naissent pas, comme l'avaient pensé Vulpian et M. Brown-Séquard, d'un vertige auditif, puisque les blessures du nerf spécial de l'ouïe n'entraînent pas ces impulsions irrésistibles, ni ces inhibitions que cause au contraire aussitôt l'irritation des canaux semi-circulaires.

Conclusions.

A. — La cavité du limaçon est disposée de telle sorte que les ondes sonores apportées par la platine de l'étrier sont concentrées dans la rampe vestibulaire ou sensorielle surtout ; et que l'accès des ondes aériennes par la fenêtre ronde dans la rampe tympanique est facilement annulé par le jeu de l'appareil d'accommodation.

B. — C'est par l'action des ondes vibratoires liquides sur le sommet de la crête acoustique hélicoïde saillante dans la rampe vestibulaire que l'ébranlement se transmet du dehors aux filets nerveux dont les pointes émergent au-dessus des plateaux des cellules ciliées. Les ondulations de la membrane de Corti augmentent cette action.

C. — Le limaçon est un vaste collecteur des excitations sonores; c'est là que les sons s'associent et que se forment les combinaisons d'où naît la notion du timbre, etc. ; puis celle des

rapports des sons entre eux (intervalles, accords, sons résultants).

D. — Les blessures du limaçon ne provoquent pas de troubles
des mouvements ni de l'équilibre.

E. — Sa destruction n'entraîne pas nécessairement la surdité
immédiate.

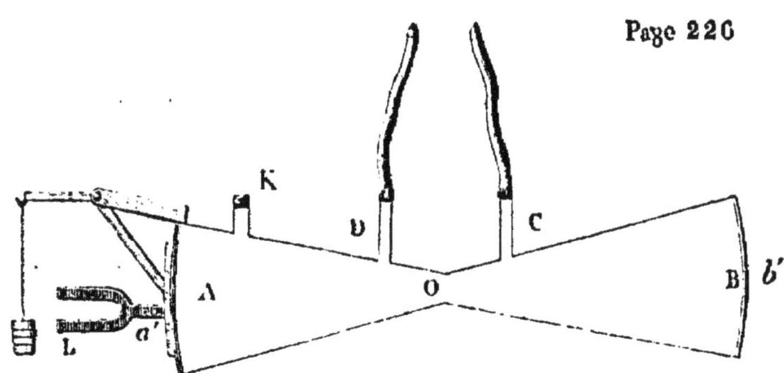

PHYSIOLOGIE

FONCTIONS DES CANAUX SEMI-CIRCULAIRES

I

L'exposé historique complet des idées et des travaux si connus qui ont été produits, depuis *Flourens*, sur le rôle des canaux semi-circulaires, n'est pas nécessaire au développement de ma thèse ; et son début sera moins une étude critique détaillée qu'un coup d'œil rapide sur le sujet pour bien marquer le champ où nous évoluons au moment où j'interviens.

Cependant, au fur et à mesure, toutes les théories émises par les auteurs qui m'ont précédé seront discutées successivement, et j'émettrai à la suite, comme conclusion de mon travail, les opinions qui me sont personnelles et que je crois neuves.

D'ores et déjà, constatons que le terrain fourmille d'expériences et de leurs interprétations : les premières claires, précises, admirables ont donné en toutes mains des résultats constants indiscutables ; les secondes ont perdu leur valeur, dès qu'on a voulu s'élever trop au-dessus du terrain expérimental, et sortir des déductions étroitement liées aux faits observés.

Les expériences sont restées et sont devenues classiques ; quant aux hypothèses nuageuses et aux conceptions métaphysiques, elles sont encore en discussion ; on peut avancer que les faits ont contribué à réduire à néant ce qui avait été construit en dehors d'eux. En réalité, si l'anatomie délicate des canaux demi-circulaires s'est beaucoup enrichie, leur physiologie n'a pas fait un pas sérieux depuis les conquêtes de Flourens.

Mais s'il n'existe aucun progrès saillant dans la connaissance du rôle de ces organes, ne serait-ce pas qu'on s'en tient uniquement aux données de l'expérimentation, et qu'on n'a interrogé que des animaux ?

Ce n'est pas le lieu d'oublier la valeur des notions fournies par l'expérimentation sur l'animal ; cependant j'espère montrer par la suite de cette étude combien la solution de ce problème de physiologie s'éclaire des lumières de la clinique. Comme clinicien, nous avons reconnu maintes fois combien les processus pathologiques auriculaires se rapprochent des conditions de l'expérimentation et se prêtent à des actions incontestablement analogues aux opérations réglées du laboratoire. De plus, on ne peut nier que l'observation des maladies de ces organes ne permette d'observer bien des phénomènes que la blessure expérimentale sur les animaux ne saurait mettre en évidence. De cet ordre sont tous les troubles de la sensibilité et des sensations liés au vertige, dit de Ménière, qui sont lettre morte chez l'animal et constituent cependant une partie des plus intéressantes des accidents qui naissent à la suite des irritations des canaux semi-circulaires.

N'est-ce pas du besoin d'expliquer la coïncidence des perturbations si évidentes de la motricité avec les troubles subjectifs que trahit l'homme atteint de vertige, que sont nées les diverses théories qui, depuis Flourens, ont tenté d'éclairer la physiologie de ces organes ?

Les admirables expériences du grand physiologiste français nous ont appris la pathologie des canaux semi-circulaires ; nous essaierons de dégager la fonction normale des accidents du traumatisme et des symptômes de la pathologie auriculaire.

Si, dans ce travail, l'expérimentation tient une grande place, on verra que j'ai tiré des arguments sérieux de l'anatomie générale, de l'anatomie de développement, de la zoologie, tout aussi bien que de la clinique et de la séméiotique elle-même, qui est en partie expérimentale à l'oreille.

Depuis les travaux de Flourens, il est acquis que les blessures des canaux provoquent des désordres dans les mouvements, des impulsions irrésistibles, des tendances à la rotation en plusieurs sens suivant le canal touché, etc.; de plus, que ces mouvements incoordonnés sont identiques à ceux que l'on obtient par les blessures des pédoncules du cervelet.

L'excitation du cervelet par la blessure des canaux est la conclusion saillante de ces expériences devenues classiques.

Étrangers ou Français, tous les physiologistes ont conclu de même ; et Lussana a démontré que c'est bien à l'irritation des crêtes ampullaires, et non du canal même, que les accidents doivent être rapportés.

Il est un résultat de l'expérience qu'on ne doit pas passer sous silence ; c'est qu'il est reconnu que les nerfs ampullaires sont sensibles : cette sensibilité s'explique aujourd'hui par les rapports si intimes des nerfs ampullaires avec les corps restiformes. C'est là un caractère important, car j'ai démontré récemment que la dilacération du limaçon, chez le cobaye, où cet organe est isolé et parfaiblement accessible, ne provoque aucune manifestation de douleur. (Gellé, *Bull. Soc. biol.*, 1880 et 1887.) C'est là une différence remarquable entre les deux expansions périphériques du nerf acoustique, déjà séparées, on le sait, par Flourens à un autre point de vue.

Purkinje ayant publié sa théorie du vertige, la plupart des auteurs ont adapté cette théorie à l'étude du rôle des canaux semi-circulaires.

C'est ainsi que pour *Mach, Crum-Brown, Brewer, Helmoltz, de Goltz*, c'est soit l'endolymphe, soit surtout l'otoconie qui, dans le recul d'inertie provoqué par les mouvements de la tête, vont frapper la crête des ampoules.

De ce choc, de cette excitation mécanique (Helmoltz), naîtraient des sensations de mouvements, de rotation, etc., d'où proviennent la connaissance de la situation du corps dans l'espace et la notion de la direction de nos mouvements.

Ainsi, dans ces nouvelles conceptions, les crêtes ampullaires ne possèdent pas seulement la propriété, reconnue par Flourens, d'exciter des mouvements, par une action cérébelleuse, *elles sont le point de départ de phénomènes de conscience :* c'est ainsi qu'avec de Goltz, les canaux deviennent les organes de l'équilibration.

A l'hypothèse d'un choc de l'endolymphe ou de l'otoconie, il faut immédiatement opposer que nécessairement les incitations motrices et les mouvements de la tête ont précédé le choc, résultat passif de ceux-ci. Ce choc n'est plus le phénomène initial, il se confond au milieu d'une foule d'autres, moteurs ou sensitifs.

En effet, comment ne pas reconnaître que nous avons conscience de la position de nos membres, du sens de leurs déplacements, de la direction de nos gestes, de l'association de nos mouvements, des efforts, de la résistance qu'ils rencontrent, par la sensibilité générale, par le toucher, par le sens musculaire, etc. ; n'est-ce pas de ce va-et-vient incessant des sensations et des réactions motrices que résultent l'équilibre et la conscience de la stabilité ? Tous deux sont subordonnés aux conditions de la sensibilité générale.

L'observation classique, comme on le verra plus loin, ne laisse aucun doute dans l'esprit à cet égard.

M. *de Cyon* a fait des canaux semi-circulaires l'organe périphérique du « sens de l'espace ; » c'est-à-dire l'organe d'une abstraction ; et l'on a créé aussitôt la pathologie du sens de l'espace.

On voit dans cette création imaginaire le besoin d'expliquer l'association des phénomènes de conscience aux excitations motrices du vertige.

L'orientation si constante des canaux semi-circulaires, n'a pas été étrangère à la genèse de cette idée ; la production expérimentale des mouvements en sens distincts suivant le canal blessé et le pédoncule cérébelleux sectionné semble autoriser l'existence d'un organe en rapport avec les trois dimensions de l'espace.

Remarquons, avec *A. Robin*, que les cyclostômes qui se meuvent en tous sens n'offrent que deux canaux seulement. (Thèse d'agrégation, 1883).

M. *de Cyon* n'admet pas le choc indicateur de l'otoconie, ni de l'endolymphe, mais il ne peut expliquer comment au sein du liquide labyrinthique commun, l'excitation d'un seul des trois canaux a lieu. Et puis, quel est cet excitant de la sensibilité des crêtes ampullaires ? Autre question sans réponse.

Si nous constatons, avec *de Cyon* lui-même, que l'ouverture de la cavité de l'oreille interne, qui donne issue au contenu liquide, ne cause aucun trouble de mouvements ; et si j'ajoute que j'ai pu constater expérimentalement la persistance du réflexe malgré cette grave perturbation apportée aux tensions intra-labyrinthiques ; on sera conduit à juger que cette hypothèse ingénieuse, séduisante, d'un organe périphérique du sens de l'espace est inadmissible.

La plupart de ces théories ont, à mon sens, un tort commun, c'est d'oublier à peu près complètement le rôle des canaux dans l'audition, et qu'ils font partie de l'organe auditif.

Cependant d'où peut venir l'excitation de la crête des ampoules sinon du milieu liquide de l'oreille interne ? et quel est l'excitant normal de celle-ci ? n'est-ce pas la vibration sonore?

Les deux branches du nerf acoustique douées de sensibilités différentes obéissent au même excitant.

MM. *Brown-Séquard* et *Vulpian* ont fait naître les excitations motrices d'un vertige auditif.

Mais, dans mon étude sur le rôle du limaçon (Gellé, *Suite d'Etudes d'otologie*, 1880), j'ai montré que la destruction de cet organe chez le cobaye ne provoque jamais de perturbation dans l'équilibre, ni d'excitations de mouvements, ni titubation, ni rotation, ni impulsion motrice quelconque, soit immédiatement, soit consécutivement. La théorie du vertige auditif n'est donc plus soutenable.

Mais, cette expérience conduit aussi à d'autres déductions importantes pour ma thèse.

Elle prouve que le vertige ne prend pas naissance par le traumatisme de la branche sensorielle ou cochléenne. En présence de troubles de l'équilibre dans une affection otique, c'est donc uniquement à l'irritation de la branche excito-motrice, celle qui se distribue aux canaux semi-circulaires que l'on doit attribuer la production des phénomènes vertigineux.

Cette conclusion nous conduit à utiliser les observations pathologiques et les données de la clinique pour l'élucidation du rôle des canaux semi-circulaires. Le fait clinique devient l'analogue du fait expérimental. Ce sont deux tableaux, l'un accidentel, l'autre créé d'une même liaison otique.

Continuons notre énumération critique :

Dans un travail bien conduit, M. le docteur *Lœvemberg* a montré que les troubles des mouvements, les impulsions motrices s'opèrent par le mécanisme des réflexes ; mais pour lui, la transmission se fait aux couches optiques.

Les récents travaux de MM. *Brown-Séquard* et de *V. Laborde* ont définitivement établi cette doctrine de l'excitation réflexe, et démontré que les canaux semi-circulaires sont des organes sensitivo-moteurs. Le second de ces auteurs les croit spécialement mis en activité dans l'orientation. M. le professeur *Charcot*, associant à ces notions les acquisitions premières de Flourens, professe que l'irritation des canaux semi-circulaires provoque des réflexes cérébelleux.

Pour clore cet historique, voici un dernier travail sur ce sujet, par M. *Delaage*.

Pour cet auteur, la fonction véritable des canaux semi-circulaires sensitive et excito-motrice serait de nous renseigner sur les mouvements de rotation accomplis par notre tête ; et de provoquer, par voie réflexe, les mouvements des yeux compensateurs de ceux de la tête, et les contractions musculaires correctrices nécessaires pour assurer notre équilibre et la précision de nos mouvements généraux. (*In Revue rose*, 18 octobre 1886, et Acad. des sciences, 1886).

M. *Delaage* n'accorde aux canaux semi-circulaires aucun rôle comme organe d'un sens de l'espace, ni comme agent de l'orientation ou de la direction des mouvements.

En ce qui regarde les mouvements compensateurs des yeux, on sait que le cervelet est l'organe de la coordination des mouvements. Mais n'a-t-on pas le droit de s'étonner du développement remarquable des canaux semi-circulaires chez les poissons, par exemple, qui n'offrent pas de mouvements de rotation de la tête ?

En terminant cet historique disons que la vivisection ne fait voir que l'un des côtés de la question ; qu'elle ne peut aborder l'étude des troubles fonctionnels sensitifs que l'on observe dans le vertige et dans les lésions des canaux semi-circulaires chez l'homme.

Aucune de ces théories physiologiques n'a donné l'explication de la genèse des troubles de la vue, de la diplopie, des spasmes de l'estomac, du cœur, des troubles vaso-moteurs, des visions terrifiantes, des hallucinations et des sensations de mouvements rotatoires ou de précipitation, etc., qui tourmentent le vertigineux.

Enfin, je répète que le rôle des canaux semi-circulaires dans l'audition ainsi que les rapports fonctionnels avec le sens de l'ouïe sont absolument oubliés.

II

J'ai pensé que l'expérimentation sur l'animal a donné tout ce qu'on peut en attendre, et qu'il faut s'adresser à d'autres moyens de recherche ; j'ai montré la légitimité de l'emploi des ressources cliniques, et l'insuffisance des théories plus ou moins métaphysiques ; j'aborde le sujet à mon tour.

J'utiliserai tous les matériaux amassés sur cette question de physiologie ; mais c'est par des arguments tirés de la clinique que j'essaie de prouver les théories que j'avance, et je les crois solidement établies, dès qu'elles trouvent leur appui dans les données expérimentales qui, dans un tel sujet, doivent toujours servir de base à la discussion.

Mais je dois dès l'abord dire que je ne m'explique pas le fonctionnement de ces organes en dehors de la fonction auditive ; et je reste tout surpris de voir des physiologistes distingués essayer une explication de la fonction des canaux semi-circulaires, en dehors du courant vibratoire ambiant. Je suis fort étonné qu'on mette en doute l'étroite synergie qui unit l'oreille et l'appareil coordinateur des mouvements de la station, de l'équilibration et de l'orientation (1).

Comme l'a dit *Laborde* (2) s'inspirant de *Broca*, n'est-ce pas le nez, c'est-à-dire la sensation de l'odorat qui mène le chien, et commande ses mouvements de recherche ? Et chez l'homme, ajouterai-je, avant toute intervention de la volonté, n'est-ce pas par les sensations que se dirigent nos mouvements, soit qu'on marche au-devant d'elles, soit qu'on les évite, soit qu'on les fuie ?

Les canaux semi-circulaires *apparaissent* avec le squelette ; ils sont un apanage des vertébrés ; ils naissent après la vésicule, premier vestige de l'organe de l'ouïe, dont ils sont un appareil de perfectionnement, antérieur au limaçon et plus général. A partir des poissons osseux, on en compte trois pour chaque oreille. Comme les poissons, les amphibiens, les reptiles, les oiseaux offrent trois canaux ; mais ils sont développés peut-être plus complètement chez les poissons osseux et chez les oiseaux. Les mammifères offrent cet organe à un haut degré de développement, ainsi que le limaçon.

La *disposition générale* de ces trois canaux est, au volume près, presque identique dans toute la série ; ils sont trois de chaque côté, symétriquement orientés ; toujours, ils font partie de l'ensemble de l'organe auditif, et baignent dans le liquide de l'oreille interne.

(1) L'organe de l'ouïe a rapport au temps, au mouvement, au rythme, ne l'oublions pas.

(2) V. Laborde, Essai de détermination expérimentale du rôle des canaux semi-circulaires. 1882.

Au point de vue *du développement*, M. Pouchet a prouvé qu'ils se développent par bourgeonnement de la capsule auditive primitive : ils sont bien des organes auriculaires. Si on les considère dans un seul groupe latéral, on voit qu'ils sont inégaux en longueur et en volume, au moins chez l'homme, d'une façon très apparente ; mais qu'ils sont construits sur le même type très simple. Sous le rapport de leurs *longueurs*, on peut trouver souvent le rapport simple : : 2 : 3 : 4, chez l'homme. (Mesures prises dans Sappey).

Ce sont des *tubes* membraneux, délicats, pleins de liquide aqueux, qui baignent dans le liquide intra-labyrinthique, celui qui remplit toutes les cavités de l'oreille interne ; et les canaux osseux qui les contiennent communiquent largement avec les diverses parties du labyrinthe osseux. Vu la minceur extrême de la paroi membraneuse des tubes, on ne saurait mieux les comparer qu'à des *veines liquides*.

Ces tubes s'ouvrent par un bout dans la vésicule auditive vestibulaire ; et se gonflent en ampoule à l'autre extrémité du demi-cercle, au point où ils se raccordent avec la vésicule d'origine.

Cette forme semi-circulaire naît de la nécessité de cet abouchement dans le saccule des deux bouts du tube.

L'isolement des ampoules, la présence d'un nerf particulier pour chacune d'elles, enfin la curieuse séparation des tubes membraneux dans autant de canaux osseux différemment orientés sont très importants à noter.

Cette orientation énigmatique des canaux semi-circulaires n'a peut-être pas d'autre but que de les isoler l'un de l'autre : le tube membraneux aurait donc ici une fonction ; les crêtes ampullaires eussent pu être séparées autrement. On sait qu'on s'est emparé de cette orientation pour étayer la théorie d'un organe d'un sens de l'espace.

L'ampoule flotte suspendue au pinceau de fibres nerveuses au milieu de la périlymphe ; son mode d'excitation doit être plus léger, plus délicat que celui des taches fixes de l'utricule et du saccule ; l'onde vibratoire doit arriver à la crête sensible atténuée, adoucie après son trajet semi-circulaire.

Il semble aussi que la disposition des canaux soit plutôt en rapport avec les longueurs d'ondes.

Les nerfs ampullaires ne peuvent percevoir que le choc de l'onde qui circule dans l'intérieur du tube, dans l'endolymphe, bien que la vibration soit transmise par la périlymphe.

Sans doute, les veines liquides de longueurs différentes, constituées par les tubes et leurs ampoules, subissent, dans la propagation de l'onde sonore, au sein des liquides du labyrinthe, des alternatives de contraction et de dilatation (hypothèse de Wertheim) qui aboutissent finalement, vu la marche progressive de l'onde, à produire un choc sur la crête ampullaire.

Là elle rencontre les cristaux de l'otoconie, dont les particules sont soutenues par une trame fine de tissu conjonctif au niveau des cils criniformes. Ces longues vibrisses subissent le mouvement ondulatoire de l'endolymphe et le transmettent au point d'insertion, au filet nerveux sans myéline qui émerge au-dessus de la crête ampullaire, au milieu des cellules ciliées. L'otoconie semble jouer là un rôle de condensation et d'amortissement du mouvement vibratoire (1).

Au point de vue de la longueur différente des trois canaux, on serait tenté, en les comparant à des veines liquides, de conclure que chacune d'elles a rapport à un ton donné ; mais cela ne mène à rien. Il est peut-être plus simple de penser que ces différences très nettes dans la longueur des canaux semi-circulaires ont pour but d'établir des intervalles sensibles dans la succes-

---

(1) Ici, une comparaison naît dans l'esprit : à part la densité de la masse incluse, ne peut-on pas trouver une ressemblance, éloignée peut-être, mais certaine, entre la structure d'un canal semi-circulaire, comprenant le tube osseux, le tube membraneux et le liquide inclus, puis son pinceau nerveux plongeant dans l'une de ses extrémités, et celle de la dent, contenant sa pulpe et son nerf radiculaire ? En somme, ce sont là deux plans de construction très analogues, et les filets nerveux qui se divisent dans la pulpe dentaire et ceux qui émergent au sein du liquide du canal semi-circulaire forment des appareils tactiles sensibles qui ne diffèrent, au fond, que par la densité de l'intermédiaire périphérique.

sion des impressions fournies par ces trois crêtes ampullaires ; cela serait en rapport avec l'amplitude des ondes et avec l'intensité des sons ; et aurait une certaine importance au point de vue de la protection de l'organe de l'ouïe, en établissant une sorte de graduation dans les réflexes.

En définitive, tout ébranlement éprouvé par le liquide labyrinthique se transmet à la fois à la cochlée (nerf sensoriel) et aux crêtes des ampoules des canaux semi-circulaires ; seulement la même excitation, qui est sonore là, devient motrice ici. Ceci répond à ceux qui isolent la fonction des canaux de celle de l'ouïe ; et à ceux qui demandent : quel est l'excitant des crêtes ampullaires et quelle est la cause des réflexes provoqués ?

Pourquoi y a-t-il trois canaux semi-circulaires à chaque oreille ?

Nous avons vu que par leur développement, par leurs rapports anatomiques, par les résultats de l'expérimentation, et aussi d'après les données de la clinique, il est indiscutable que les canaux font corps avec l'organe auditif, et en sont un annexe. Il résulte aussi de notre analyse qu'en frappant l'oreille interne médiatement, c'est-à-dire à travers l'appareil de transmission du son, ou directement dans les traumatismes du rocher, par exemple, on agit sur les trois canaux simultanément par commotion du labyrinthe.

On conçoit que cette triple irritation ne soit plus comparable dans ses effets multiples divers avec le traumatisme que produit l'expérimentateur agissant par la blessure d'un seul canal isolément.

L'appareil sensitivo-moteur constitué par les canaux ne commanderait-il donc que des réflexes cérébelleux seulement ? C'est la réponse des expériences de laboratoire.

Cependant, l'opérateur attaquant tantôt un canal, tantôt l'autre, à sa guise, se place dans des conditions toutes spéciales et qui, en mettant d'abord de côté la brutalité excessive du mode d'excitation expérimentale, sont déjà fort éloignées de ce qui se passe dans le fonctionnement normal. Dans l'audition, les ondes sonores frappent tous les canaux à la fois, et souvent des deux côtés, bien qu'inégalement. Rien ne saurait isoler l'un de l'autre, puisqu'ils sont immergés dans le liquide de l'oreille interne.

L'état pathologique crée des modes d'irritation absolument comparables aux traumatismes expérimentaux ; ils provoquent des troubles de motricité totalement identiques à ceux que provoquent les expérimentateurs, et cependant les lésions portent dans ce cas non sur un canal seul, mais sur tout l'appareil, et médiatement, à travers les fenêtres labyrinthiques. Les accidents se produisent sous l'influence d'une seule et même cause agissant non pas sur un canal isolé, mais sur tout l'ensemble du labyrinthe, et l'excitation a une triple distribution.

E. Weil dit avec raison : « Les canaux semi-circulaires réagissent vis-à-vis des lésions pathologiques comme vis-à-vis des lésions expérimentales. » (*Des vertiges,* thèse d'agrégation, p. 12.) Par l'action de cette irritation générale, le clinicien constate des mouvements dirigés dans les sens les plus divers. J'ajoute que les effets sont de même ordre, que l'irritation parte de la base de l'étrier ou de l'appareil de conduction, soit de la fenêtre ronde, et qu'elle soit directe ou indirecte ; ce n'est donc pas dans une action isolée qu'il faut voir leurs fonctions.

Dans l'audition, comme dans l'état pathologique, l'effet de l'excitation labyrinthique est de provoquer à la fois une triple excitation des crêtes ampullaires.

Mais, dans l'analyse des troubles vertigineux liés aux maladies ou aux traumatismes de l'oreille, on constate que les phénomènes provoqués sont de plusieurs ordres ; les uns sont moteurs, les autres d'ordre sensitif, indiquent des retentissements sur les viscères et sur le cerveau. D'autres parties des centres nerveux sont donc touchées par l'action réflexe en même temps que le cervelet.

Par quelles voies ?

A mon sens, tout s'explique si l'on admet que chaque nerf ampullaire reçoit isolément l'excitation et la transmet à son tour à un centre nerveux particulier. Il y aurait donc une triple transmission divergente de l'excitation primaire labyrinthique.

Où vont ces trois excitations ?

La plus rapide est certainement la transmission cérébelleuse, si saillante dans l'expérimentation et la première constatée par les vivisecteurs.

Le premier centre nerveux touché est donc le cervelet, comme Flourens l'a vu.

C'est bien le foyer de la coordination des mouvements, et des mouvements involontaires, qui se trouve irrité dans les expériences sur les canaux, et provoque toutes les perturbations de la motricité, de l'équilibre et les impulsions notées.

Si l'on réfléchit qu'il y a trois canaux à chaque oreille, on comprendra que l'excitation puisse être unilatérale, et les troubles moteurs latéralisés ; d'où l'apparition des mouvements de rotation, de giration, etc.

Avant d'aller plus loin, il faut remarquer qu'il est impossible de comprendre bien la fonction attribuée à ces organes, si l'on ne possède pas une théorie générale de l'équilibration et de la motricité.

De même qu'il n'y a pas d'équilibration statique sans antagonisme musculaire, de même aucune impulsion motrice d'un côté du corps ne peut se produire sans perte de l'équilibre, si l'activité musculaire de l'autre côté n'a été en même temps modérée, contenue, accommodée. De même, la succession brusque, rapide de deux gestes différents ou opposés ne fournira un résultat utile que si l'excitation d'un côté marche de pair avec l'inhibition du côté opposé. Et, à mon sens, il n'y a pas d'excitation motrice d'un groupe sans inhibition graduée, concordante des antagonistes : c'est le jeu du mors et de l'éperon en équitation.

La présence des trois canaux symétriques pour chaque oreille montre bien que tout est disposé pour que l'excitation d'une oreille agisse isolément sur l'une des moitiés du corps, et particulièrement, soit du même côté, soit du côté opposé.

Dans le cas de blessure des canaux d'un côté, ou de leur irritation par maladie d'une oreille, l'excitation unilatérale produit la rupture de l'équilibre, l'incoordination motrice, la rotation et souvent la chute par suite de l'impulsion transmise à une moitié du corps, tandis que l'autre moitié est au repos ou même devient inerte par inhibition. Dans l'état de santé, ces impulsions motrices, ces arrêts et ces reprises constituent les procédés de l'orientation, dans laquelle les sens de nos mouvements de la tête et du corps changent plus ou moins vite dans la recherche du maximum de sensation qui indique la direction du corps sonore.

Dans le travail de la station, de l'équilibration, dans celui de l'orientation, l'excitation motrice a la sensibilité comme guide ; c'est par elle que l'effort est gradué, et les gestes proportionnés, coordonnés. Cet échange rapide de sensations et d'actions exige la subordination complète de l'action à la sensation motrice pour que l'équilibre persiste au milieu de la foule des mouvements effectués.

Comme nous le verrons, si la sensibilité fait défaut, l'orientation cesse ; mais que l'excitation motrice d'un côté du corps soit hors de proportions avec le but poursuivi, la volition initiale, c'est la rupture de l'équilibre, à chaque effort ; au lieu de mouvements associés, pondérés, c'est la folie motrice, l'ataxie. Les irritations unilatérales des canaux semi-circulaires, agissant sur la motricité d'une moitié du corps, soit comme excitants, soit par inhibition, on comprend quels désordres de mouvements et d'équilibration peuvent se produire ; l'instabilité consciente apparaît, avec les tournoiements, les rotations en tous sens, les mouvements en culbutes, etc., involontaires et irrésistibles ; l'incoordination est manifeste. L'excitation motrice a dépassé toutes les bornes : c'est une réaction motrice désordonnée ; il n'y a plus ni mesure, ni concordance, ni rapports.

Ce sont bien là les phénomènes qui succèdent aux lésions des pédoncules cérébelleux.

Dans l'audition, les deux oreilles ne sont pas isolées ; elles perçoivent toutes deux, mais à des degrés différents ; sans doute l'orientation a lieu sur la sensation sonore maximum ; du côté le plus vivement ébranlé, nous sommes conduits à rapporter la source du courant sonore. Mais dans cette analyse et dans la recherche du maximum, il est clair qu'il y a une accommodation synergique des deux organes auditifs ; et je pense que c'est au cervelet, éveillé par le réflexe parti des ampoules des canaux semi-circulaires, que l'on doit rapporter la coordination des mouvements binauriculaires exécutés dans l'appareil d'accommodation lui-même et dans ceux des diverses parties du corps sollicités par l'attention.

Ainsi s'explique cette expérience par laquelle, sur des sujets doués d'une ouïe normale, il est possible, par une pression légère, sur le tympan droit par exemple, exercée au moyen de la poire à air adaptée au méat auditif, de modifier et d'atténuer l'audition par l'oreille gauche, et *vice versa* : c'est l'épreuve dite de la synergie d'accommodation binauriculaire. Dans le cas d'affaiblissement de l'ouïe, si l'on constate la conservation de ce réflexe synergique binauriculaire, c'est une preuve de l'intégrité de l'appareil conducteur et un motif de penser que la lésion est nerveuse.

La région bulbo-protubérantielle est un deuxième centre, auquel un des nerfs ampullaires aboutit. On constate, en effet, des accidents réflexes manifestement bulbaires, tels que la névralgie de la cinquième paire, les nausées, les vomissements, les troubles cardiaques (lypothymies, syncopes) ; et c'est par le bulbe que l'excitation otique va secouer ainsi tout le système viscéral.

C'est encore à un réflexe bulbaire que l'on doit attribuer l'hyperesthésie périauriculaire, les troubles circulatoires intra-auriculaires (fluxions, hémorrhagies, inflammations), et les troubles trophiques observés à la suite de névralgies du trijumeau, des lésions du grand sympathique.

Le troisième centre nerveux excitable par les irritations des canaux semi-circulaires est constitué par la zone motrice et idéomotrice des circonvolutions cérébrales. Affectée par quelques-uns à l'éveil des mouvements conscients, elle est également susceptible d'obéir à l'excitation partie des nerfs ampullaires sensitifs.

Nous avons vu, en effet, que l'irritation de ces nerfs ne provoque pas seulement des mouvements involontaires et des troubles de l'équilibre, mais qu'en plus des vomissements, de la nausée, de la syncope, des troubles de la vue, des lésions trophiques, elle cause souvent encore l'apparition de troubles cérébraux, tels que sensations, images idéo-motrices, visions hallucinatoires de précipice, de précipitation, de rotation, de renversement, etc., vertigineux, de bourdonnements rotatoires ; tantôt d'incapacité motrice, de chute en résolution, la conscience étant conservée ; puis des troubles vaso-moteurs (pâleur, rougeur, frissons, sueurs froides, etc.); or, ces troubles nerveux signalent bien nettement le transport aux zônes motrices et idéo-motrices des circonvolutions du cerveau de l'excitation partie des canaux semi-circulaires.

Le troisième foyer, origine de ces réactions d'ordre plus élevé, de ces phénomènes de conscience, est le cerveau.

Nous croyons donc que cette théorie de la triple distribution de l'excitation réflexe est acceptable, parce qu'elle est d'accord avec les faits ou expérimentaux ou cliniques, et qu'elle s'adapte au jeu fonctionnel des organes, à l'accommodation et à la protection de l'ouïe.

L'oreille possède des tutamina ; et j'attribue volontiers ce rôle aux réflexes physiologiques nés de l'excitation des canaux semi-circulaires.

Sous leur influence directe, des impulsions motrices, involontaires, réflexes, prendront naissance ; d'abord la contraction de l'appareil musculaire intra-tympanique, qui diminue l'étendue des vibrations sonores et s'oppose aux ébranlements nuisibles du labyrinthe dans une certaine mesure ; puis l'excitation augmentant, ce seront des mouvements de rotation et d'inclinaison de la tête, capables d'éloigner le trou auditif du courant sonore par trop blessant ; enfin, à propos d'une secousse violente, apparaîtront les grands mouvements de fuite et le sentiment de la peur ; et c'est alors que l'on peut voir se dessiner le tableau pathologique de la blessure des canaux semi-circulaires.

Peut-être la différence très réelle qui existe au point de vue de la longueur entre les divers canaux, a-t-elle pour but de graduer cette évolution protectrice suivant l'intensité de l'ébranlement reçu ? c'est une pure hypothèse ; mais on peut croire que la généralisation des mouvements provoqués n'a lieu que si la commotion a été générale aussi.

***

III

Quant au *rôle des canaux semi-circulaires dans l'orientation*, nous avons déjà dit que la sensation acoustique latérale sert surtout à nous guider. On sait que le monosourd fait à chaque instant des erreurs lourdes d'orientation ; il rapporte la direction du corps sonore du côté de l'oreille qui perçoit, même quand le bruit vient du côté opposé. Un autre élément de notre jugement, en ce cas, et très important, c'est la sensibilité de la surface du tympan et du pavillon de l'oreille. En effet, nous avons pu constater, en présence du professeur Charcot, chez un homme atteint d'anesthésie générale, avec conservation de la vue et de l'ouïe, la perte totale de la capacité de discerner de quel côté il entendait le tic-tac de la montre, les yeux fermés. Or, l'examen immédiat a montré qu'il y avait anesthésie et analgésie des tympans : cet homme n'offrait aucun trouble des mouvements, aucun accident vertigineux.

Ce rôle de la sensibilité de la membrane du tympan est indiqué par Hermann (*Traité de physiologie*, 1869) et par quelques autres physiologistes (Küss et M. Duval). L'observation que nous venons de donner en est la démonstration évidente, car j'ai pu constater quelques jours plus tard le retour de la sensibilité d'un côté, et la réapparition de la faculté de discerner d'où venait le son sans le secours de la vue. Ai-je besoin de dire que de lésion des canaux ou de l'oreille moyenne, il n'était aucunement question ici ; c'est la perte seule de la sensibilité des deux tympans qui nuisait à l'orientation ; le rôle des canaux semi-circulaires dans l'orientation se trouve ainsi jugé par l'observation clinique.

Au point de vue de l'équilibration, ne sait-on pas de même qu'il suffit, chez certains sujets, de leur fermer les yeux pour rendre la station debout impossible, pour leur faire perdre l'équilibre, sans lésion aucune de l'oreille ?

Un des malades du service du professeur Charcot, à la Salpêtrière, anesthésique général de la peau et des muscles, était incapable, les yeux fermés, de reconnaître la position occupée par ses membres, que l'on pouvait déplacer à son insu ; si bien qu'on a pu l'étendre sur le sol sans qu'il ait conscience de sa situation horizontale, etc., etc. Ce sujet n'était pas vertiginé, et n'éprouvait pas d'impulsions motrices ; sa surdité est aussi variable que toutes les autres manifestations de l'hystérie dont il est atteint ; et il en est actuellement guéri à la suite de fortes crises convulsives (grandes attaques).

Ces tableaux cliniques sont connus ; et il ne viendra à l'idée d'aucun observateur que les canaux semi-circulaires puissent entrer pour quelque chose dans leur étiologie. Comment admettre après cela, que ce soit par eux que nous avons connaissance de la position de nos membres dans l'espace et des mouvements de notre tête ? C'est l'anéantissement de la théorie de de Goltz et autres, simple hypothèse renversée par les faits.

J'ajouterai que Curschmann a vu des pigeons, auxquels il avait enlevé les canaux semi-circulaires, se tenir encore et pouvoir se diriger, et exécuter quelques mouvements lents (*Deutsch. Klinick*, 1874, in Weil, *Des vertiges*). Les expériences de Bottcher sont aussi concluantes (*Journal de Robin*, p. 203).

Les canaux semi-circulaires sont-ils davantage *les organes spéciaux des sensations de translation ?* Serait-ce par eux que nous arrivons à nous représenter l'espace avec ses trois dimensions ?

Nous connaissons la réponse de de Cyon. En donnant issue au liquide de l'oreille interne, par l'arrachement de l'étrier, on n'a jamais provoqué de mouvements incoordonnés, ni de troubles de l'équilibre, ni d'impulsions motrices ; aucun mouvement n'a paru empêché dans aucune direction ; nous ne redirons pas combien une pareille lésion change brusquement l'état de la tension des membranes et des liquides du labyrinthe.

Dans cette expérience, il ne se produit aucune perturbation fonctionnelle autre que la surdité ; il y a plus, nous avons montré que le réflexe n'est pas pour cela éteint. C'est donc encore là une hypothèse inadmissible.

Quant à la *notion de l'espace*, c'est là une idée abstraite, comme celle de la durée, etc., et dont le rapport avec un organe quelconque n'a pas lieu d'être logiquement cherché. Si l'idée d'un sens de l'espace est née à la vue de la disposition et de l'orientation immuable des canaux suivant trois plans constants, ne peut-on se demander avec raison à quoi peuvent servir alors, non pas trois canaux, mais bien six, trois de chaque côté, dans la formation d'une notion des trois dimensions de l'espace ? N'est-ce pas, d'ailleurs, un concept que notre esprit ne comprend que par une synthèse des plus élevées ? En tous cas, nous sommes bien loin du solide terrain de la physiologie et de l'expérimentation, et de l'observation clinique.

D'autre part, s'il est impossible de doter les canaux semi-circulaires d'une fonction aussi élevée, d'en faire avec de Cyon l'organe du sens de l'espace, faut-il, allant à l'opposé, avec M. Steiner, de Naples (*Bulletin de l'Acad. des sciences*, 1887), leur refuser toute influence sur la coordination des mouvements ? On a constaté depuis longtemps, par des autopsies bien faites et signées de noms autorisés (Guye, Moos, etc., in Politzer), que les canaux ont pu être détruits, disparaître, éliminés dans un séquestre du rocher, sans qu'on ait observé aucun trouble des mouvements, ni déséquilibration, ni impulsions.

Quoi d'étonnant à cela : la fonction excito-motrice peut-elle survivre à la disparition de l'organe ? Les réflexes peuvent-ils se produire si les nerfs ampullaires sont détruits ? C'est la seule réponse à donner aux conclusions que Steiner a tirées de ses vivisections.

Conclusions.

Des considérations anatomiques, physiologiques et pathologiques qui précèdent et de la discussion des faits et doctrines, on peut conclure :

1° — L'excitant normal de la crête ampullaire des canaux semi-circulaires est la vibration du liquide labyrinthique.

2° — Les canaux semi-circulaires sont un annexe de l'appareil acoustique ; ils tiennent sous leur influence l'appareil d'accommodation et de protection de l'oreille (réflexe d'accommodation binauriculaire).

3° — On ne saurait regarder l'otoconie ni le liquide de l'oreille interne comme les moyens d'excitation de la crête des ampoules.

4° — Les pressions exercées sur la platine de l'étrier n'ont d'action sur ces organes que si l'élasticité de la fenêtre ronde ne répond plus aux oscillations de cet osselet, ou bien si l'amplitude de celles-ci dépasse les limites normales, de façon à produire un choc traumatique sur le contenu du labyrinthe.

5° — L'orientation a lieu d'après la direction de la sensation sonore maximum par rapport aux côtés du corps ; elle s'exerce au moyen des sensations conscientes fournies par les mouvements de recherche, par la sensibilité générale et par le choc de l'onde sonore sur la surface du tympan et sur le pavillon de l'oreille.

6° — Le rôle attribué aux canaux semi-circulaires comme organes d'un « sens de l'espace » est nul, et doit être réservé aux centres nerveux. Il en est de même de la théorie dans laquelle les organes serviraient à nous renseigner sur la situation de nos membres et la direction de nos gestes.

7° — L'irritation par traumatisme ou par maladie des canaux semi-circulaires provoque :

a). Des mouvements incoordonnés, involontaires, des impulsions motrices irrésistibles, par voie réflexe, en excitant *le cervelet ;*

b). Des troubles fonctionnels de l'ensemble des viscères (cœur, poumons, estomac, etc.) en agissant *sur le bulbe* ;

c). Des troubles psychiques, des sensations vertigineuses, hallucinatoires, de tournoiement, de chute, des images terrifiantes, des représentations idéo-motrices, etc., en agissant finalement *sur le cerveau* (zônes motrices) ; c'est le pourquoi des trois canaux.

8° — La trinité des canaux a pour but d'assurer cette triple excitation divergente née d'une seule excitation auriculaire.

Leur bilatéralité rend possible une action limitée à un côté du corps, et l'association des mouvements d'accommodation dans l'audition binauriculaire.

9° — On ne saurait rien conclure de l'absence d'effets résultant de l'ablation ou de la destruction des canaux semi-circulaires, car on ne peut exciter les réflexes si l'organe est absent. Dans trois autopsies de vertiges de Ménière, j'ai trouvé les nerfs sains (service de Charcot) (1).

10° — Les canaux semi-circulaires servent sans doute à l'accommodation binauriculaire et commandent les actes synergiques, inconscients et involontaires qui la constituent.

11° — Les nerfs ampullaires sont doués d'une sensibilité exquise à la pression ; dans certaines conditions anatomo-pathologiques de l'oreille et dans certains processus morbides, l'exagération des réflexes trouve peut-être son explication, ainsi que les accidents d'équilibration et le vertige, dans un état particulier d'hyperexcitabilité, d'hyperesthésie de ces organes (névralgies, tabès).

12° — Les troubles de l'équilibre, les impulsions motrices, les sensations hallucinatoires, vertigineuses, etc., naissent bien de l'irritation des nerfs ampullaires exclusivement, et non de la branche cochléenne, dont le mode de sensibilité est entièrement distinct et sensoriel exclusivement.

L'excitabilité réflexe peut persister, la sensibilité et la faculté auditives ayant disparu (dualité du nerf acoustique) (2).

(1) *Annales d'otologie*, septembre 1887, GELLÉ. Trois autopsies de vertiges de Ménière, et discussion.

(2) L'ablation de l'étrier sur le pigeon ou sur la grenouille éteint l'au-

13° — Les mouvements compensateurs des yeux dans la rotation de la tête au moment de l'orientation au bruit sont d'origine cérébrale, s'ils sont voulus ; et ils naissent d'une action cérébelleuse quand ils sont associés et coordonnés avec d'autres mouvements de la tête et du corps.

14° — L'irritation des nerfs ampullaires, comme celle de tout nerf sensible, peut avoir une action excito-motrice, mais aussi entraîner l'inhibition absolue (chute, résolution, etc.).

15° — La sensibilité extrême des crêtes des ampoules des canaux semi-circulaires aux plus délicates pressions en fait sans doute le principal des tutamina de l'appareil et de la fonction de l'ouïe.

dition, si on opère les deux côtés ; cependant j'ai pu sur les animaux provoquer les troubles de l'équilibre et des mouvements impulsifs en blessant les canaux, après la première opération.

UN CAS

D'ALLOCHIRIE AUDITIVE [1]

L'allochirie consiste dans la perception d'une sensation dans le côté opposé au point où l'excitation a lieu. Ainsi, on touche une cheville de la jambe droite et le patient, les yeux fermés, a la sensation de contact dans la place correspondante de la jambe gauche, par exemple. C'est Obeersteiner qui le premier a signalé ce phénomène curieux.

Depuis, des faits nouveaux ont été cités et analysés par David Ferrier, Fisher, Leyden, et par W. Hammond. Récemment, plu-plusieurs cas ont été publiés par Hutchinson et Brown-Séquard.

La plupart des malades sur lesquels l'allochirie a été observée étaient atteints de tabès, ou d'affections de la moelle, trauma-tiques ou autres.

Voici la théorie émise par W. Hammond. Dans le cas de lésion médullaire unilatérale la confusion s'explique ainsi : l'impression sensitive gauche, par exemple, suit le cordon médullaire et s'arrête à l'obstacle à droite ; de là, elle se porte à gauche sur les fibres grises commissurales et continue son chemin sur le côté gauche du myélaxe jusqu'à l'hémisphère gauche.

Ainsi l'excitation est gauche et la sensation est droite et symétrique : la perception par l'encéphale est telle que c'est sur le côté opposé que la sensation est rapportée.

Dans le cas de lésions bilatérales, situées à des hauteurs différentes, on voit que l'impression peut subir deux arrêts et faire deux retours successifs sur les cordons médullaires ; d'où l'affaiblissement de la perception et son retard.

(1) Société de biologie. *Séance du 14 janvier 1888.*

Ce mécanisme explique qu'on peut rencontrer une anesthésie absolue d'un côté du corps, avec conservation plus ou moins parfaite de la sensation subjective des deux côtés, et pourquoi l'anesthésie n'est pas un accompagnement nécessaire de l'allochirie.

Rappelons ici que les sections médullaires à la région dorsale déterminent de l'anesthésie du côté opposé à la section et de l'hyperesthésie du côté sectionné ; d'après Brown-Séquard, la suractivité nerveuse s'expliquerait par la dilatation des vaisseaux de la moitié coupée de la moelle. Avec Hammond, j'insiste sur l'existence de cette hyperesthésie médullaire dans l'allochirie ; cependant M. Longuet objecte qu'elle n'est pas corrélative du phénomène. On remarquera que, dans la généralité des faits rapportés jusqu'à ce jour, il s'agit toujours de la perception croisée des sensations cutanées.

Le fait que je rapporte ici est un cas d'allochirie auditive.

Observation. — Mlle X*** est atteinte depuis longtemps de vertige de Ménière. Elle n'est ni paralytique, ni tabétique, ni hystérique, mais elle a des lésions évidentes des oreilles moyennes, surtout accusées à gauche (otite chronique à la période d'hyperplasie et de ramollissement).

Les sons impressionnent douloureusement l'oreille gauche, qui présente une hyperexcitabilité très manifeste.

Voici maintenant pour l'allochirie :

Cette jeune femme offre à l'auscultation de la *carotide droite* un bruit de piaulement intense qui s'accroît sous l'influence de la moindre émotion ou du plus petit effort. Ce bruit de piaulement est facilement entendu au moyen de l'otoscope adapté à l'oreille droite ; rien de tel à gauche.

Or, la malade ne perçoit pas ce bruit anormal par l'oreille droite (sa meilleure oreille cependant), mais bien par l'oreille gauche.

Voilà le fait ; quelle en est l'explication ? Ici, point de lésion médullaire ; on ne trouve qu'un seul élément saillant, c'est l'état d'hyperesthésie et d'hyperexcitabilité de l'organe de l'ouïe à gauche. Sans doute le bruit vasculaire se transmet dans toute l'étendue du crâne, et l'ébranlement maximum a lieu dans l'appareil auditif gauche dont la sensibilité est anormalement accrue. On sait, en effet, que si l'on place un diapason vibrant sur le vertex, on peut, en bouchant alternativement les méats auditifs, rendre la sensation droite ou gauche à volonté ; or, par cette occlusion, on a accru temporairement la sensibilité normale de l'oreille touchée, en même temps qu'on arrête le courant sonore.

Je risquerai aussi un complément d'explication de l'allochirie dans le cas spécial.

Nous savons que l'appareil d'accommodation binauriculaire est mis en jeu synergiquement des deux côtés dans l'audition, sous l'influence d'un acte réflexe inconscient ; mais si cette adaptation est provoquée ainsi, les mouvements et déplacements qui la constituent sont des phénomènes perçus par la conscience, par le sensorium ; et c'est en réalité sur les perceptions conscientes de l'effort fait pour arriver à l'adaptation fonctionnelle que se guide l'orientation au bruit.

Je pense que, chez notre malade, la sensation produite à gauche doit être tellement supérieure qu'elle détermine la perception en ce sens, et la déplace sous l'influence de l'hyperesthésie signalée.

SURDITÉ COMPLÈTE SUBITE

DANS L'ALBUMINURIE

AVEC LÉSION DU PNEUMO-GASTRIQUE (1).

OBSERVATION. — Mme X***, 50 ans, de bonne santé habituelle, intelligente, active, est atteinte depuis longtemps de cornage, lié à la paralysie de la corde vocale droite, due probablement à la présence d'une tumeur sur le trajet du récurrent de ce côté, d'après le diagnostic porté par Krishaber consulté par Archambault. Cet hiver 1887, la malade a été quatre à cinq mois aux prises avec une bronchite générale, rebelle, récidivante, des plus intenses ; la convalescence fut lente. C'est à cette période qu'un fait nouveau, brutal, se produit ; en quarante-huit heures, le sujet voit son ouïe d'abord s'abaisser, puis disparaître totalement.

Cette disparition subite de l'audition, sur une convalescente en pleine possession de son intellect et de ses mouvements, me fait aussitôt penser à un état dyscrasique, et l'absence complète de lésions otiques à droite ou à gauche, confirme immédiatement cet *a priori*. L'examen de l'urine décèle la présence d'une très faible proportion d'albumine ; pas d'œdème ; quantité d'urine normale. La surdité a résisté à toutes les tentatives de traitement. La malade n'a jamais eu de vertige, mais des bourdonnements d'oreilles intenses, constants, énervants. Elle prétend que ce sont ces bruits qui l'empêchent d'entendre.

L'audition est perdue, mais non totalement ; elle entend un mot, une syllabe criée à son oreille, ou dans le cornet, mais

<hr>

(1) Société de biologie, *séance du 24 mars 1888.*

comme un bruit vague. La montre n'est entendue ni sur le crâne, ni par l'air, il en est de même du diapason *la 3* de 9 centimètres. A l'inspection, aucune lésion bien appréciable.

Quinze jours plus tard, œdème des jambes ; dix-huit mois après, la malade, restée sourde, à peine soulagée de ses bourdonnements tenaces, meurt avec tous les signes classiques de l'albuminurie, malgré le régime lacté strictement suivi à la campagne.

Archambault, comme Krishaber, avait été frappé de la succession des phases pathologiques constatées dans ce cas. L'irritation du récurrent, l'albuminurie incurable, la surdité consécutive ; c'était là un tableau symptomatique qui montrait trop évidemment des relations étiologiques curieuses entre la tumeur médiastine, la paralysie du nerf, l'excitation bulbaire et l'albuminurie terminale.

Cette observation a donc une importance majeure à deux points de vue : elle montre d'abord la production précoce de la surdité subite ou rapide sous l'influence d'un état dyscrasique que ce premier accident décèle nettement. Cette surdité est indépendante de lésions des oreilles dans ce cas particulier ; au moins peut-on l'affirmer en ce qui regarde les caisses et l'appareil conducteur du son, à droite et à gauche. La faible dose d'albumine trouvée à ce moment, l'absence d'œdème, la quantité presque normale des urines, démontrent bien la surdité subite incurable comme un accident du début de cette grave maladie dyscrasique.

L'incurabilité de la surdité est à noter également comme l'invasion subite, et elles sont à opposer à l'absence des lésions objectives.

Au point de vue de la genèse de l'albuminurie, il est clair qu'on ne peut pas ne pas penser à incriminer ici une lésion bulbaire due à l'irritation du récurrent droit. Et l'on est conduit à voir une corrélation logique entre la tumeur du médiastin, la compression du nerf laryngé, l'apparition de l'albuminurie, et enfin la surdité si grave, qui en a amené la découverte, le bulbe servant de centre à ces diverses manifestations pathologiques.

Ici, en dehors du terrain de la clinique, l'albuminurie consécutive aux lésions bulbaires, celle qui se produit après les irritations des rameaux centraux ou périphériques du pneumogastrique, a été depuis peu l'objet de communications importantes, et le fait que je reproduis aujourd'hui en redouble l'intérêt.

J'ajouterai que, en examinant il y a quelque temps les bulles et les oreilles de lapins chez lesquels le Docteur Laborde avait essayé de produire des accidents par élongation des pneumogastriques, j'ai trouvé plusieurs fois des hémorragies, des suppurations de la muqueuse de l'oreille moyenne chez les animaux qui avaient survécu.

La thèse de Wiett contient sur ce sujet toute une série d'expériences au cours desquelles les lésions otiques consécutives aux traumatismes du pneumogastrique ont été constatées et même dessinées par moi.

Il semble donc qu'il se produit dans ces conditions des lésions de plusieurs ordres et de sièges différents.

ANATOMIE PATHOLOGIQUE

LÉSIONS OTIQUES
DANS LE CAS DE TROUBLES DE L'ÉQUILIBRE
ET DU MOUVEMENT (1).

Un lapin de forte taille est là étendu, dans sa cage ; couché sur le ventre, les quatre pattes allongées sur le sol ; la tête et les oreilles inclinées légèrement à gauche.

Je le prends par la peau du dos, et le dépose à terre.

Aussitôt, du fait seul de ce changement dans l'état d'équilibre général de l'animal et des efforts qu'il fait, il se produit une ataxie soudaine, complète, des forces musculaires d'équilibration.

L'œil droit se porte en haut ; les pattes raidies, tendues en avant et écartées. Puis, l'animal tombe sur le côté gauche, les pattes battant l'air, comme dans les efforts d'une progression impossible ; enfin, il tourne sur lui-même ; il roule sur le dos, puis sur le ventre et ainsi de suite, jusqu'à ce qu'il rencontre un obstacle, où il se bute avec force. Il faut une certaine force pour maîtriser ces mouvements de rotation sur l'axe involontaire. L'accès se prolonge par les efforts mêmes de l'animal qui se débat, et met à chaque instant son équilibre en question, puisque les impulsions irrésistibles succèdent au moindre déplacement.

(1) A propos de la communication de M. Magnan; *Société de biologie*, 7 avril 1888.

Voilà un tableau parlant ; pour tous, aujourd'hui, il est clair que ce lapin est atteint d'une lésion des canaux semi-circulaires. Or, l'autopsie scrupuleusement faite n'a montré, dans cette observation de M. le docteur Magnan, qu'une lésion limitée à la bulle exclusivement et du côté droit seulement.

L'autopsie de ce cas de vertige remarquable chez ce lapin longtemps examiné par M. le docteur Magnan, paraît rendre peu discutable l'étiologie absolument et exclusivement auriculaire de l'affection convulsive si grave, si caractérisée, et en tout semblable à ce que l'on décrit chez l'homme sous le nom de *vertige de Ménière*.

Un autre point éclairé d'une vive lumière par cette autopsie est celui-ci : la lésion, cause de ces troubles épouvantables des fonctions motrices et de l'équilibration, *n'a pas son siège dans le système nerveux* ; nous ne pouvons constater ici que l'effet d'excitations des foyers sensitivo-moteurs par *une lésion grave de l'oreille moyenne*. Mais il y a plus ; l'oreille sensitive, le labyrinthe, réceptacle des expansions périphériques du nerf acoustique, est indemne ; il n'y a aucune lésion des membranes ou des vésicules du limaçon, ni des canaux semi-circulaires.

Le point de départ de l'irritation n'est point dans le labyrinthe. C'est une maladie de la caisse tympanique seule, qui a fait apparaître tout ce tableau symptomatique persistant, qui se déroule dès que le sujet veut exécuter un mouvement.

La simplicité du fait, la netteté de la lésion, sa limitation précise, la comparaison facile avec l'autre oreille saine, l'absence d'aucune complication font de cette observation un élément excellent de jugement et de certitude. L'étiologie semble indiscutable ; les accidents vertigineux observés sont nés sous l'influence exclusive de l'affection de la bulle chez le lapin étudié.

La contracture même, le torticolis, qui cède au chloroforme anesthésique, reconnaît la même cause, et ceci est remarquable encore, car c'est un symptôme qui, cliniquement, autoriserait à penser à une complication méningitique, quoiqu'il y manque bien d'autres éléments. Cependant une lésion osseuse pourrait aussi en donner l'explication.

La constatation de la contracture m'avait fait croire, avant l'autopsie, à l'existence de lésions des méninges et même du tissu nerveux ; on sait qu'il n'en a rien été. M. Magnan n'a pu trouver d'altération pathologique en dehors de la bulle. Je basais cependant mes prévisions sur des observations et autopsies antérieures, il est vrai, un peu différentes de la précédente. Je citerai entr'autres le cas d'un lapin observé pendant cinq mois au laboratoire d'histologie et dont le professeur M. Duval voulut bien me confier l'autopsie.

C'était bien le même tableau, la raideur et la torsion du cou, la déviation de la tête ; l'incapacité de se bouger sans provoquer aussitôt des troubles moteurs extrêmes, la rotation sur l'axe irrésistible, etc. ; mais il y avait de plus que chez l'animal dont M. Magnan nous donne la belle observation, une surdité absolue, impliquant des lésions bilatérales ; et au moment des crises, soit spontanément, soit quand on provoquait un déplacement du lapin, de véritables accès épileptiformes, la raideur et le renversement de la tête et du cou, la tension et la projection en avant, pattes raidies avec *trépidations épileptoïdes* caractérisées ; tandis que les yeux se convulsaient en haut et en arrière. Or, quelles lésions furent trouvées à l'autopsie ?

Une suppuration de la cavité de l'oreille moyenne, inondant le conduit auditif externe, ayant détruit toute la chaîne des osselets et le tympan, ayant ouvert et emporté les fenêtres labyrinthiques, envahi l'oreille interne, évidé totalement le limaçon méconnaissable, sans rampes ni columelle, ni lame spirale et transformé en une cavité énorme.

Les canaux semi-circulaires avaient disparu ; la paroi osseuse à nu, érodée, donnait l'aspect de l'ostéite érosive ; tout était ouvert jusqu'au conduit auditif interne, dans lequel on ne peut retrouver le nerf acoustique.

Le facial était indemne, nageant au milieu de ce magma purulent, inodore. La dure-mère et les méninges étaient colorées en jaune mat ; le tissu nerveux du pédoncule cérébelleux moyen ramolli, diffluent ; l'inflammation des méninges s'étendait sur la moelle cervicale colorée en jaune pâle et ramollie.

On voit combien ce fait s'éloigne du précédent : les lésions ont envahi le labyrinthe et tout détruit, y compris le nerf acoustique du côté droit, la moelle allongée et la moelle cervicale ont été également atteintes consécutivement.

Peut-être est-ce là l'origine des *crises épileptiformes* et des *trépidations épileptiques* signalées dans l'observation ?

Ce qui fait, je le répète, l'importance de l'autopsie du cas de M. Magnan, et que j'ai suivie avec le plus grand soin, c'est la simplicité du cas : une seule oreille, et la bulle exclusivement ont été trouvées malades.

Le syndrôme vertigineux doit être uniquement posé en face de cette seule lésion auditive bien isolée. La netteté du rapport étiologique en découle précise et claire, et il en jaillit une lumière vive sur la pathogénie du vertige de Ménière.

SÉMÉIOLOGIE

DE L'ÉPREUVE DE WEBER
DANS LE DIAGNOSTIC ET LE PRONOSTIC DES AFFECTIONS
DE L'OREILLE (1).

Dans l'état physiologique, si l'on place un diapason vibrant sur le sommet du crâne d'un homme dont l'audition est normale, puis, si l'on bouche du doigt le méat auditif droit, par exemple, le son est perçu aussitôt à droite *exclusivement*.

Le son, qui était central, s'est latéralisé ; c'est l'expérience de Weber.

On a cherché à l'utiliser en séméiotique auriculaire, soit que l'affection otique donne lieu à une sensation unilatérale du son du diapason-vertex, soit que le son soit perçu au point de contact du corps sonore, sans être ni gauche, ni droit.

Les troubles de l'audition de causes pathologiques coïncident, en effet, souvent avec la latéralisation du son apporté à l'oreille par les os de la tête, mais cela n'est pas d'observation constante.

Comment se produit cette sensation latéralisée, droite ou gauche, du son transmis par un instrument posé sur le milieu du crâne, chez l'homme entendant ? Peut-être cette notion clairement exposée aidera-t-elle à mieux saisir le comment du dé-

(1) Mémoire présenté à la Société d'otologie et de laryngologie (session annuelle de 1888).

placement du son crânien ou solidien vers l'une ou l'autre oreille, par suite des lésions anatomo-pathologiques résultant des affections morbides.

Rappelons tout d'abord que l'orientation a lieu sur la sensation du maximum d'impression acoustique.

Du côté où le nerf auditif est le plus vivement impressionné, nous jugeons que le corps sonore est placé ; et notre attention se dirige là où la sensation se trouve ainsi latéralisée.

Par l'occlusion de l'un des conduits, par la pression de la pulpe du doigt, dans cette épreuve de Weber, on constate, par conséquent, un premier effet ; c'est l'accroissement momentané de la sensation auditive du côté oblitéré et pressé ; ce qui nous conduit à admettre que cette épreuve transforme pour un instant et modifie les facultés conductrices de l'appareil sur lequel on agit, de telle façon qu'un maximum artificiel du courant sonore se trouve ainsi immédiatement créé.

Comment cela se produit-il ?

Nous le savons depuis les travaux de Lucæ et de Hinton, et mes études personnelles. Que l'on admette avec Hinton que l'augmentation est due à l'arrêt du courant sonore et de son écoulement au dehors, ou bien, qu'avec Lucæ et autres, on l'explique par l'effet d'une pression légère exercée aussi sur l'appareil tympanique, il est remarquable que la petite modification, si fugitive, imprimée à l'appareil acoustique, suffit à amener le *forte*, qui limite l'audition et détermine l'orientation latérale.

Il faut savoir que, sur l'homme dont les oreilles sont saines, il suffit de produire une modification bien légère des conditions ordinaires de l'audition pour déplacer le sens de l'orientation au bruit.

Ainsi, on obtient la latéralisation droite du son du diapason-vertex par la seule adaptation d'un tube de caoutchouc au conduit de l'oreille droite ; si ce tube est bouché à son bout libre, l'effet est encore plus net. La poire de Politzer, adaptée au méat auditif, réalise aussi les conditions du renforcement du son, et par suite du déplacement ou transfert de la sensation médiane du diapason-vertex vers l'un des côtés de la tête.

Dans ces cas, c'est à la résonnance des cavités ainsi constituées et annexées à l'organe de l'ouïe que le renforcement est dû certainement.

D'autre part, en adaptant à l'orifice auriculaire un tube de caoutchouc de 40 centimètres de long, à l'autre extrémité duquel est introduite la tige du diapason, qui pend en liberté, on constate que les vibrations sonores de l'instrument augmentent d'intensité aux plus légers pincements du tube de caoutchouc, qui amènent indirectement une exagération de la tension normale du tympan et de l'appareil de transmission. Ici, c'est par une action sur cet appareil conducteur des ondes sonores que s'expliquent le renforcement de la sensation, la production d'un maximum et le déplacement de l'orientation, le corps sonore restant toujours sur le milieu du crâne.

C'est, en réalité, une illusion que l'on crée ainsi artificiellement.

Je ne ferai que rappeler, à ce propos, les expériences nombreuses au moyen desquelles j'ai démontré, après bien d'autres, mais par des procédés nouveaux, qu'une légère tension imprimée aux membranes tendues accroît leur conductibilité pour le son ; tandis qu'une tension exagérée peut arriver à l'éteindre.

De cet exposé rapide, il résulte qu'on doit admettre la dualité des origines du renforcement, d'où naît le déplacement latéral, et que tantôt il est dû à la formation de cavités de résonnance et tantôt à la tension ajoutée par la pression digitale auriculaire.

Ceci établi, l'expérience de Weber peut-elle être utilisée en séméiologie otologique ?

Si la mobilisation facile du son perçu, du diapason-vertex, caractérise les oreilles saines, comment se comportent, à ce point de vue, les oreilles malades ? Quand le son est déplacé, mobilisé, qu'est-ce que cela veut dire au point de vue du diagnostic des lésions et de leur pronostic ? Quand l'épreuve de mobilisation ou de latéralisation est négative, qu'en doit-on conclure dans un cas donné ?

Une première simplification pour débuter ; l'occlusion du conduit a lieu par des bouchons de cire, par des corps étrangers, exostoses, etc., tous obstacles visibles à l'inspection ; et qu'il est suffisant d'indiquer tout d'abord pour que l'élimination en soit faite dores et déjà.

Toutes les causes de résonnance par lésions du conduit auditif externe sont ainsi négligeables. L'intérêt se concentre sur les faits où la latéralisation est due à des écarts de tension provoqués.

On remarquera que nous voici en plein dans le mode de genèse du déplacement du son du diapason-vertex par les lésions pathologiques.

Cependant, il est telle affection de la membrane du tympan (épaisissement) qui s'oppose manifestement à la sortie du courant sonore transmis par les os crâniens, et cause le renforcement suffisant pour produire la latéralisation.

N'oublions pas, pour juger d'un cas semblable, que le plus faible relâchement de l'appareil conducteur du son est suivi aussitôt d'une enfonçure graduelle, proportionnelle, de la chaîne des osselets, et que cet effet consécutif peut produire jusqu'à l'immobilisation de l'étrier. Avant d'atteindre ces proportions, cette pression secondaire joue le plus grand rôle dans le résultat final, au point de vue de l'excitation du nerf labyrinthique, aussi bien que de l'affaiblissement de la conductibilité de l'appareil ; l'issue du son au dehors est par là également empêchée, et le son renforcé du côté malade.

Ces prémisses posées, étudions l'épreuve de Weber dans un cas pathologique donné.

Supposons un malade chez lequel le son du diapason posé sur le sommet du crâne est latéralisé à droite ; et admettons que par l'occlusion ou la pression digitale de Weber sur l'oreille gauche, le son soit susceptible d'être déplacé et de paraître venir de gauche.

En définitive, nous trouvons que la sensation est modifiable par l'application du doigt ; or, c'est le cas dans l'état normal. C'est conclure que le pronostic est excellent, puisque les organes se conduisent comme à l'état sain, et que le déplacement du maximum unilatéral d'origine pathologique ne résiste pas à la simple augmentation d'intensité sonore que procure à l'oreille gauche, saine, son occlusion avec pression au moyen du doigt.

La clinique nous montre une foule de cas de cet ordre ; et je m'empresse de déclarer que, de l'analyse des observations analogues, il est permis de conclure que, dans la majorité des cas, la possibilité de mobiliser le son du diapason-vertex, latéralisé ou central, a paru être l'indice d'une amélioration possible, rapide et franche.

J'ai pu constater, de plus, que, dans certaines observations où, au début, la mobilisation était nulle, l'amélioration de l'affection auriculaire a coïncidé avec le retour de cette faculté de déplacer *ad libitum* le son du diapason-vertex qui est la caractéristique de l'état normal.

L'analyse des faits cliniques est très instructive à cet égard, et, d'autre part, elle montre combien il est vrai que la pression digitale, même légère, s'accompagne d'un effet de pression profonde, d'un accroissement de tension du tympan, à la fenêtre ronde.

Certains faits pathologiques exagèrent, pour ainsi dire, le phénomène consécutif, et rendent l'évidence d'un mouvement communiqué indiscutable.

Voici un cas bien probant à ce point de vue :

Obs. (n° 910 *bis*). — Otite suppurée à gauche ; à ce moment le diapason-vertex est perçu à gauche. Une fois la guérison de l'écoulement obtenue : montre à 55 centimètres à gauche ; montre à 1 mètre et plus à droite. Le diapason-vertex est alors perçu central ; mais si l'on presse légèrement sur l'orifice de l'oreille gauche, le son du diapason-vertex est latéralisé aussitôt à l'opposé, à droite.

Comment cela ? Le tympan est mou, épais, mobile à l'extrême, et tout l'appareil avec lui, comme après une grave inflammation tympanique ; la pression digitale comprime le tout, éteint la conduction et immobilise l'étrier ; l'oreille gauche est morte, et la droite seule perçoit encore.

C'est bien là une action profonde qui a dépassé les limites ordinaires, grâce à la mobilité et au peu de résistance des parties récemment enflammées.

Au reste, dans d'autres conditions, le tympan manquant, les osselets disparus, l'étrier étant à nu, libre, on ne constate aucun effet analogue sous l'influence des pressions du doigt au méat (observation 1409).

Dans d'autres circonstances, j'ai pu observer un fait curieux : le son du diapason-vertex n'était pas perçu du sujet, mais l'opposition du doigt au méat auditif gauche le rendait aussitôt perceptible, mais rapporté à l'oreille gauche ; pour l'oreille droite, rien de semblable.

L'oreille gauche seule donnait des résultats positifs à l'épreuve des pressions centripètes et par celle des réflexes auriculaires, montrant une mobilité excessive, pathologique de l'appareil (observation 300).

OBSERVATION (résumé). — H***, vieilles otites chroniques. D — V = O. Si je clos l'oreille gauche, perception immédiate de D — V à gauche. Audition de la montre = O ; du diapason bonne à droite et à gauche ; en bouchant l'oreille droite, D — V = O. Épreuve des pressions centripètes, le diapason posé sur le tube qui unit la poire à air à l'oreille droite = O ; épreuve des synergies binauriculaires ou des réflexes = O.

La poire à air placée à gauche, le diapason posé sur le tube ; *extinction du son à chaque pression*. Si le diapason est porté en face de l'oreille droite, le son perçu est à chaque pression atténué franchement ; le sujet le dit spontanément. Les trompes sont perméables ; la mobilité du tympan, nette à l'otoscope et à l'inspection, leur aspect opalescent ; manche peu distinct ; sécheresse générale ; audition très inférieure et peu modifiée par le Politzer.

De ces faits, on peut conclure qu'au moyen de la pression digitale, on produit une tension artificielle de l'oreille qui tantôt accroît l'audition et d'autres fois l'affaiblit. Incidemment, on remarquera qu'il y a là des indications évidentes pour le clinicien dans certains cas.

Cette action est rendue indiscutable par l'analyse de quelques observations ou par l'accroissement des tensions, provoquée par la pression digitale, on a pu, à volonté, abaisser la sensibilité de l'oreille opposée (obs. 1005), et ailleurs faire naître un bourdonnement également dans l'autre oreille.

La pression digitale met donc en éveil les synergies binauriculaires et peut les rendre manifestes ou les montrer exagérées par l'état morbide.

Par opposition avec les faits précédents, dans lesquels les écarts de la tension provoquée sont exagérés par le ramollissement et le relâchement des ligaments et des tissus tympaniques, on rencontre des séries de cas où la pression digitale est sans effet : le son latéralisé ou non ne subit aucun déplacement à la suite.

Nous éliminerons tout d'abord les cas d'hémiplégie de tout ordre où la lésion est nerveuse, centrale, et par suite, ne peut être modifiée par les changements apportés dans la tension des organes d'ailleurs indemnes.

Cependant, il est bon de savoir que, par les pressions digitales sur le méat du côté sourd, on agit nettement sur l'audition de la bonne oreille, chez les hémianesthésiques hystériques entre autres.

Voici maintenant l'analyse de cinquante-cinq cas de lésions auditives, examinées spécialement aussi au moyen des pressions et des occlusions digitales.

Dans un premier chapitre, étudions les faits où le diapason appuyé sur le sommet de la tête se trouve latéralisé, et en premier lieu, dans cette série, ceux qui offrent la latéralisation du côté le mieux entendant ou seul entendant.

I. — *Cas où le son du diapason-vertex est latéralisé du côté sain ou le meilleur.*

Tantôt la mobilisation est possible ; tantôt elle ne l'est pas.

Voici un malade de ce genre avec mobilisation impossible, c'est-à-dire chez lequel le son du diapason-vertex, perçu d'un côté, par la meilleure oreille, ne peut être déplacé à l'opposé par la pression digitale de Weber de ce côté.

Observation (résumée aux deux conditions strictement nécessaires à connaître ici) n° 293.

Diapason-vertex latéralisé à droite, où la montre est perçue à 40 centimètres ; non déplacée par l'occlusion de la gauche, où la montre est entendue à 2 centimètres seulement.

Si la pression digitale agit par pression sur les parties profondes et conductrices de l'oreille, l'absence d'aucun résultat ici doit être interprétée dans ce sens que la lésion est forte, l'enfonçure profonde, la mobilité nulle et la fixité presque complète. En effet, rien ne bouge, rien ne se meut : tout déplacement vers le labyrinthe est nul ou peut être nuisible, exagérant peut-être la déformation et l'enfoncement des parties. Aussi, on voit à la lecture de l'observation tous les signes négatifs, et le traitement sans effet ; le Politzer n'a rien changé à cet état.

Obs. (B. 882). — Le diapason-vertex est rapporté à droite ; là, la montre est entendue à 12 centimètres ; si l'on clôt l'oreille gauche, le son reste toujours à droite ; la montre est perçue à 3 centimètres à gauche.

C'est encore un résultat négatif dans un cas rebelle à toute intervention thérapeutique.

Obs. (576). — Le diapason-vertex est perçu à droite, où la montre est entendue à 1 mètre. L'occlusion de l'oreille gauche ne mobilise pas le son ; à l'oreille gauche, la montre n'est pas perçue. L'oreille gauche n'éprouve aucun effet de cette épreuve ; aucun traitement n'a pu améliorer la surdité de l'oreille gauche. L'appareil est déprimé, immobile, soudé, fixé par une sclérose ancienne, irrémédiable.

Même gravité des lésions, même pronostic grave tiré de l'absence de mobilisation du son latéralisé du côté bien entendant.

Obs. 760. — Diapason-vertex perçu à gauche ; montre à 2 centimètres ; occlusion de la droite, pas d'effet ; montre à droite non perçue.

Même pronostic ; nulle amélioration ; sclérose totale.

Cependant, on rencontre des cas de latéralisation non mobilisable au début, et qui ont pu être modifiés par le traitement, ce qui enlève au pronostic son caractère absolu de gravité.

Obs. I. — Diapason-vertex perçu à gauche; montre à gauche à 8 centimètres; oreille droite close, pas d'effet; montre à droite à 1 centimètre. Après un traitement sérieux : 25 centimètres à gauche et 12 à droite. Retour de la mobilisation du diapason-vertex toujours latéral gauche.

Ces cas constituent un groupe pathologique très nombreux ; et c'est un fait d'observation déjà noté par d'Espine, de Genève, que la gravité des surdités unilatérales très accusées; j'ajouterai, quand surtout l'autre oreille s'est conservée excellente.

La pression digitale rend évidente l'incapacité fonctionnelle qui résulte des lésions et permet de porter dès l'abord un pronostic fâcheux, mais non, je le répète, absolument, car le pronostic ne saurait se tirer d'un seul signe, ni même d'une surdité totale.

J'ai peu de faits dans lesquels l'audition du diapason-vertex étant latéralisée du côté le meilleur, le son ait été reconnu mobilisable. C'est là encore un signe de lésion sérieuse et de curation douteuse. Cependant, on peut en tirer cette autre conclusion que les affections bilatérales sont plus fréquentes que les unilatérales, à une période déjà avancée de la maladie.

Obs. (732). — D.-V. perçu à gauche ; M. à gauche à 2 centimètres ; occlusion droite; mobilisation droite, où M. non perçue. — Dès que l'écart entre la capacité acoustique des deux organes n'est pas extrême, il est clair que les chances d'amélioration sont plus nombreuses.

Obs. (795). — Diapason-vertex perçu à droite ; M. à 15 centimètres à droite; occlusion gauche, mobilisation à gauche, où la montre à 20 centimètres.

II. — Prenons maintenant les cas où le son du diapason-vertex est *latéralisé du côté sourd, le moins entendant, du côté malade* ; et admettons d'abord l'absence de possibilité de le mobiliser.

Ici, les observations abondent. Sur un ensemble de 29 faits pris au hasard, 25 fois le diapason-vertex a été trouvé latéralisé du côté sourd ; or, sur ces 25 cas, le son n'a été reconnu mobilisable que 9 fois seulement par la pression digitale de Weber ; dans 16 cas, cela n'était pas possible.

Il faut immédiatement remarquer que, sur les 9 cas mobilisables, 7 ont été rapidement et grandement améliorés ; un seul d'entre eux avait un bouchon de cérumen. Deux cas ont été réfractaires à l'épreuve de mobilisation, et ces deux faits se rapportent à des lésions que le traitement n'a pu modifier.

De plus, dans les 16 cas où on n'avait pu changer l'audition latérale du diapason-vertex tout d'abord, par la suite du traitement, après un temps variable, 11 ont récupéré la mobilisation, la possibilité de déplacer le son d'un côté à l'autre, 5 sont restés non améliorés et sans qu'on ait pu constater aucun retour semblable.

III. — Dans les autres faits qui servent de base à cette étude, le *son du diapason-vertex était central*, c'est-à-dire ni droit, ni gauche. — J'ai 21 cas de cet ordre.

La possibilité de mobiliser le son et de le rendre latéral ne s'est rencontrée que 6 fois. Dans ces 6 faits, 4 fois la guérison a été extrêmement rapide et nette ; en 2 cas seulement, il y avait des bouchons de cérumen.

Dans les 15 observations où la mobilisation du diapason perçu central n'a pu avoir lieu, on constate que les affections sont bilatérales, avancées, scléreuses. Cependant, quelques faits montrent une audition d'un côté relativement bonne, par exemple la montre est perçue d'un côté à 65 centimètres, et à 1 mètre même dans un cas, tandis que le son du diapason-vertex est toujours perçu central cependant.

Les inductions pronostiques que l'on peut tirer de l'épreuve des pressions digitales dans les cas de cette série sont plus aléatoires et inégales ; on trouve des cas incurables et d'autres qu'une action thérapeutique a paru modifier avantageusement. La valeur séméiologique du signe est alors moins nette ; mais l'absence de mobilisation reste toujours avec sa signification sérieuse au point de vue de la gravité générale des lésions otiques, et de leur ancienneté.

Conclusions.

L'occlusion du méat par le doigt cause un léger renforcement du son que les sourds graves ne sentiront pas, mais que les sujets atteints de surdité récente perçoivent souvent encore.

La pression digitale du méat auditif se confond avec l'occlusion ; mais agit sur l'appareil conducteur, jusqu'au labyrinthe. Elle peut mettre en jeu les réflexes binauriculaires ; mais elle n'est pas graduée ; elle est souvent inégale et difficile à bien exécuter ; elle est quelquefois mal supportée par le sujet.

Malgré ces critiques, elle est d'une telle simplicité qu'on a tout intérêt à l'employer, car elle a surtout rapport aux lésions de l'appareil conducteur des sons et peut renseigner, comme on l'a vu, en bien des cas sûrement, sur l'état des parties profondes, sur leur mobilité et sur le jeu de l'étrier même.

Il résulte, au point de vue du pronostic des 55 faits analysés ici, que la possibilité de mobiliser, de déplacer le son du diapason-vertex, constitue certainement un excellent signe pronostic, que le son soit latéralisé ou resté central.

Cependant l'action de la pression digitale, nulle au début, peut devenir effective plus tard, et l'observation montre que la réapparition de la mobilisation du son crânien coïncide avec la franche amélioration de l'état pathologique ; quand celle-ci se fait attendre, la mobilisation reste impossible, le plus souvent.

Ce travail a pour but d'appeler l'attention des médecins otologistes français sur un signe délicat et pratique capable de rendre de grands services, ainsi que l'ont depuis longtemps prouvé les travaux de Lucœ et les remarques de Politzer.

TABLE DES MATIÈRES

Pages.

De la valeur séméiotique de l'épreuve du Diapason-Vertex.... 1

Des pressions centripètes en séméiotique auriculaire........... 16

Rôle de la sensibilité du tympan dans l'orientation auditive..... 28

Fatigue de l'accommodation. Arrêt de l'accommodation. Intermittences de la sensation observées à la limite de la perception.... 36

— Des réflexes auriculaires................................. 39

— Origines des réflexes binauriculaires ; démonstration clinique d'un centre réflexe oto-spinal.... 60

Audition modifiée pendant la contraction des masticateurs..... 77

— Otites suppurées à la suite du tamponnement postérieur des fosses nasales dans l'épistaxis (deux observations).......... 80

Trois cas d'otite hémorrhagique............................... 91

— De la pharyngite rhumatismale chronique dans les maladies de l'oreille.... 99

Surdité, bourdonnements, othorrées d'origine réflexe, dus à des affections dentaires.... 103

— De l'origine des battements. — De quelques phénomènes subjectifs de l'audition.... 109

Deux observations :
   I. — Relâchement du tympan. Guérison de la surdité totale pour la parole, au moyen de la boulette d'ouate...... 113
   II. — Audition améliorée par la boulette d'ouate placée au contact du tympan.... 119

De l'oreille au point de vue anthropologique et médico-légal.... 122

— Du vertige de Ménière et de ses rapports avec les lésions des fenêtres ovale et ronde.... 132

Vertige de Ménière. — Trois autopsies avec examen histologique ; considérations et discussion des faits................ 167

De la gravité des lésions auriculaires compatible avec la persistance d'une certaine audition.... 200

Pages.

— De l'audition dans l'école. — Influence de la faiblesse de l'ouïe ou dysacousie sur le développement intellectuel de l'enfant. *(Deuxième mémoire)*...... 203

— De l'audition. Fonction du limaçon. Rôle du limaçon osseux. Etude expérimentale...... 218

Fonctions des canaux semi-circulaires 234

Allochirie auditive (un cas d')...... 256

Surdité complète subite dans l'albuminurie avec lésion du pneumogastrique 259

— Lésions otiques dans le cas de troubles de l'équilibre et des mouvements...... 262

— De l'épreuve de Weber dans le diagnostic et le pronostic des affections de l'oreille...... 266

FIN DU TOME SECOND.

CHAUMONT. — TYPOGRAPHIE ET LITHOGRAPHIE CAVANIOL.

AUTRES TRAVAUX DE L'AUTEUR :

1. — Signe nouveau de la respiration du nouveau-né tiré de l'inspection de l'oreille. (1876).

2. — L'examen de l'oreille et des mouvements du tympan, au moyen de l'Endotoscope ; mémoire lu à l'Académie de médecine de Paris. (1865).

3. — Etude du rôle de la déchirure capsulaire dans la réduction des luxations récentes de la hanche. (Archives de médecine, 1865).

4. — Etude de la sensibilité acoustique au moyen du tube interauriculaire. (1877).

5. — Du Jaborandi dans l'otite catarrhale. (Bull. soc. méd. pratique. 1879.)

6. — De la médication strychnée dans certaines formes de surdité. (Bulletin Soc. méd. pratique. 1870.)

7. — Etude des mouvements du tympan au moyen de la méthode graphique, avec planches.

8. — Suite d'études d'otologie, 1ᵉʳ volume. (1880).

9. — Lésions trophiques auriculaires dues aux lésions nerveuses ; expériences de MM. Duval et Laborde sur les origines du trijumeau. (Bulletin soc. biologie.)

10. — Première étude sur le rôle du limaçon dans l'audition ; étude expérimentale. (Bulletin soc. biologie).

11. — Etude critique et expérimentale sur la physiologie de la trompe d'Eustache. (Bulletin de l'Académie de médecine).

12. — De la surdité nerveuse. (Comptes rendus du Congrès médical international de Londres, 1881).

13. — Des lésions de l'oreille dans leurs rapports avec les hallucinations de l'ouïe et l'acoraphobie. (Tribune médicale).

14. — Discours d'ouverture du cours d'otologie du docteur Gellé, 5ᵉ année. (Presse médicale, 1881).

15. — De la surdité à l'école. (Revue d'hygiène, 1ᵉʳ travail).

16. — Article « *Surdité et surdi-mutité* » du Dictionnaire de médecine et de chirurgie.

17. — Précis d'otologie, 1884. (J.-B. Baillière).

18. — Des brides scléreuses ; anatomie et traitement. (Travaux du laboratoire de physiologie).

19. — Anatomie de développement de la membrane de Schrapnell. (Id.)

20. — Procédé pour l'exploration de l'ouïe sur soi-même. (Bulletin soc. biologie, 1882).

21. — De l'opthalmotonométrie par le son. Etude et observations. (Tribune méd. 1886).

AUTRES TRAVAUX DE L'AUTEUR :

1. — Signe nouveau de la respiration du nouveau-né tiré de l'inspection de l'oreille. (1876).
2. — L'examen de l'oreille et des mouvements du tympan, au moyen de l'Endotoscope ; mémoire lu à l'Académie de médecine de Paris. (1868).
3. — Etude du rôle de la déchirure capsulaire dans la réduction des luxations récentes de la hanche. (Archives de médecine, 1865).
4. — Etude de la sensibilité acoustique au moyen du tube interauriculaire. (1877).
5. — Du Jaborandi dans l'otite catarrhale. (Bull. soc. méd. pratique. 1879.)
6. — De la médication strychnée dans certaines formes de surdité. (Bulletin Soc. méd. pratique. 1879.)
7. — Etude des mouvements du tympan au moyen de la méthode graphique, avec planches.
8. — Suite d'études d'otologie, 1er volume. (1880).
9. — Lésions trophiques auriculaires dues aux lésions nerveuses ; expériences de MM. Duval et Laborde sur les origines du trijumeau. (Bulletin soc. biologie.)
10. — Première étude sur le rôle du limaçon dans l'audition ; étude expérimentale. (Bulletin soc. biologie).
11. — Etude critique et expérimentale sur la physiologie de la trompe d'Eustache. (Bulletin de l'Académie de médecine).
12. — De la surdité nerveuse. (Comptes rendus du Congrès médical international de Londres, 1881).
13. — Des lésions de l'oreille dans leurs rapports avec les hallucinations de l'ouïe et l'agoraphobie. (Tribune médicale).
14. — Discours d'ouverture du cours d'otologie du docteur Gellé, 5e année. (Presse médicale, 1881).
15. — De la surdité à l'école. (Revue d'hygiène, 1er travail).
16. — Article « *Surdité et surdi-mutité* » du Dictionnaire de médecine et de chirurgie.
17. — Précis d'otologie, 1884. (J.-B. Baillière).
18. — Des brides scléreuses ; anatomie et traitement. (Travaux du laboratoire de physiologie).
19. — Anatomie de développement de la membrane de Schrapnell. (Id.)
20. — Procédé pour l'exploration de l'ouïe sur soi-même. (Bulletin soc. biologie, 1882).
21. — De l'opthalmotonométrie par le son. Etude et observations. (Tribune méd. 1886).

CHAUMONT. — TYPOGRAPHIE ET LITHOGRAPHIE CAVANIOL.